FEHL-ERNÄHRT

Wie die westliche Ernährung unsere Gesundheit ruiniert & wie man sich schützen kann

Klaus Arndt

novagenics

Wichtiger Hinweis

Alle in diesem Buch veröffentlichten Ratschläge wurden von Verfasser(n) und Verlag sorgfältig geprüft. Eine Garantie kann dennoch nicht übernommen werden. Ebenso ist eine Haftung des/der Verfasser(s) bzw. des Verlages und seiner Beauftragten für Personen-, Sach- und Vermögensschäden ausgeschlossen.

Die Erkenntnisse der Wissenschaft und Medizin unterliegen einem laufenden Wandel durch Forschung und Erfahrung. Alle in diesem Buch getroffenen Empfehlungen wurden vom Autor mit großer Sorgfalt erarbeitet und geprüft. Das entbindet den Leser dieses Werkes jedoch nicht von der Verpflichtung, Entscheidungen in eigener Verantwortung zu treffen.

Bibliographische Information der Deutschen Nationalbibliothek
Die Deutsche Nationalbibliothek verzeichnet diese Publikation in der Deutschen Nationalbibliografie; detaillierte bibliografische Daten sind im Internet über http://dnb.d-nb.de abrufbar

Coverfoto: 06photo/Shutterstock.com

ISBN 10: 3-929002-64-7
ISBN 13: 978-3-929002-64-5

Klaus Arndt:
Fehlernährt – Wie die westliche Ernährung unsere Gesundheit ruiniert und wie man sich schützen kann

1. Auflage Novagenics-Verlag 2021

INHALTSVERZEICHNIS

1.	**Krank durch die moderne Ernährung?**	13
1.1	Nahrung im Überfluss	13
1.2	Satt, aber krank	14
1.3	Völker ohne Zivilisationskrankheiten	16
1.4	Die vergessene Tradition der Esskultur	18
2.	**Rückblick in die Ernährungsgeschichte**	23
2.1	Traditionelle Ernährung bei Steinzeitjägern	23
2.2	Traditionelle pflanzliche Nahrung	26
2.3	Der Ackerbau in Europa	30
2.4	Die Einführung des Zuckers	35
2.5	Regionale und überregionale Lebensmittel	36
2.6	Industrielle Nahrungserzeugung	38
3.	**Ernährung heute: Die Western Diet**	41
3.1	Wie die Western Diet entstand	45
3.2	Die Verzuckerung der Ernährung	46
3.3	Missbrauchte Wissenschaft	50
3.4	Mehrfach ungesättigte Pflanzenöle in der Ernährung	52
3.5	Ancel Keys und die Verdammung der gesättigten Fette	53
4.	**Fette in der Western Diet**	59
4.1	Fette und ihre Funktion im Körper	59
4.2	Geänderter Fettverzehr	64
4.3	Was sind Fettsäuren?	64

4.3.1 Doppelbindungen und Oxidationsneigung 70
4.3.2 Die Aufgabe der Desaturasen 72
4.4 Mängel an essenziellen Fettsäuren? 74
4.4.1 Kontrollierte Entzündung und Arachidonsäure 75
4.4.2 Omega-6 und Omega-3-Fettsäuren – wie viel ist wirklich nötig? 78
4.4.3 Linolsäure in unserer Ernährung 89

5. Gesundheitsschäden durch Linolsäure 93
5.1 Die Widerlegung der Lipid-Hypothese 93
5.2 Umstrittenes Cholesterin 94
5.2.1 HDL-/LDL-Cholesterin und Oxidation 96
5.2.2 Senkt Linolsäure nicht den Cholesterinspiegel? 97
5.2.3 Herz-Kreislauferkrankungen richtig vorbeugen 100
5.2.4 Die verschwiegenen Vorteile eines erhöhten Cholesterinspiegels 101
5.2.5 Gibt es einen optimalen Wert für das Gesamtcholesterin? 102
5.3 Linolsäure und das Gehirn 104
5.3.1 Störungen der Gehirnentwicklung beim Kleinkind 105
5.3.2 Was tun bei Kinderwunsch oder Schwangerschaft? 107
5.3.3 Demenz und Alzheimer-Krankheit 108
5.3.4 Was tun gegen die Alzheimer-Krankheit? 114

6. Mehrfach ungesättigte Fettsäuren – die verkehrte Realität 117
6.1 Schäden an allen Zellen des Körpers 117
6.2 Beeinflussung wichtiger Hormone 119
6.3 Verstärkung der Wirkung von Giften 120
6.4 Schwächung des Immunsystems 120
6.5 Gestörte Entgiftungsfunktion der Leber 122
6.5.1 Gesättigte Fettsäuren schützen die Leber 123
6.6 Krebs durch mehrfach ungesättigte Fettsäuren 126
6.6.1 Gesättigte Fettsäuren schützen vor Krebs 127

6.6.2 Fettsäuren, die Krebs fördern 128
6.6.3 Krebs durch schlechte Gene? 131
6.6.4 Medikamente und Krebs 131
6.7 Konjugierte Linolsäure (CLA) 132
6.7.1 Wie entsteht CLA bei Wiederkäuern? 135
6.8 Beste Strategie der Fettversorgung 137
6.8.1 Qualität der Nahrungsmittel 142
6.8.2 Tipps für die tägliche Ernährung 146

7. Kohlenhydrate in der Western Diet 151
7.1 Viel mehr Kohlenhydrate aus Getreide und Zucker 152
7.2 Erhöhte Insulinspiegel und Insulinresistenz 155
7.3 Verstärkte Oxidationsprozesse durch Glucose 158
7.4 Glucose und Herz-Kreislauferkrankungen 158
7.5 Fructose als problematischer Zucker 162
7.5.1 Bluthochdruck 162
7.5.2 Fettleibigkeit und metaboles Syndrom 163
7.5.3 Nichtalkoholische Fettleber 163
7.5.4 Harnsäure und Gicht 164
7.6 Krebszellen und Glucose 164
7.6.1 Glucose für den Aufbau von Fettsäuren 166
7.7 Kohlenhydratverzehr deutlich einschränken 167

8. Pflanzliche Nahrungsmittel 169
8.1 Wie steht es um die Ackerböden? 169
8.2 Die Erfindung des Kunstdüngers 171
8.2.1 Kunstdünger als Ursache für abnehmenden Mikronährstoffgehalt .. 173
8.3 Weniger Mikronährstoffe durch Chemikalien und Anbauweise 175
8.4 Sekundäre Pflanzenstoffe 176
8.5 Mikronährstoffe in pflanzlichen Nahrungsmitteln heute 176

8.6 Strategien für die Versorgung mit pflanzlichen Nährstoffen 177
8.6.1 Mikronährstoffe, nicht Kohlenhydrate sind entscheidend 182
8.6.2 Enthalten Bio-Lebensmittel mehr Nährstoffe? 184
8.6.3 Sekundäre Pflanzenstoffe – mehr als Antioxidanzien 185
8.6.4 Optimale Nährstoffnutzung 187
8.6.5 Viele verschiedene Lebensmittel einkaufen 190
8.6.6 Frische Waren kaufen 192
8.6.7 Dunkle Farben wählen 192
8.6.7.1 Ausnahmen von der Farbenregel 194
8.7 Zitrusfrüchte 196
8.8 Hülsenfrüchte 197
8.9 Wildkräuter 198
8.9.1 Löwenzahn 199
8.9.2 Brennnessel 200
8.10 Obst und Gemüse: Entfernung von Pestiziden 201

9. Weitere Problemfelder der Western Diet 203
9.1 Das Mikrobiom 203
9.1.1 Aufgaben des Mikrobioms 204
9.1.2 Auswirkungen der Western Diet auf das Mikrobiom 205
9.1.3 Kurzkettige Fettsäuren 207
9.1.4 Süßstoffe und Emulgatoren 209
9.1.5 Endotoxine und AGE 209
9.1.6 Folgen eines geschädigten Mikrobioms 212
9.2 Milch und Milchprodukte 212
9.2.1 Calcium, Hormone und Proteasehemmer 213
9.2.2 Rinderinsulin und weitere insulinogene Wirkungen 214
9.2.3 Starke Aktivierung von mTOR 215
9.2.4 Östrogene 216
9.2.5 Proteinpulver mit Milcheiweißen 219

9.2.6 IGF-1 in Milchprodukten 219
9.2.7 Bewertung Milchprodukte 220
9.3 Soja als problematisches Nahrungsmittel 221
9.3.1 Anti-Nutriente in Soja 222
9.3.2 Phytate und Lektine 222
9.3.3 Phytoöstrogene in Soja 224
9.3.4 Hemmung der Schilddrüse 227
9.3.5 Soja liefert kein vollwertiges Protein 227
9.3.6 Beeinflussung des Nierenstoffwechsels 231
9.3.7 Bewertung von Soja 231

Schlusswort 235

Quellen 237

Exkurse, Abbildungen & Tabellen

Exk. 1 Vitamine und Mineralien in Fleisch 24
Tab. 1 Vitamine in Leber 27
Tab. 2 Vitamine, Mineralstoffe und Spurenelemente: Tägliche Zufuhr in der Steinzeit; Vergleich mit heutigen Empfehlungen 29
Exk. 2 Kohlenhydrate und die Zähne 32
Exk. 3 Jugendliche und Fast Food 42
Exk. 4 Verzehr von Süßigkeiten in Deutschland 43
Exk. 5 Salz fördert Entzündungen und schwächt das Immunsystem 44
Tab. 3 Aufbau der Kohlenhydrate 48
Exk. 6 Schädigen gesättigte Fettsäuren das Herz-Kreislaufsystem? 57
Exk. 7 Wie die Fettsäuren benannt sind 60
Tab. 4 Fettsäuren und ihre natürlichen Quellen 61
Tab. 5 Fettsäuren in tierischen Fetten 62

Tab. 6 Fettsäuren in pflanzlichen Fetten und Ölen 63
Abb. 1 Aufbau einer Fettsäure 65
Abb. 2 Fettsäuren: Gesättigte, ungesättigte & Omega-Klassifizierung 66
Abb. 3 Struktur von *cis*- und *trans*-Fettsäuren 67
Exk. 8 *trans*-Fettsäuren 68
Exk. 9 Oxidation und oxidativer Stress 71
Exk. 10 Einfach ungesättigte Fettsäuren als Antioxidanzien 73
Exk. 11 Der Unterschied zwischen Weidehaltung und Kraftfutter 76
Exk. 12 Nahrungsergänzung mit Omega-3-Fettsäuren 79
Exk. 13 Omega-6- und Omega-3-Versorgung jeden Tag 80
Tab. 7 DHA und EPA im Blut von Mischköstlern und Veganern 82
Exk. 14 Wird aus Linolensäure zu wenig DHA gebildet? 84
Exk. 15 Mit Omega-3-Fettsäuren angereicherte tierische Erzeugnisse 86
Exk. 16 Mehrfach ungesättigte Fettsäuren und ihr Schadpotential 88
Abb. 4 Zunahme von Linolsäure im Fettgewebe von US-Bürgern 91
Exk. 17 Blutfette und Kohlenhydrate 95
Exk. 18 Die Cholesterinwerte im Blut 103
Exk. 19 Advanced Glycation End Products – Auswirkungen 110
Exk. 20 Autophagie – der körpereigene Reparaturprozess 112
Exk. 21 *trans*-Fettsäuren in Nahrungsmitteln 134
Tab. 8 Omega-6- und Omega-3-Fettsäuren in Rindfleisch 136
Tab. 9 Omega-6- und Omega-3-Fettsäuren in Schaffleisch 138
Tab. 10 Omega-6- und Omega-3-Fettsäuren in Fisch 139
Tab. 11 Omega-6- und Omega-3-Fettsäuren in Puten-/Hühnerfleisch 141
Tab. 12 Omega-6- und Omega-3-Fettsäuren in Schweinefleisch 143
Tab. 13 Omega-6- und Omega-3-Fettsäuren in Wildfleisch 145
Exk. 22 Gute Gründe, nicht jeden Tag dasselbe zu essen 146
Exk. 23 Linolsäure in Kosmetika und Körperpflegeprodukten 148
Tab. 14 Zucker in verarbeiteten Nahrungsmitteln 153
Exk. 24 Übergewicht durch Kohlenhydrate 154

Abb. 5 Blutglucose und Insulin bei kohlenhydratreichen Mahlzeiten 156
Tab. 15a Blutglucose und ischämische Herzerkrankungen 160
Tab. 15b Blutglucose und Herzinfarkt 161
Tab. 16 Fettsäuren in Nüssen und Samen 170
Exk. 25 Sekundäre Pflanzenstoffe 178
Exk. 26 Hoher Vitamingehalt und „Superfoods“ 181
Exk. 27 Pflanzliche Lebensmittel und ihre Fettsäuren 183
Exk. 28 Kurkuma – Krebsbekämpfung auf vielen Wegen 186
Exk. 29 Wie sinnvoll sind hohe Dosierungen einzelner Substanzen? 188
Exk. 30 Heilkräutertees als Quelle für sekundäre Pflanzenstoffe 191
Exk. 31 Salat aufbewahren 193
Exk. 32 Allicin im Knoblauch besser nutzen 194
Exk. 33 Western Diet und das Immunsystem 206
Exk. 34 Advanced Glycation End Products in Lebensmitteln 210
Tab. 17 Phytoöstrogene in Soja-Produkten 225
Abb. 6 Limitierende Aminosäure und Proteinwertigkeit 228
Exk. 35 Kann Cystein das Methionin ersetzen? 230
Tab. 18 Das Aminosäurenprofil von Sojaprotein im Vergleich 232

*

KAPITEL 1

KRANK DURCH DIE MODERNE ERNÄHRUNG?

1.1 Nahrung im Überfluss

Was die Versorgung mit Nahrungsmitteln angeht, so leben wir im Westen in der besten aller Welten: Satt werden ist heute kein Problem mehr, sogar für einen schmalen Geldbeutel. Die Zeiten von Not und Hunger scheinen so lange vorbei, dass sich die meisten Menschen solche Zustände gar nicht mehr vorstellen können. Und selbst in den sog. Entwicklungsländern hat eine großzügige Versorgung mit Nahrungsmitteln – dort, wo die eigenen Kapazitäten nicht ausreichten – zu einer enormen Bevölkerungszunahme geführt, die in der Geschichte ohne Beispiel dasteht.

Gefüllte Regale in den Supermärkten spiegeln den Überfluss wider: Zwischenprodukte und Fertigmahlzeiten in ansprechenden Verpackungen, Fleisch, Fisch und Milchprodukte, Unmengen von Obst und Gemüse – da ist für jeden Geschmack etwas dabei. Und wer den heimischen Herd nicht anwerfen möchte, der findet eine Filiale der großen Burgerketten, eine Imbissbude, einen Metzger oder eine Bäckerei an beinahe jeder Ecke, wo man eine Mahlzeit umgehend erhält.

Trotzdem sind heute so viele Menschen krank, dass man es kaum glauben kann. Das muss umso mehr verwundern, da früher Krankheit vor allem als eine Folge von Unterernährung galt. Denn wer längere Zeit nicht satt wurde, der „baute ab“ und hatte Krankheitserregern immer weniger entgegenzusetzen. Große Seuchen traten regelmäßig in Notzeiten auf, wenn Nahrungsmittel knapp wurden.

In der Geschichte der Menschheit war es daher stets das Ziel aller Herrscher und Regierungen, die Menschen satt zu bekommen. Das ist heute ohne Zweifel geschafft. Doch warum werden sie trotzdem in so großer Zahl krank? Und was kann jeder Einzelne dagegen unternehmen? Diesen Fragen soll im vorliegenden Buch nachgegangen werden.

1.2 Satt, aber krank

In der besten aller Welten ist es um die Gesundheit der Menschen nicht gut bestellt. Die Krankheiten, die am häufigsten zum Tode führen, sind in Deutschland wie in den anderen westlichen Industrieländern seit vielen Jahren dieselben. Bei uns verstarben im Jahr 2019 die meisten Menschen an einer Herz-/Kreislauferkrankung; insgesamt 331.211 Tode (35 % aller Sterbefälle) waren darauf zurückzuführen. [1] Zweithäufigste Todesursache ist eine Krebserkrankung; daran verstarben in Deutschland 2019 insgesamt 231.318 Menschen (25 % aller Todesfälle). [1]

Herz-/Kreislauferkrankungen und Krebs stellen aber nicht nur die häufigsten Todesursachen dar, sie führen auch zu oft langjährigen gesundheitlichen Beeinträchtigungen. Damit unterscheiden sie sich nicht von den neuen Volkskrankheiten wie die Zuckerkrankheit (Diabetes mellitus Typ I und II): In Deutschland leiden 7,4 % der Frauen und 7 % der Männer darunter, insgesamt 4,6 Millionen Menschen. [2] Und bei weiteren 2,0 % der Erwachsenen (1,3 Millionen) muss von einem noch unentdeckten Diabetes ausgegangen werden.

Etwa 90 % aller Diabeteserkrankungen entfallen auf den Typ II, [3] den sog. Altersdiabetes, der heute bereits zunehmend mehr Jugendliche befällt. Auch wenn die Krankheit als gut behandelbar gilt, so liegt die Sterberate der Diabetiker nach Zahlen aus dem Jahr 2014 um rund 50 % höher als bei Personen ohne Diabetes. [4]

Nach Zahlen aus 2018 leben in Deutschland rund 1,7 Millionen Menschen mit Demenz. Die meisten davon leiden unter der Alzheimer-Krankheit. Und jedes Jahr treten mehr als 300.000 Neuerkrankungen auf. [5] Morbus Alzheimer und andere Demenzerkrankungen zählen nach Angaben der Weltgesundheitsorganisation (WHO) mittlerweile weltweit zu den zehn häufigsten Todesursachen. [6]

Ein wichtiger, auslösender Faktor für alle diese schweren Erkrankungen ist Übergewicht, das sich in den westlichen Industrieländern ebenso wie in den Entwicklungsländern rasant ausgebreitet hat. Tatsächlich ist bei erwachsenen Männern in Deutschland „...Übergewicht mittlerweile eher der Normalzustand: 59,4 % der 18- bis 65-Jährigen bringen zu viel Gewicht auf die Waage. Bei den gleichaltrigen Frauen sind es 37,3 %." [7] Die Zahl der übergewichtigen Kinder steigt zwar nicht mehr, „...bleibt aber auf hohem Niveau: Bei den 3- bis 17-Jährigen waren 15 % der Kinder zwischen 2014 und 2017 zu dick." [7]

Als Letztes in dieser traurigen Auflistung sollen die allergischen Erkrankungen erwähnt werden: „Auch sie sind in Deutschland weit verbreitet: 24 % der Männer und knapp 36 % der Frauen leiden an mindestens einer Allergie – viele von Ihnen jedoch an mehreren gleichzeitig. Dabei ist der Heuschnupfen mit knapp 14 % der Gesamtfälle die häufigste Allergie, gefolgt von Asthma mit 8,6 % und Ekzemen mit gut 8 %. Nahrungsmittelallergien machen insgesamt 4,7 % aus und Neurodermitis 3,5 % aller Fälle..." [8] Die starke Zunahme von Allergien wird mit verschiedenen Aspekten unseres „westlichen Lebensstils" in Verbindung gebracht [9].

Diese Einschätzung ist bedeutend: Gemeint ist hiermit vor allem die Ernährung in den Industrieländern, die als „Western Diet" (westliche Ernährung) bereits Eingang in das medizinische Vokabular gefunden hat. Wir werden darauf noch ausführlich zurückkommen.

Das sind alles Krankheiten und Beschwerden, an die wir uns weitgehend gewöhnt haben. Der eine sieht die Krebserkrankung als Schicksal, der andere Herzerkrankungen oder Diabetes als normale Alterserscheinung. Allergien treten gehäuft im Kindes- und Jugendalter auf, auch sie scheinen kaum vermeidbar. Die hohe Zahl der Übergewichtigen wird dem „guten Leben“ zugeschrieben; wer darunter leidet, sieht sich mittlerweile in guter, oder besser, in zahlreicher Gesellschaft. Da fällt man dann auch weniger auf.

Doch all diese Gebrechen sind weder normal, noch schicksalhaft und damit unvermeidbar. Denn sie betreffen jene Menschen, die noch traditionell leben, so gut wie gar nicht.

1.3 Völker ohne Zivilisationskrankheiten

Der schwedische Arzt Staffan Lindeberg [10] hat ein Vierteljahrhundert lang primitive Völker studiert, um herauszufinden, warum sich diese einer guten Gesundheit bis ins hohe Alter erfreuen, während wir in den westlichen Industrieländern mit so vielen Zivilisationskrankheiten zu kämpfen haben.

Primitive Völker, die sich noch wie ihre Urahnen ernähren, machen vieles richtig, wenn sie ihren Gewohnheiten treu bleiben. Denn bei ihnen treten unsere Zivilisationskrankheiten nicht auf: Herzinfarkt, Schlaganfall und Krebs sind extrem selten, wie in der berühmten Kitava-Studie [11] nachgewiesen wurde – trotz eines Anteils von 6 % recht alter Menschen (60-95 Jahre), bei denen man solche Alterserkrankungen eigentlich erwartet hätte.

Auch Diabetes ist dort eine unbekannte Krankheit: Trotz eines sehr hohen Kohlenhydratverzehrs (bis zu 80 % der Gesamtkalorien pro Tag) wurden auf Kitava und den Trobriand-Inseln sowie auf Papua-Neuguinea bei traditionell lebenden Völkern Blutzuckerwerte gemessen, die deutlich niedriger liegen als im zivilisierten Westen. Der Nüchtern-Blutzucker der Eingeborenen lag in allen Altersgruppen unter dem Wert, den die Schweden als Vertreter der westlichen Industrieländer aufweisen.

Im Mittelwert betrug der Insulinspiegel der 50-74 Jahre alten Eingeborenen nur die Hälfte des Insulinspiegels gleichaltriger Schweden! Bei den Eingeborenen nahm der Insulinspiegel mit dem Alter ab, während er im zivilisierten Westen zunimmt.

Darüber hinaus fällt auf, dass traditionell lebende Völker nicht nur einen geringen Körperfettanteil aufweisen, sondern häufig auch eine ausgeprägte Muskulatur. Selbst ältere Männer sind häufig noch sehr schlank und muskulös – dabei treiben sie keinen Sport und kräftezehrende Tätigkeiten wie die Feldarbeit sind bei Jägern und Sammlern äußerst selten. Tatsächlich fällt die körperliche Betätigung der Eingeborenen in der Kitava-Studie nicht höher aus als jene „moderat aktiver" Schweden. Damit ist das gern angeführte Argument widerlegt, der niedrige Körperfettanteil von Jägern und Sammlern sei auf eine hohe körperliche Aktivität zurückzuführen.

Die durchschnittliche Lebenserwartung dieser Völker betrug zwar nur 45 Jahre, da Unfälle und das Leben in der Natur ihren Tribut forderten, doch wer diese Unpässlichkeiten überlebt, altert bei guter Gesundheit – ohne Übergewicht, Diabetes, Demenz, Krebs oder andere degenerative Erkrankungen. Welch ein Unterschied zu uns, im zivilisierten Westen, die wir trotz moderner Medizin und Nahrung im Überfluss so viele Fälle von kranken Alten aufzuweisen haben!

Es sieht also ganz so aus, als ob die traditionell lebenden Völker uns Menschen in den Industrieländern etwas voraus haben. Trotz aller Errungenschaften unserer Zivilisation haben wir es nicht vermocht, den guten Gesundheitszustand unserer Vorfahren zu bewahren.

Dieser Gedanke muss umso wichtiger erscheinen, da die jungen Leute heute die „Selbstoptimierung" entdeckt haben. Die Ernährung, aber auch der Sport und die Erholung dienen zuvorderst dem Ziel, den Körper so leistungsfähig wie möglich zu halten. Dafür wird häufig körperlich sehr hart trainiert, jeder neue Ernährungstrend auf mögliche Vorteile hin ausprobiert und man speichert („trackt") alle wesentlichen Fitness- und Ernährungsdaten digital. Es scheint so, als hätte der ungestüme technische Fortschritt jetzt auch den Körper des Menschen erfasst. Die stetige Verbesserung, gemessen am Vergleich mit den gespeicherten Daten, scheint heute das Maß aller Dinge zu sein. Doch über die Datensammlung darf nicht vergessen werden, auch der Qualität der Ernährung die gebührende Beachtung zu schenken. Und gerade auf diesem Gebiet werden von den jungen Leuten die meisten Fehler gemacht.

Es lohnt unter Gesundheits- wie unter Leistungsaspekten, sich mit unserer Ernährung näher zu beschäftigen. Aber aus einem anderen Blickwinkel, als das gemeinhin geschieht. Nicht allein das „Neue“ ist von Bedeutung, sondern das „Alte“ muss viel stärker beachtet werden. Denn die Lösung vieler Probleme liegt tatsächlich in der Vergangenheit.

1.4 Die vergessene Tradition der Esskultur

Wie man sich gesund ernährt, das ist heute Allgemeinwissen. Es gibt Zeitschriften, Bücher, TV-Sendungen und natürlich die allgegenwärtige Werbung, die uns erklärt, wie gesundes Essen aussehen muss. Entsprechend glauben die meisten Menschen, über dieses Thema gut informiert zu sein. Dabei sind viele vermeintliche Gewissheiten nicht einmal aktuell erlernt, sondern im Laufe des Lebens bereits in Fleisch und Blut übergegangen. Wer heute in Rente geht, der kann häufig noch die Werbeslogans aus seiner Kindheit rezitieren. So z.B., dass ein bestimmter Schoko-Brotaufstrich gut für Kinder ist, ein Fruchtsaft aus der Flasche gesundes Vitamin C enthält und man sich mit einem Cola-Getränk gute Laune verschaffen kann. So stark ist die Prägung durch die Werbung – sie wirkt ein Leben lang. Selbst wer sich davor gefeit wähnt, der legt trotzdem schon einmal ohne Bedenken ein Fertiggericht in den Einkaufswagen, weil die bunte Abbildung auf der Verpackung eine gesunde Mahlzeit verspricht.

Weitere Prägungen haben die medizinischen Aufklärungskampagnen der Vergangenheit hinterlassen. Wer von uns ist nicht heute noch vorsichtig bei Butter und tierischem Fett, weil es „dick macht“ und das Herz und die Blutgefäße schädigen soll? Alle Medien beten diese „Wahrheiten“ seit Jahrzehnten herunter. Wer die Cholesterinhysterie der vergangenen Jahrzehnte miterlebt hat, den befällt heute noch ein leichtes Unbehagen, wenn er ein zweites Frühstücksei verzehrt. Selbst viele Ärzte und Ernährungsberater können sich von diesen Prägungen nicht mehr frei machen und empfehlen immer noch den weitgehenden Verzicht auf diese Nahrungsmittel.

Tatsächlich ist dies der entscheidende Unterschied zwischen früher und heute: Seit jeher haben die Kinder von den Eltern gelernt, was eine gesunde Ernährung ausmacht. Und diese haben es wiederum von ihren Vorfahren vermittelt bekommen. Auch wenn damals noch keine moderne Ernährungswissenschaft die Inhaltsstoffe eines Lebensmittels bestimmt hat, so haben die Alten ihre Erkenntnisse doch wissenschaftlich, d.h. durch Beobachtung sowie Versuch und Irrtum gewonnen. Was sich bewährt hatte, wurde beibehalten und was nicht funktionierte, das wurde verworfen. In diesem traditionellen Ernährungswissen steckt die Erfahrung von Jahrtausenden.

Heute sind viele Mütter nicht mehr in der Lage, selbst zu kochen, weil sie arbeiten müssen. Und selbst wenn sie nicht berufstätig sind, können oder wollen die meisten gar keine eigenen Mahlzeiten mehr auf den Tisch bringen. Was sollen die Kinder da lernen? Doch nur, dass die Fertigpizza von Firma X besser schmeckt als die der Firma Y. Und weil man von den Eltern wenig darüber gelernt hat, wie eine gute Ernährung beschaffen sein muss, ist man auf den Rat von Experten angewiesen. Das sind dann die Leute, die Kolumnen in den Zeitschriften verfassen, TV-Sendungen moderieren und kluge Bücher schreiben. Dazu kommt die überall auf uns einwirkende Werbung mit ihrer „customer education" – die Konsumentenaufklärung der Firmen – die uns überzeugen soll, warum wir gerade ihr Produkt so dringend benötigen.

Letztere sind natürlich nicht unabhängig, sondern sie wollen ihre Erzeugnisse verkaufen. Da wäre ein gesundes Misstrauen zu empfehlen. Und die vielen Vermittler von Ernährungswissen sind häufig ebenfalls nicht frei von Vorurteilen und Überzeugungen, welche die moderne Wissenschaft irrtümlich oder bewusst in die Welt gesetzt hat.

Man darf nämlich nicht vergessen, dass die alte Humboldt'sche Universität mit einer freien Forschung und Lehre auch in deutschen Landen schon lange Geschichte ist. Heute gilt: Wer zahlt, bestimmt was gemacht wird. Die Nahrungsmittelindustrie stiftet nicht nur viele Lehrstühle an den Hochschulen, sondern gibt große Summen für aktuelle Forschungsvorhaben. Auch der Einfluss der Pharmaindustrie auf die Forschung darf nicht vergessen werden – eine gute Ernährung erhält gesund und führt dazu, dass weniger Medikamente gebraucht werden. Daher zählt es heute schon zum guten Ton, bei der Veröffentlichung einer neuen wissenschaftlichen Arbeit anzugeben, welchen Abhängigkeiten (vor allem finanzieller Art) die Forscher ausgesetzt waren.

Die Industrie bestimmt heute auch in den wissenschaftlichen Gremien, in denen allgemeine Richtlinien festgelegt werden, entscheidend mit. Die Deutsche Gesellschaft für Ernährung (DGE), ebenso wie ihre Pendants in Österreich (OEGE) und der Schweiz (SGE), können sich von diesen Einflüssen ebenso wenig freimachen, wie die Gesundheitsministerien der Länder. Alle drei veröffentlichen unter dem Kürzel DACH gemeinsame Empfehlungen zur gesunden Ernährung.

Selbst Verbände und Gesellschaften, die über Krankheitsvorsorge bzw. -behandlung informieren und die medizinischen Standards in Form von Leitlinien vorgeben, dürfen nicht unkritisch betrachtet werden. Die Deutsche Diabetes Gesellschaft (DDG), die Deutsche Gesellschaft für Kardiologie (DGK) und die Deutsche Krebsgesellschaft (DKG) seien hier stellvertretend für viele weitere genannt. Wie die DGE erhalten auch sie Geld von der Pharma- und Ernährungsindustrie.

Für die Unternehmen ist diese finanzielle Unterstützung ein werbewirksamer Dienst an der guten Sache der Gesundheitsförderung; doch wie weit geht der Einfluss des Geldes wirklich? Ist es nicht denkbar, dass es zu Interessenkonflikten kommen kann, wenn so eine Gesellschaft die Menge der Kohlenhydrate beim Diabetiker oder Empfehlungen für den Fettverzehr bei Herzerkrankungen festlegt?

So sind wir heute in der Situation, dass die industriellen Produzenten der Nahrungsmittel und die Pharmaindustrie, die an den Kranken verdient, den Fluss des Ernährungswissens weitgehend steuern. Bedenken, ob da nicht manchmal finanzielle Vorteile vor der Moral kommen, sind deshalb nicht von der Hand zu weisen.

Auf diese Entwicklung haben kritische Wissenschaftler schon lange hingewiesen. Als Folge haben sich heute überall auf der Welt unabhängige Institute, Gruppierungen und einzelne Wissenschaftler etabliert, deren Forschungsergebnisse dem Mainstream von Ernährungswissenschaft und Medizin nicht selten entgegenstehen.

Besonderes Augenmerk wird dabei auf die Untersuchung von Ernährungsgewohnheiten primitiver bzw. traditionell lebender Völker gelegt, um daraus Schlüsse für die Ernährung des modernen Menschen zu ziehen. Diese unabhängigen Wissenschaftler gehen damit auf die althergebrachte Herangehensweise zurück: Beobachten und prüfen, was sich bewährt hat. Dazu kommen die Möglichkeiten der modernen Labortechnik, mit denen die gesundheitsfördernde Wirkung bewährter Lebensmittel heute wissenschaftlich belegt werden kann.

*

KAPITEL 2

RÜCKBLICK IN DIE ERNÄHRUNGSGESCHICHTE

In diesem Kapitel soll die Ernährung unserer Vorfahren eingehender betrachtet werden. Der Blick zurück bringt wichtige Erkenntnisse über eine traditionelle, gesunde Ernährung und wie es zu den großen Veränderungen kam, die uns heute so viele Probleme bereiten.

2.1 Traditionelle Ernährung bei Steinzeitjägern

Ebenso wie die Völker, die in der Kitava-Studie untersucht wurden, waren auch unsere Vorfahren in Nordeuropa Jäger und Sammler. Ihr bevorzugtes Lebensmittel war Fleisch, und zwar nicht das magere Muskelfleisch, das wir heute als Steak auf dem Teller haben: Bei den erlegten Tieren wurden zuerst die fett- und vitaminreichen inneren Organe verzehrt. [12]

Herz, Leber, Nieren und Hirn waren die Delikatessen der Steinzeitmenschen. Ohne diese tierischen Lebensmittel, überreich an gesättigten Fettsäuren und Cholesterin, Vitaminen und Mineralien, hätten unsere frühen Vorfahren den Aufstieg zum modernen Menschen gar nicht bewältigen können. Es gilt heute als gesichert, dass erst diese Ernährung ein starkes Wachstum des Gehirns auslöste. [13,14] Die Vermessung von jüngeren Schädeln des sog. Heidelberg-Menschen (er lebte zwischen 780.000 bis 30.000 Jahren vor Christus) ergab, dass sein Gehirn sogar größer war, als das unsere heute. Seither

Exk. 1 Vitamine und Mineralien in Fleisch

Fleisch gilt als gute Quelle für hochwertiges Protein; in 100 g frischem Produkt (egal ob rotes oder weißes Fleisch) sind im Durchschnitt etwa 20 g Eiweiß enthalten (die Werte variieren, je nach Fettgehalt, zwischen 18 g und 24 g). Doch Fleisch, besonders das rote Fleisch, ist auch ein wichtiger Lieferant von Vitaminen und Mineralien.

Fleisch und Leber enthalten große Mengen von Vitamin D, vor allem in der besonders wirksamen Form von 25-Hydroxycholecalciferol (25-OH-D3). Dieses tierische Vitamin D wird vom menschlichen Körper viel besser aufgenommen als das herkömmliche Cholecalciferol (Vitamin D3): Das 25-OH-D3 erhöht pro Mikrogramm den Vitamin-D-Spiegel im Blut fünfmal so effektiv wie Vitamin D3. [a] Darüber hinaus wird angenommen, dass das Protein im Fleisch die Verwertung von Vitamin D im Körper verbessert. [a]

Fleisch enthält auch viel Vitamin A (als gut resorbierbares Retinol) und eine gut verwertbare Form von Vitamin B12. Zudem Folsäure in ihrer natürlichen Form (die höchsten Gehalte finden sich in Rinderleber) und damit viel besser vom Körper verwertbar als das in Supplementen eingesetzte Folat. Die anderen B-Vitamine (Riboflavin, Niacin, Vitamin B6 und Pantothensäure) sind ebenfalls in großen Mengen im Fleisch vorhanden. Fleisch enthält darüber hinaus das Spurenelement Selen und vergleichsweise hohe Mengen von Zink. [b]

Das Eisen aus Fleisch (sog. Häm-Eisen) wird etwa zwei bis dreimal besser vom Körper aufgenommen (zu 15-35 %) als das sog. Non-Häm-Eisen (nur 2 % bis höchstens 20 %) aus pflanzlichen Produkten. [c]

a Wyness L: The role of red meat in the diet: nutrition and health benefits. Cambridge University Press online, 08 December 2015. https://www.cambridge.org/core/journals/proceedings-of-the-nutrition-society/article/role-of-red-meat-in-the-diet-nutrition-and-health-benefits/7EE0FE146D674BB59D882BEA17461F1B

b Biesalski HK: Meat and cancer: meat as a component of a healthy diet. Eur J Clin Nutr. 2002 Mar;56 Suppl 1: S. 2-11.

c de Castro Cardoso Pereira PM, dos Reis Baltazar Vicente AF: Meat nutritional composition and nutritive role in the human diet. Meat Sci. 2013 Mar;93(3): S. 586-592.

geht es wieder abwärts; die durchschnittliche Schädelgröße als Meßfaktor für die Gehirnkapazität ist heute 11 % geringer. [13]

Unsere Steinzeit-Vorfahren haben die fettesten Teile des Tieres – Gehirn, Augen, Zunge und Nieren – also nicht gemieden, wie wir heute, sondern mit Genuss verspeist. Auch das übrige Fett eines Beutetieres wurde komplett verwertet; [15] ein relativ modernes Beispiel dafür ist „Pemmican", die Fleischkonserve nordamerikanischer Indianer. Fettarmes Muskelfleisch wurde getrocknet, zerkleinert und dann durch den Zusatz von Fett „genießbar" gemacht. Richtig gelagert ist Pemmican beinahe unbegrenzt haltbar. [16] Fleisch liefert nicht nur Protein und Fett, sondern auch viele Vitamine, wie Exkurs 1 aufzeigt.

Wenn es die Situation erlaubte, wurde bei Jägern und Sammlern das gesamte Tier genutzt. Selbst die Knochen wurden aufgebrochen, um das Knochenmark zu gewinnen; das ist reich an einfach ungesättigten Fettsäuren. Von Steinzeitjägern ist bekannt, dass sie die großen Beinknochen ihrer Beutetiere als Fettreserve aufbewahrten, um im Winter das Mark heraus zu kochen. [17]

Der Blick auf heute noch als Jäger und Sammler lebende Völker bestätigt diese Ernährungsweise. Der US-Amerikaner Dr. Paul Saladino untersuchte die Lebensbedingungen des afrikanischen Stammes der Hadza in Botswana. [18] Chronische Krankheiten sind bei den Hadza selten, sie bleiben bis ins hohe Alter vital – keine Autoimmunkrankheiten, Depressionen, so gut wie keine Demenz; sie altern in Würde.

Bei ihrer Ernährung bevorzugen die Hadza Fleisch und tierische Organe, während Wurzelknollen von Pflanzen eher als „Überlebensnahrung" angesehen werden, die nicht den Großteil der Ernährung ausmachen.

Von der Jagd mit den Hadza berichtet Saladino: „Die Eingeweide wurden an die Jagdhunde gegeben, während alle anderen Organe – Herz, Leber, Lunge, Milz, Nieren und Bauchspeicheldrüse – auf dem offenen Feuer gekocht und unter der Jagdgesellschaft geteilt wurden. Nichts wird verschwendet, nicht einmal die Knochen, die gebrochen werden, um das Mark zu gewinnen."

[18] „Auch das kollagenreiche Bindegewebe und die Haut werden gegessen. Die inneren Organe, die am wertvollsten sind ... müssen ... unter allen Männern des Stammes geteilt werden ... Der Jäger, der für die Tötung verantwortlich ist, wird jedoch mit den wertvollsten Organen belohnt, wie z.B. dem Gehirn...“ [18]

Verglichen mit den Ernährungsgewohnheiten in den westlichen Industrieländern ist der Unterschied offensichtlich: Als tierische Nahrungsmittel gelten bei uns hauptsächlich mageres Schweinefleisch oder Rindersteak bzw. eine extrem fettarme Hähnchenbrust. Vor den sehr nahrhaften Innereien ekeln sich die meisten Leute, allenfalls die Leber unserer Nutztiere wird ab und an noch verzehrt. Der Verzehr von Innereien ist in den letzten 30 Jahren von 1,4 kg pro Kopf und Jahr (also einem bereits niedrigen Niveau) auf gerade einmal 100 g gefallen! [19] Auch das zeugt von verlorenem Ernährungswissen – gerade Leber enthält ein Vielfaches der Vitamine und Mineralien des Muskelfleisches (siehe dazu Tabelle 1).

Wer weiß denn heute, dass es sich noch vor einem Jahrhundert auch bei uns ganz anders verhalten hat? Früher wurde das gesamte Tier genutzt, nicht nur das Muskelfleisch. Damals war der hohe Nährwert von Innereien Allgemeinwissen. Gerichte wie „Fleck“ (Lunge) in Ostpreußen (in Österreich „Haschee“ genannt) waren normaler Teil der Ernährung, ebenso wie Gerichte mit Hirn, Zunge, Herz, Nieren („saure Nierchen“) und natürlich Leber. Auch der Wurst wurden häufig klein gehackte Innereien und Hirn (es hat den höchsten Anteil Omega-3-Fettsäuren aller Gewebe) beigegeben. Insgesamt kann man von einem deutlich höheren Verbrauch ausgehen als heute.

2.2 Traditionelle pflanzliche Nahrung

Früchte und Beeren, Pilze und Wurzeln ergänzten den Speiseplan der steinzeitlichen Nordeuropäer. Allerdings darf man sich diese nicht wie heutige Zuchtpflanzen vorstellen: Sie wuchsen vereinzelt, waren sehr viel kleiner, enthielten erheblich weniger Kohlenhydrate, [20] aber dafür viel mehr Vitamine,

Tab. 1 Vitamine in Leber* [d]

pro 100 g**	Kalb	Rind	Lamm	Schwein	Damwild	Gans	Huhn	Kabeljau (Dorsch)	Rind (Filet)
Vit. A (Retinol, mg)	28,2	17,9	19,9	36,3	7,3	7,0	33,5	5,1	0,0
Vitamin D (µg)	0,3	1,7	0,5	0,0	0,3	1,0	1,3	100,0	0,0
Folsäure (µg)	240,0	592,0	230,0	136,0	240,0	738,0	380,0	300,0	10,0
Vitamin B1 (mg)	0,3	0,3	0,3	0,3	0,3	0,3	0,3	0,1	0,1
Vitamin B2 (mg)	2,6	3,1	3,3	3,2	3,0	3,2	2,5	0,7	0,1
Vitamin B6 (mg)	0,2	1,0	0,4	0,6	0,8	0,8	0,8	0,2	0,5
Vitamin C (mg)	35,0	32,0	10,0	23,0	20,0	4,5	28,0	0,0	0,0
Vitamin K (µg)	89,0	75,0	0,0	0,0	0,0	0,0	80,0	0,0	0,0
Pantothensäure (mg)	7,9	7,3	8,2	6,8	8,0	7,0	7,2	0,6	1,0
Biotin (µg)	75,0	100,0	41,0	27,0	50,0	210,0	210,0	0,0	5,0
Vitamin B12 (µg)	60,0	65,0	84,0	39,0	80,0	54,0	25,7	10,0	2,0
Magnesium (mg)	19,0	21,0	19,0	24,0	20,0	20,0	13,0	8,0	22,0
Calcium (mg)	9,0	6,0	7,0	8,0	8,0	12,0	18,0	10,0	3,0
Eisen (mg)	7,9	6,9	7,4	17,3	8,0	10,8	7,4	0,0	2,3
Kupfer (µg)	5500,0	3195,0	6979,0	1272,0	8000,0	7522,0	322,0	660,0	76,0
Zink (mg)	6,2	4,8	3,9	7,1	8,0	3,1	3,3	1,9	4,4
Jodid (µg)	4,3	14,0	5,0	14,0	8,0	2,8	2,4	500,0	0,1
Mangan (µg)	280,0	338,0	320,0	307,0	300,0	300,0	300,0	0,0	20,0

* Werte für Rohware

** Nicht alle Vitamine und Mineralien aufgeführt; in der letzten Spalte zum Vergleich: Muskelfleisch vom Rind – Leber enthält ein Vielfaches an Vitaminen und Mineralien!

d Quelle: Bundeslebensmittelschlüssel (BLS), abgerufen über: Debinet – Deutsches Ernährungsberatungs- und Informationsnetz (www.ernaehrung.de), Institut für Ernährungsinformation, 72250 Freudenstadt.

Mineralien und sekundäre Pflanzenstoffe. Eine realistische Einschätzung der Aufnahme von Mikronährstoffen in der Steinzeit führt Tabelle 2 auf.

Der Mensch hat vermutlich die Fähigkeit verloren, das für ihn lebenswichtige Vitamin C selbst herzustellen, da er mit einer Handvoll Beeren pro Tag mehr als genug davon bekam. Darüber hinaus enthält Fleisch eine Reihe von Substanzen, die den Vitamin-C-Stoffwechsel im Körper fördern. Moderne Untersuchungen setzen die Vitamin-C-Versorgung von Steinzeitjägern erheblich höher an, als heute von der DGE empfohlen wird. [21] Unsere Hauskatze, ein moderner Verwandter des Säbelzahntigers, kann als reiner Fleischfresser ihr Vitamin C immer noch selbst herstellen.

Mit der Abwendung von der alten Lebensweise scheinen wir auch einige bedeutende Fähigkeiten eingebüßt zu haben. Trevor Connor berichtet von Dr. Douglas London, der ein Jahr beim Stamm der Kawymeno im Dschungel von Ecuador verbracht hatte. Diese heute noch als Jäger und Sammler lebenden Indios leiden ebenfalls nicht unter unseren Zivilisationskrankheiten. [22]

Zwei Entdeckungen von Dr. London sind wirklich erstaunlich. Er berichtet, dass dieser Stamm offene Wunden nicht behandelt: „Ich habe alle möglichen Sachen gesehen, etwa ein Kind, das durch den Regenwald läuft und sich einen Dorn durch den Fuß tritt ... Frauen gehen [nach der Geburt] in den Regenwald und schneiden die Plazenta mit einer rostigen Machete ab ... sie bekommen keine Infektionen ... sie bekommen keine Schwellung, keine Rötung, nichts. Und es heilt ... Speerwunden zum Beispiel: Die [abgebrochene] Speerspitze [in der Wunde] fällt nach einiger Zeit heraus und es heilt aus. Das klingt doch nach einer medizinischen Unmöglichkeit, oder?“ [22]

Die zunächst angenommene Erklärung, der Stamm sei noch nicht mit entzündungsfördernden Bakterien in Kontakt gekommen, erwies sich als unzutreffend. Dr. London sieht den Grund für die Resistenz gegen Wundinfektionen darin, dass die Kawymeno ihr Mikrobiom (siehe dazu unter 9.1), d.h. die Bakterienpopulation in ihrem Darm, steuern können. Sie sind nämlich in der Lage, die Inhaltsstoffe der Pflanzen, die sie verzehren, zu riechen.

Tab. 2 Vitamine, Mineralstoffe und Spurenelemente: Tägliche Zufuhr in der Steinzeit; Vergleich mit heutigen Empfehlungen [e]

	Aufnahme in der Steinzeiternährung			
	mit 3000 kcal. (1)		mit 6000 kcal. (2)	
Vitalstoff	**in mg**	**in % (3)**	**in mg**	**in % (3)**
Vitamin C	604	604	1208	1.208
Vitamin B1 (4a)	3,9	325	7,8	650
Vitamin B2	6,5	500	13,0	1.000
Folsäure	0,36	90	0,72	180
Vitamin A (4a)	17,2	1.720	34,4	3.440
Vitamin E	32,8	328	65,6	656
Natrium	768	140	1536	280
Kalium	10.500	5.025	21.000	10.050
Calcium	1.622	162	3.244	324
Magnesium	1.223	350	2.446	700
Phosphor	3.223	460	6.446	920
Eisen	87,4	874	174,8 (4b)	1.548 (4b)
Zink	43,4	434	86,8 (4b)	868 (4b)
Kupfer	12,2	976	24,4 (5)	1.952 (5)
Mangan	13,3	380	26,6 (5)	760 (5)

1. Wiss. Ergebnisse, bei 3000 kcal. pro Tag (mittlere bis geringe körperliche Aktivität).
2. Hochgerechnet bei 6000 kcal. pro Tag (hohe körperliche Aktivität).
3. Menge in Prozent; 100 % = Zufuhrempfehlung der DGE 2000.

4a. Berechnet für Männer von 25-51 Jahren; 100 % = Zufuhrempfehlung DGE 2000.

4b. Berechnet für erwachsene Männer; 100 % = Zufuhrempfehlung DGE 2000.

5. Berechnet für Mittelwert der Spanne; 100 % = Zufuhrempfehlung DGE 2000.

e Reuss, F.: Fortschritt, Rückschritt, Lehren – was die moderne Zivilisation von der Steinzeiternährung lernen kann. BioPress 27/2001.

Die Nahrungspflanzen der Indios wachsen im Dschungel das ganze Jahr über, doch sie werden nur zu bestimmten Zeiten verzehrt, eben wenn sie „richtig“ riechen. [22] Die Indios können darüber hinaus auch die pflanzlichen Inhaltsstoffe in pflanzenfressenden Beutetieren, wie z.B. dem häufig erlegten wilden Nabelschwein (Peccary), riechen. [22]

Wir dagegen sehen bei unseren Nahrungspflanzen vor allem auf den Nährstoffgehalt (Protein, Kohlenhydrate, Fett), vielleicht noch auf die enthaltenen Vitamine und Mineralien. Doch wir beachten kaum die große Gruppe der sog. sekundären Pflanzenstoffe – Abertausende von chemischen Substanzen, die bis 10 % des Pflanzengewichts ausmachen können. Dr. London ist der Ansicht, die Indios nähmen durch ihre gezielte Auswahl der Nahrungspflanzen offensichtlich eine große Bandbreite von antibiotisch wirkenden Pflanzenstoffen auf, die es ihnen ermöglicht, Infektionen problemlos abzuwehren. [22]

Eine weitere Erklärung für die erstaunlichen Abwehrkräfte der Kawymeno ist vielleicht darin zu suchen, dass sie mit ihrer Ernährung Fettsäuren wie z.B. die Linolsäure vermeiden, die in der westlichen Ernährung in hohen Mengen enthalten ist. Dadurch werden im Körper weniger entzündungsfördernde Signalmoleküle gebildet und der Körper kann Infektionen und Gifte viel besser abwehren (mehr dazu in Kapitel 6).

2.3 Der Ackerbau in Europa

Der Anbau von Getreide begann vor etwa 13.000 Jahren im sog. fruchtbaren Halbmond, einem Gebiet östlich des Mittelmeeres, welches vom Nildelta über die Mittelmeerküste bis in das Zweistromland reicht. Der Anbau von Getreide und damit einhergehend, eine sesshafte Lebensweise, eroberte von dort aus die Welt. Im Mittelmeerraum verbreitete sich der Getreideanbau schnell; nach und nach wurde auch in immer mehr Gegenden Mitteleuropas Getreide angebaut. In Nordeuropa hat der Ackerbau aber erst erheblich später Fuß gefasst, zuletzt wohl im hohen Norden Finnlands und Schottlands.

Es kann nicht ausgeschlossen werden, dass der Grund für den Ackerbau zunächst darin lag, Getreide zur Herstellung von Bier zu produzieren. Im heutigen Israel wurden 13.000 Jahre alte Rückstände von Weizen und Gerste in Krügen gefunden, die auf das Brauen von Bier bereits zu dieser Zeit schließen lassen. [23] In Skandinavien, im heutigen Zentral- und Ostschweden, wurde für die Zeit vor 5.500 Jahren ebenfalls ein kleinflächiger Anbau von Weizen und Gerste nachgewiesen. Die Hauptnahrung der damals lebenden Völker bestand aber aus Robben, Fisch, Meeresfrüchten und Seevögeln; der Lebensstil entsprach dem der Jäger und Sammler. [24] Auch dies spricht für die Nutzung von Getreide als Grundstoff für die Bierherstellung.

Ein interessanter Aspekt der Untersuchungen über den steinzeitlichen Alkoholgenuss ist jener, dass er bei rituellen Festen stattgefunden haben soll. Der Gedanke, dass Getreide statt als Brot zunächst in Form von Bier zum täglichen Leben gehörte, ebenso wie Fleisch oder Fisch zur Ernährung, scheint den Wissenschaftlern wohl fern.

Entgegen der häufig geäußerten Auffassung, dass der Übergang zum Getreideverzehr vor allem deswegen geschah, weil das jagdbare Wild immer weiter dezimiert wurde, scheinen es wohl eher kulturelle Gründe gewesen zu sein. Die in den ersten Hochkulturen entstandenen Städte im Zweistromland, in Ägypten und später im ganzen Mittelmeerraum mussten neue Wege gehen. Die zunehmende Arbeitsteilung (Handwerker, Beamte, Soldaten etc. standen für die Nahrungsbeschaffung über die Jagd nicht mehr zur Verfügung) und die nötige Vorratshaltung für viele Menschen erforderten eine andere Art der Versorgung mit Nahrungsmitteln. Daraus entwickelte sich dann der Anbau von Getreide als Grundnahrungsmittel: Relativ wenige Bauern können damit viele Menschen ernähren, es ist sehr kalorienreich und trocken gelagertes Getreide ist jahrelang haltbar.

Abseits dieser Stadtstaaten blieb das Leben aber weitgehend unverändert: Unsere steinzeitlichen Vorfahren im Norden ernährten sich (ebenso wie heute noch als Jäger und Sammler lebende Völker) aus einer Vielzahl von Quellen; sie nutzten 100-200 verschiedene Arten von Pflanzen und Tieren. [25]

Exk. 2 Kohlenhydrate und die Zähne

Den Zusammenhang zwischen einem hohen Kohlenhydratverzehr und Karies kennt heute jeder. Einfachzucker und besonders die im Mund durch das Enzym Amylase aus dem Nahrungsbrei herausgelösten Getreidekohlenhydrate bilden einen Biofilm auf den Zähnen, der Kariesbakterien optimale Wachstumsbedingungen bietet. Beinahe jeder Mensch im Westen hat heute „Füllungen" in den Zähnen, welche die ausgeschälte, durch Karies beschädigte Zahnsubstanz ersetzen. Mit zunehmendem Lebensalter kommen häufig sogar Vollprothesen dazu – ganze Zähne oder gar Zahnreihen – die durch Karies völlig zerstörte Zähne ersetzen.

Die bei Ausgrabungen gefundenen Schädel von Menschen, die vor der Einführung des Ackerbaus gelebt haben, weisen fast immer perfekte Zahnreihen auf. Die Kost der Jäger und Sammler verursacht keine Karies! Das liegt nicht unbedingt an fehlenden Kohlenhydraten, sondern daran, dass kein Getreide und kein Zucker verzehrt wurde.

Entsprechend zeigen die Schädel späterer Menschen, wie z.B. der Ägypter der Pharaonenzeit, die sich überwiegend von Getreide ernährten, die gleiche Degeneration der Zähne, wie wir sie heute kennen. Nicht selten führten Entzündungen an den Zähnen zum vorzeitigen Tod. Wie schädlich der Verzehr von Getreide für die Zähne wirklich ist, wurde ungewollt bei einem im Fernsehen übertragenen „Experiment" festgestellt.

Vor einigen Jahren sollte in einer Reihe von Sendungen des deutschen Fernsehens eine Familie die Steinzeit nachspielen. [f] Dafür wurde sehr realistisch die Zeit der frühen Ackerbauern nachgestellt. Allerdings entwickelten sich bei den Darstellern durch den täglichen Verzehr selbst zubereiteten Getreidebreis innerhalb weniger Wochen (!) so starke Zahnschäden durch Karies, dass auf die steinzeitliche Zahnreinigung mit zerquetschten Ästchen als Ersatzzahnbürsten und angespitzten Stäbchen als Zahnstocher verzichtet werden musste. Stattdessen wurde eine moderne Zahnpflege mit Zahnbürsten und Zahnseide gewählt.

Der Mensch ist offensichtlich nicht für einen hohen Getreideverzehr geschaffen. Das zeigt auch eine Entdeckung, die an der Universität Ulm gemacht wurde: Die Jamaika-Fruchtfledermaus lebt von reifen, sehr zucker-

Exk. 2 Kohlenhydrate und die Zähne, Fortsetz.

haltigen Früchten. Die Tiere bekommen aber keine Karies, weil ihr Zahnschmelz eine Noppenstruktur, ähnlich einem Lotusblatt, aufweist. Daran können Bakterien nicht haften, um solche Beläge zu bilden, die beim Menschen zu Karies führen. [g]

In einer Übersicht von 51 Studien, die – bei Völkern überall auf der Erde und in unterschiedlichen Epochen – den Übergang vom Jäger und Sammler zum Ackerbauern untersuchten, kam der US-Wissenschaftler Cohen zu dem Schluss, dass stets ein Niedergang in Lebensqualität und -quantität feststellbar war; das Leben wurde schlechter und kürzer. [h]

f oV: Das Steinzeit Experiment. SWR-Serie ausgestrahlt im Mai und Juni 2007 in ARD
g oV (se): Kariesschutz – Fledermäuse haben keine Karies. Dental Magazin online, 13.10.2014. https://www.dentalmagazin.de/news/fledermaeuse-haben-keine-karies/
h Cohen MN: The significance of long-term changes in human diet and food economy, in: Harris M, Ross EB (eds): Food and Evolution. Toward a Theory of Human Food Habits. Philadelphia, Temple University Press 1987, S. 261-283.

Entsprechend breit gefächert fiel die Zufuhr von tierischen und pflanzlichen Nährstoffen aus.

Der Ackerbau treibende Mensch beschränkte sich dagegen auf nur wenige Grundnahrungsmitteln auf Getreidebasis, dem Fleisch von drei bis fünf gezüchteten Tieren und zwischen 20-50 anderen pflanzlichen Lebensmitteln. [25] In einer Reihe von geschichtlich überlieferten Ackerbaukulturen lieferte eine einzige Getreideart bis zu 80 % der täglich verzehrten Kalorien; eine regelmäßige Kalorienzufuhr aus tierischen Quellen fand selten oder gar nicht statt. [25]

Es gibt zahlreiche Hinweise dafür, wie schwer der Übergang zu Getreide als Grundnahrungsmittel gefallen sein muss. Überall, wo die Ernährung von tierischen Produkten auf Getreide umgestellt wurde, kam es zu dramatischen gesundheitlichen Veränderungen: Die Menschen wurden kleiner, die Kindersterblichkeit stieg an, die Lebensspanne verkürzte sich, Infektionskrankheiten nahmen zu, Eisenmangelkrankheiten häuften sich, Knochenentkalkung und andere auf einen gestörten Mineralstoffhaushalt zurückzuführende Skelettveränderungen traten auf, ebenso wie Karies und weitere Veränderungen des Zahnschmelzes [25] (siehe dazu auch Exkurs 2).

In Mittel- und Nordeuropa behielten die Nachfahren der Steinzeitjäger, die Germanen und Kelten, die alten Ernährungsgewohnheiten bei. Man lebte von der Jagd in ausgedehnten Wäldern sowie von Weidetieren wie Schweinen, Rindern und Pferden. Diese wurden allerdings vorwiegend im Wald gehalten und suchten sich ihr Futter selbst. Milch und Käse ergänzten die fleischbasierte Kost, ebenso wie Obst. Es wurde zwar auch Brot und Brei verzehrt, doch der Getreideanbau diente hauptsächlich der Herstellung von Bier. [26]

Im Gegensatz dazu entwickelten sich in den Ländern um das Mittelmeer ausgeprägte Ackerbaugesellschaften. Weizen als dominierendes Getreide, sowie viele Früchte und etwas Gemüse prägten die Ernährung. Als Nutztiere wurden bevorzugt Schafe gehalten, die neben Wolle auch Milch lieferten. Doch Fleisch, Fisch und Käse machten nur einen kleinen Teil der Ernährung aus; getrunken wurde fast ausschließlich Wein. [26]

Im Mittelmeerraum wurde der Wert des Bodens nach dem Ertrag der Weizenfelder und Weinberge berechnet. Im germanischen Teil Europas dagegen wurde der Wert des Bodens (d.h. des Waldes) danach ermittelt, wie viele Schweine darin mit Eicheln, Bucheckern und anderen Waldfrüchten gemästet werden konnten. [26]

Fleisch galt in den germanisch dominierten Gegenden Europas als unverzichtbare, gesunde Nahrung des Starken; Speck diente als Fettquelle beim Kochen und Braten. Die Hauptnahrung lieferten Tiere wie Pferde, Schweine, Schafe, Ziegen und Gänse; die Forschung geht von einem sehr hohen Fleischverzehr aus, ergänzt durch Käse und vielleicht Milch. [27]

Diese Einstellung wandelte sich erst durch den Einbruch des Christentums nach Mittel- und Nordeuropa. Den Christen waren Brot, Wein sowie Öl heilig und christliche Klöster verbreiteten den Acker- und Weinbau in den unterworfenen Gegenden. Man könnte es auf einen einfachen Nenner bringen: Die alten Germanen nutzten noch die Natur, die Christen machten sich dann die Erde untertan.

Allerdings ließen unsere Vorfahren nur schwer von alten Bräuchen. Nach Schätzungen wurden noch zum Ende des Spätmittelalters, also etwa um das Jahr 1500, in Deutschland jährlich 100 kg Fleisch pro Kopf verzehrt, das sind mehr als 250 g pro Person und Tag. [27]

In den darauf folgenden Jahrhunderten kam es – bedingt durch viele Kriege, z.T. eingeschränkte Versorgung und schwankende Bevölkerungszahlen – zu einem immer weiteren Absinken des Fleischanteils in der Ernährung. Zum Ende der napoleonischen Kriege (1815) lag er bei etwa 15 kg pro Kopf und Jahr. [27] Im 20. Jahrhundert, kurz vor Beginn des 1. Weltkrieges, war der jährliche Fleischverzehr im reichen Sachsen wieder auf etwas über 50 kg pro Person angewachsen, eine Zahl, die schon an den Fleischverbrauch der Bundesrepublik im Jahre 1959 heranreicht: 57 kg pro Kopf und Jahr. [27]

Aus diesen Entwicklungen lässt sich schließen, dass die Völker im Mittelmeerraum an Getreide als Nahrungsmittel besser angepasst sind. Sie haben dieses neue Nahrungsmittel viel länger und in deutlich größeren Mengen verzehrt. Das obere Mittel- und Nordeuropa dagegen ist traditionell auf Fleisch und tierische Erzeugnisse geprägt.

2.4 Die Einführung des Zuckers

Zucker ist ein recht neues Nahrungsmittel, das erst seit den vergangenen zwei Jahrhunderten stärkeren Eingang in die Ernährung fand.

Im Mittelalter wurde durch die Kreuzfahrer der Rohrzucker in Mittel- und Nordeuropa bekannt. Doch dieser Zucker war noch teuer und eher den begüterten Kreisen vorbehalten. Mit der Entdeckung der Neuen Welt ab dem Jahr 1500 wurde der Zuckerrohranbau von Portugiesen und Spaniern in Brasilien, den Antillen und Kuba eingeführt. Trotz der jetzt größeren Einfuhren blieb der Rohrzucker aber weiterhin ein Luxusprodukt. Die einfachen Bevölkerungsschichten griffen immer noch auf Honig und Fruchtsirup bzw. -kompott als Süßungsmittel zurück.

Erst nachdem der preußische Apotheker und Chemiker Sigismund Marggraf 1747 seine Untersuchungen zum Zuckergehalt einheimischer Pflanzen veröffentlichte, [28] nahmen später die Franzosen unter Napoleon erstmals den großflächigen Anbau von Rüben zur Gewinnung von Zucker vor. Das erlaubte eine deutliche Preissenkung und damit wurde der Zucker auch breiten Bevölkerungsschichten zugänglich.

Im Deutschland stieg im Verlauf des 19. Jahrhunderts nach Berechnungen des Arztes Franz Wirz der Verbrauch von Zucker von jährlich 4 kg auf 24 kg pro Kopf an. [29]

2.5 Regionale und überregionale Lebensmittel

Vom Spätmittelalter bis zum Beginn der industriellen Revolution blieb die Ernährung der breiten Bevölkerungsschichten in Mittel- und Nordeuropa weitgehend gleich. Wer sich auf einem Bauernhof nicht selbst versorgen konnte, der ernährte sich aus der Umgebung. Fleisch, Fisch, Obst und Gemüse kaufte man auf Märkten, welche ihre Produkte von den umliegenden Bauern und Fischern bezogen. Brot wurde von lokalen Bäckern verkauft, die das Mehl von nahe gelegenen Mühlen erhielten. Dazu kam, dass bis in die Neuzeit auch in den Städten noch Viehhaltung betrieben wurde; erst mit dem Aufkommen von Kanalisation und besserer Hygiene zu Beginn des 20. Jahrhunderts verschwanden die Tiere aus unseren Städten.

Die Ernährung war also regional, wie es auch heute wieder gefordert wird und die Verantwortlichkeit für schlechte Lebensmittel war schnell zugewiesen. Seit dem Mittelalter gab es zwar schon überregionale Produkte wie Stockfisch (getrockneter Kabeljau) aus Skandinavien und eingesalzenen Nord- und Ostseehering, die nicht nur das Inland erreichten, sondern bis nach Südeuropa exportiert wurden. Doch damals waren die Flüsse noch nicht begradigt und kaum mit Abwässern belastet; der meiste Fisch, der im

Inland verzehrt worden ist, dürfte aus anliegenden Binnengewässern, auch Fischteichen, gestammt haben.

Heute ist die Nahrungsmittelerzeugung in den westlichen Ländern weitgehend industrialisiert. Die Anbaubetriebe werden aus Kostengründen gezwungen, zunehmend größere Flächen unter Einsatz von immer mehr Technik, Dünger und chemischen Mitteln gegen Schädlinge und Unkräuter zu bewirtschaften. In der Tierzucht ist es nicht anders: Je größer der Stall, desto mehr Tiere können aufgezogen werden und desto geringer sind die Kosten. Mit steigender Tierpopulation an einer Stelle wächst aber auch die Gefahr von Krankheiten, denen dann mit Medikamenten begegnet werden muss. Selbst wenn ein Bio-Bauer beim Medikamenteneinsatz deutlich zurückhaltender ist, diesen Zwängen ist auch er unterworfen: Je großflächiger produziert wird, desto preisgünstiger kann das Erzeugnis angeboten werden und desto besser verkauft es sich.

Darüber hinaus wird heute ein wichtiger Grundgedanke biologischen Wirtschaftens aufgegeben: Die Erhaltung alter Rassen und Kulturpflanzen. Auch Biobetriebe setzen heute stark auf Neuzüchtungen, daher stammen z.B. Bioäpfel heute häufig aus modernen Saaten, die zwar einen hohen Ertrag versprechen, aber Geschmack und Inhaltsstoffe der alten Züchtungen vermissen lassen. Selbst das Bio-Ei stammt heute fast immer von neuen Hühnerrassen, die auf eine hohe Legeleistung optimiert wurden. Und obwohl es im Bioladen auch Produkte aus alten Getreidesorten wie Emmer und Dinkel gibt, so werden bei Weizen, Roggen und Hafer ebenfalls häufig moderne Hochertrags-Saaten eingesetzt.

Einen Großteil der modernen Ernährung machen heute aber die verarbeiteten Produkte aus. Mahlzeiten werden in den Haushalten immer weniger aus Grundprodukten (z.B. Gemüse, Fleisch und Kartoffeln) gekocht, sondern kommen als schnell aufgewärmtes Fertiggericht auf den Tisch. Suppen aus der Dose waren schon vor 100 Jahren beliebt, doch heute gibt es neben der beliebten Fertigpizza eine Vielzahl weiterer Schnellgerichte, die ohne großen Zeitaufwand verzehrt werden können.

Damit stellt sich ein neues Problem: Was habe ich da eigentlich auf dem Teller? Zwar war es schon im Mittelalter ein geflügeltes Wort, „dass nur der Metzger weiß, was in die Wurst kommt", doch heute ist es dem Verbraucher fast unmöglich, alle Zutaten und Zusatzstoffe zu erkennen, die den Fertiggerichten beigefügt sind.

2.6 Industrielle Nahrungserzeugung

Das schnelle Anwachsen der Städte im Zuge der industriellen Revolution und die weitgehende Entfremdung von einer bäuerlichen Lebensweise durch die Fabrikarbeit führte zu weiteren Veränderungen der Ernährung. Die Verantwortlichkeit des Produzenten für seine Erzeugnisse war jetzt deutlich schwieriger einzufordern: Dem Bauern nebenan konnte man seine Beschwerde noch umgehend vortragen, doch an die Lieferanten des Lebensmittelhändlers in der Stadt oder an den entfernten Fabrikanten kam man nicht mehr so einfach heran.

Nach Jutta Grüne stellte die Manipulation der Lebensmittel in den großen Städten zu Beginn des 2. deutschen Kaiserreichs (1871) eher die Regel als die Ausnahme dar: „Der häufigsten Verfälschung unterlag die Milch, und zwar vor allem durch ein- bis zweimalige Entrahmung, Verdünnung mit oft bis zu 50 % Wasser und seltener, dem Zusatz fremder Substanzen, wie z.B. Zucker, Stärke, Kreide, Gips, Weizenmehl, Dextrin, Gummi, Gerste, Reis, Kochsalz, zerhacktes Kalbshirn und teilweise auch Seife, um die Konsistenz von Undurchsichtigkeit und Dickflüssigkeit normaler Milch wieder herzustellen. Die Zugabe von Konservierungsmitteln wie z.B. Salicylsäure, Borax, Borsäure oder Soda ermöglichte auch den Vertrieb von bereits verdorbener Milch." [30] Butter wurde häufig durch Beimengungen von „...Wasser, Buttermilch, weißem Käse, Kartoffel- und Getreidemehl..." sowie "...Schweinefett oder Öl..." gefälscht. [30] Diese Zustände führten 1879 zum ersten deutschen „reichseinheitlichen" Nahrungsmittelgesetz; damit war in allen deutschen Ländern ein einheitlicher Standard geschaffen.

Mit der industriellen Nahrungsmittelproduktion begann auch die Zeit der Zusatzstoffe. Im deutschsprachigen Raum kam es gegen Ende der 1920er Jahre zu einer öffentlichen und wissenschaftlichen Debatte über die sog. Lebensmittelverfälschung: „Nunmehr stand weniger die betrügerische Manipulation von Lebensmitteln im Fokus öffentlicher Kritik und legislativer Maßnahmen; stattdessen waren es die technischen Hilfsstoffe, Farb-, Fremd- und Wirkstoffe sowie Bleich- und Konservierungsmittel selbst, die aufgrund ihrer chemischen Konstitution und biologischen Funktion als Gefahr für die Verbraucher manifest wurden…“ [31]

Zunächst wurden vor allem Farbstoffe eingesetzt, um das Produkt aufzuhübschen. Gemüse in Konserven z.B. verlor beim Einkochen seine Farbe und sah wenig ansprechend aus. Zu Beginn der 1930er Jahre beklagte der Danziger Chirurg Erwin Liek, der sich für die Krebsvermeidung starkmachte, dass Gemüse häufig mit Kupfersulfat grün gefärbt und Zucker mit Natrium-Aluminium-Silikat (Ultramarin) eingefärbt wurde (später ersetzt durch Alizarinblau, einen giftigen Azofarbstoff). Selbst Brot wurde verbreitet mit Benzylperoxid gebleicht. [32] Butter wurde seit dem 19. Jahrhundert mit einem krebserregenden Azofarbstoff (Buttergelb) und Lakritz mit Lampenruß gefärbt. [33] Darüber hinaus wurden viele weitere Lebensmittel wie Zuckerwaren, Käse, Marzipan, Speiseeis und Limonaden mit künstlichen Farbstoffen versehen.

Die Diskussion über Gifte im Ackerbau ist keine neue Erscheinung: Die chemische Industrie erzeugte bereits im frühen 20. Jahrhundert neue Mittel zur Unkraut- und Schädlingsbekämpfung, deren giftige Rückstände sich nicht selten im Endprodukt wiederfanden. So führte der Einsatz von arsenhaltigen Pestiziden im Weinbau zu Rückständen in Wein und Traubensaft. [34] Nachdem diese Pestizide in Deutschland 1942 im Weinbau verboten wurden, durften Erdbeeren und Tomaten unter Anwendung von neuen Schutzvorschriften aber weiterhin mit arsenhaltigen Pestiziden besprüht werden. [35]

Die Debatte um gesundheitsschädliche Farb- und Konservierungsstoffe setzte sich nach dem 2. Weltkrieg ab 1949 in Westdeutschland fort. In den

1960er Jahren wurden auch Masthilfen in der Tierhaltung wie Antibiotika und Östrogene (z.B. Diethylstilbestrol) kritisch betrachtet, ebenso kurz darauf künstliche Süßstoffe wie Saccharin (Cyclamat) und später Aspartam (Nutrasweet). [31] Dabei wurde die Rechtslage mit Rücksicht auf die industrielle Nahrungsmittelproduktion immer weiter gelockert. Die westdeutsche Rechtsprechung „...basierte 1958 noch auf einem Nulltoleranzprinzip gegenüber verdächtigen Substanzen...", doch wurde „...um 1960 wieder eine Politik der dosierten Zulassung in Bezug auf wissenschaftlich als notwendig erachtete Substanzen durchgesetzt." [31]

Dabei ist es bis heute geblieben: Zusatzstoffe sind, nach wissenschaftlicher Einschätzung des Gefährdungspotenzials, erlaubt, doch in der Menge beschränkt. So entstanden die sog. Verwendungshöchstmengen, [36] auch als „Grenzwerte" bekannt. Damit verlagerte sich die Debatte um die Ernährungssicherheit weg von verdorbenen oder verfälschten Lebensmitteln hin zu Substanzen, die täglich in geringen Mengen aufgenommen werden und so eine Gesundheitsgefährdung darstellen können. [31]

Zusatzstoffe oder Rückstände von Pflanzenschutzmitteln sind selbstverständlich kritisch zu betrachten. Doch über die immer wieder in den Medien skandalisierten Fälle von Nebenwirkungen und Lebensmittelverunreinigungen geht leicht der Blick für das Ganze verloren. Die westliche Ernährung an sich – auch ohne Betrachtung von Zusatzstoffen und Pflanzenschutzmitteln – ist ausgesprochen gesundheitsschädlich. Der Grund dafür liegt in ihren hauptsächlichen Bestandteilen: Viel zu viele Kohlenhydrate, falsche Fette und neue Nahrungsmittel, die in großen Mengen verzehrt werden.

*

KAPITEL 3

ERNÄHRUNG HEUTE: DIE WESTERN DIET

Die großen Veränderungen in unserer Ernährung begannen mit der industriellen Revolution, als Nahrungsmittel zunehmend in Fabriken hergestellt wurden. Doch die Industrieländer haben seit der Mitte des vergangenen Jahrhunderts die Ernährung noch einmal entscheidend verändert. Während sich der Mensch der frühen Steinzeit vorwiegend von Fleisch und Innereien (d.h. tierisches Protein und Fett) sowie von wilden Früchten, Beeren, Nüssen und anderen natürlichen pflanzlichen Produkten ernährte, sind wir mittlerweile davon weit entfernt.

Heute spielen Kohlenhydrate die Hauptrolle in unserer Ernährung. Ausgemahlenes Getreide, Maisstärke, Kartoffeln, Brot, Nudeln und Zucker machen den überwiegenden Anteil aus. Fleisch wird vor allem in stark verarbeiteter Form verzehrt, z.B. als Hamburger, Wurst und Würstchen, „Chicken Nuggets" oder als Bestandteil von Fertiggerichten.

Pflanzliche Fette haben die tierischen weitgehend ersetzt und Milchprodukte, bei Jägern und Sammlern noch unbekannt, werden ebenfalls in großen Mengen verzehrt. Salzige Snacks (Kartoffelchips, Cracker etc.) und Süßigkeiten mit hohem Zuckergehalt kommen dazu. Chemische Zusatz- und Hilfsstoffe in großer Zahl sind den verarbeiteten Nahrungsmitteln zugefügt, um sie attraktiver, haltbarer und billiger zu machen. Die Wissenschaft hat diese neue Ernährung „Western Diet" (westliche Ernährung) getauft.

Exk. 3 Jugendliche und Fast Food

Nach einer aktuellen Untersuchung des Robert-Koch-Instituts zum Fast-Food-Verzehr der 12- bis 17-Jährigen in Deutschland verzehren Mädchen 57,5 g und Jungen 86,3 g davon pro Tag. Diese Durchschnittswerte entsprechen etwa 400 g bzw. 600 g Fast Food pro Woche. [i]

Das am häufigsten verzehrte Fast Food ist Pizza, gefolgt von gefülltem Fladenbrot und Fleischgerichten wie z.B. Currywurst. Der Anteil der Kalorien, den die Jugendlichen täglich durch Fast Food aufnehmen, liegt durchschnittlich bei 6,5 % (Mädchen) beziehungsweise 7,8 % (Jungen). 23,0 % der Jugendlichen führen jeden Tag sogar 10 % und mehr ihrer Kalorien durch Fast Food zu. [i]

i Moosburger R, Lage Barbosa C, Haftenberger M, et al: Fast-Food-Konsum bei 12- bis 17-Jährigen in Deutschland – Ergebnisse aus EsKiMo II. Journal of Health Monitoring, 2020 5(1).

Zwei charakteristische Gruppen von Nahrungsmitteln in den Industrieländern sind das sog. Fast Food, das in Schnellrestaurants gegessen oder sogar unterwegs verzehrt wird und die überall erhältlichen Süßigkeiten. Die Exkurse 3 und 4 führen die jeweils aktuellen Verzehrmengen vor Augen. Eine hohe Zufuhr von Speisesalz über diese und andere industriell hergestellte Nahrungsmittel ist ein weiteres Charakteristikum der Western Diet; der Exkurs 5 auf der folgenden Seite erklärt einige der negativen Folgen.

Zu Beginn wurde die Frage aufgeworfen, warum die Menschen heute zwar satt werden, aber gleichzeitig unter so vielen Zivilisationskrankheiten leiden. Die Antwort ist einfach: Die neue Ernährung ist es, die uns krank macht. Es geht nämlich nicht nur um ausreichend Kalorien zur Sättigung, sondern auch um die „inneren Werte" der Nahrungsmittel, die wir verzehren. Und die haben sich im Laufe der letzten Jahrzehnte noch einmal stark verändert.

Exk. 4 Verzehr von Süßigkeiten in Deutschland

Der Verkauf von Süßigkeiten in Deutschland steigt noch immer jedes Jahr leicht an. Pro Kopf – vom Kleinkind bis zum Greis – hat jeder Einwohner der BRD im Jahr 2019 knapp 31 kg Süßwaren verzehrt. 78 % der Menschen in Deutschland verzehren täglich oder mehrmals pro Woche Süßes. Das beliebteste Produkt ist Schokolade, gefolgt von Kartoffelchips und Knabberartikeln sowie Fruchtgummi und Lakritz. [j]

Die Dimension des Verzehrs von Süßigkeiten hierzulande wird deutlich, wenn man erfährt, dass die Supermärkte und Discounter fast 10 % ihres Umsatzes mit diesen Produkten einfahren. [k]

Beliebteste Süßigkeiten in Deutschland [l]

Produkt	**Verzehrmenge pro Kopf und Jahr**
Schokolade	9,5 kg
Kekse, Cookies, Waffeln etc.	7,5 kg
Fruchtgummi	5,9 kg
Chips und Knabberartikel	4,0 kg
Eiscreme	3,5 kg

j Dierig C: Wir spielen mit offenen Karten. Die Produkte heißen ja auch Süßwaren. Die Welt, 03.02.2020.

k oV (vit): Süßigkeiten: Deutsche essen 31 Kilo Süßigkeiten im Jahr. Süddeutsche Zeitung, 28. Januar 2020.

l nach Bundesverband der deutschen Süßwarenindustrie. Veröffentlicht bei: Schöll, AK: Zuckriger Trend: Diese 5 Süßigkeiten naschen die Deutschen am liebsten. GoFeminin.de, 7. Februar 2018. https://www.gofeminin.de/kochen-backen/beliebteste-sussigkeiten-deutschland-s2478378.html

Exk. 5 Salz fördert Entzündungen und schwächt das Immunsystem

Kochsalz (Natriumchlorid) liefert Natrium und ist damit ein lebenswichtiger Nährstoff. Allerdings nehmen wir heute über verarbeitete Nahrungsmittel viel mehr Salz auf als unsere Vorfahren.

Der Salzverzehr in den westlichen Industrieländern liegt bei 150-200 mmol, also 9-12 g pro Tag, während Jäger und Sammler weniger als 30 mmol zu sich nehmen, die Yanomami-Indianer im Amazonasgebiet sogar weniger als 1 mol pro Tag. Und auch das ist ausreichend; Lindeberg [m] gibt den täglichen Bedarf mit nur 0,6 mmol an!

Ein niedriger Salzverzehr hat deutliche Auswirkungen auf Gesundheit und Leistungsfähigkeit, wie der US-Ernährungsexperte Loren Cordain nachgewiesen hat. Denn Kochsalz erhöht die Entzündungsmarker im Körper; je mehr davon, desto stärker laufen Entzündungsprozesse ab. [n] Darüber hinaus steigert Kochsalz die Cortisolausschüttung, was nicht nur katabole Prozesse auslöst, sondern auch das Ein- und Durchschlafen erschwert. [o] Auch der Kalium- und Calciumhaushalt wird durch einen hohen Verzehr von Kochsalz negativ beeinflusst.

Eine aktuelle Untersuchung [p] zur Schwächung des Immunsystems durch einen hohen Salzverzehr untersuchte den Verlauf bakterieller Infektionen. Escheria-coli-Bakterien sind die Hauptauslöser einer Nierenbeckenentzündung; bei Mäusen verstärkte eine Ernährung mit viel Kochsalz die Entzündungsreaktion deutlich. Auch eine Infektion mit Listerien (Bakterien, die Magen-Darm-Beschwerden verursachen) fiel bei einer salzreichen Ernährung stärker aus. Als Grund dafür wurde eine Schwächung der Neutrophilen ausgemacht; sie bilden die größte Gruppe der weißen Blutkörperchen und sind wichtiger Bestandteil des Immunsystems.

Cordain rät dazu, möglichst wenig Salz zu verzehren. Schon wenn man nur die Hälfte der normalen Salzmenge, also 4,5-6 g pro Tag zuführt, lassen sich die negativen Auswirkungen deutlich verringern.

m Lindeberg S: Food and Western Disease. Wiley-Blackwell, Chichester UK, 2010.

n Cordain L: Excess Salt Leads to Autoimmune Disease. 27. Februar 2014. http://thepaleodiet.com/paleo-diet-podcast-excess-salt-leads-autoimmune-disease/

Exk. 5 Salz fördert Entzündungen..., Fortsetz.

o Cordain L: Easy With That Salt Shaker: The Effect of Dietary Salt On Sleep. 29. Juni 2015. http://thepaleodiet.com/easy-with-that-salt-shaker-the-effect-of-dietary-salt-on-sleep/

p Jobin K, Stumpf NE, Schwab S, et al: A high-salt diet compromises antibacterial neutrophil responses through hormonal perturbation. Science Translational Medicine 2020, 25 March, Vol. 12, Issue 536, eaay3850.

3.1 Wie die Western Diet entstand

Bis zur Mitte des vergangenen Jahrhunderts waren die Menschen in den Industrieländern von den genannten Zivilisationskrankheiten noch deutlich weniger betroffen als heute. Das hängt damit zusammen, dass überwiegend nur zwei bis drei Hauptmahlzeiten – in der Regel mit weniger Kohlenhydraten und mehr Fett – verzehrt wurden. Das führt zu längeren Phasen im Tagesverlauf, in denen der Blutzuckerspiegel absinken und die Fettverbrennung einsetzen kann. Erst in den 1950er Jahren kam es zu einer deutlichen Zunahme von Herz-Kreislauferkrankungen und Krebs, was einherging mit dem immer stärker zunehmenden Konsum industriell hergestellter Lebensmittel und dadurch weiter veränderten Ernährungsgewohnheiten.

Als auslösendes Ereignis für die seitdem anhaltende Krankheitswelle kann die Übernahme der von den USA zuerst eingeführten Empfehlungen zur fettarmen Ernährung gelten, womit dem seit den 1950er Jahren verbreitet auftretendem Übergewicht und den Herz-Kreislauferkrankungen begegnet werden sollte. Damit wurde aber das Gegenteil erreicht: Es kam zu einer explosionsartigen Zunahme der Fettleibigkeit und den damit einhergehenden Erkrankungen. Denn damit zwangsläufig verbunden war ein erhöhter Kohlenhydratverzehr – wenn die Ernährung weniger Fett enthält, müssen andere „Sattmacher“ herhalten. Doch der Verteufelung der Fette und der Bevorzugung der Kohlenhydrate liegt eine falsche Annahme zugrunde. Die gesundheitlichen Probleme der Menschen sind vorrangig nicht auf die Menge des verzehrten Fetts zurückzuführen, sondern auf die Art der Fette sowie den zu hohen Kohlenhydratanteil in der Ernährung.

Fett macht eigentlich nicht „fett": Seit Jahrhunderttausenden ist Fett einer der wichtigsten Nahrungsbestandteile für den Menschen; entsprechend ist sein Organismus für die Verstoffwechselung von Fetten bestens eingerichtet. Erst wenn zu viele Kohlenhydrate hinzukommen, wird das Fett zum Problem: Dann werden die nur begrenzt speicherbaren Kohlenhydrate vom Körper vorrangig zur Energieerzeugung eingesetzt und das Fett erst einmal in den Fettzellen eingelagert; so kommt es zur Gewichtszunahme.

Aus evolutionärer Sicht ist das äußerst sinnvoll, denn so wird in guten Zeiten eine Reserve geschaffen, von der sich in schlechten Zeiten zehren lässt. Da sich heute aber – zumindest in den Industrieländern – keine regelmäßigen Hungerperioden mehr einstellen, wird der Fettvorrat eben nicht mehr abgebaut und es kommt zum Übergewicht.

Doch wie konnten Medizin und Ernährungswissenschaft derartig irren? Wie kam es zu der verhängnisvollen Entscheidung, eine fettarme und so zwangsläufig kohlenhydratreiche Ernährung zu empfehlen? Denken Sie zurück an die Einleitung dieses Buches, wo vom Einfluss der Ernährungsindustrie auf die Forschung die Rede war. Die folgende Geschichte klingt unglaublich, sie ist aber vor einigen Jahren von den Wissenschaftlern Kearns, Schmidt und Glantz [37] historisch untersucht und eingehend belegt worden.

3.2 Die Verzuckerung der Ernährung

In den 1960er Jahren waren bereits eine ganze Reihe von Ernährungsfaktoren untersucht worden, die in Verdacht standen, sich negativ auf die Herzgesundheit auszuwirken: Cholesterin, pflanzliche Sterole, ein Übermaß an Kalorien, Aminosäuren, Fette, Kohlenhydrate sowie Vitamine und Mineralien. [37] Schließlich wurden zwei konkurrierende Hypothesen aufgestellt: Der Brite

John Yudkin hielt den Tafelzucker, der vielen Lebensmitteln zugesetzt war, für die Ursache der starken Zunahme an Herz-Kreislauferkrankungen. Der US-Amerikaner Ancel Keys dagegen vertrat die Ansicht, die Gesamtmenge an Fett in der Ernährung, besonders die gesättigten Fette und das Cholesterin, seien dafür verantwortlich. [37]

Die Zuckerindustrie in den USA sah durch Yudkin ihr Geschäft in Gefahr und beschloss, gegen die Zucker-Hypothese vorzugehen. Sie hatte bereits 1943 die „Sugar Research Foundation" (SRF; Zuckerforschungs-Stiftung) gegründet und schon 1954 hatte ihr Vorsitzender Henry Hass verkündet, dass er Chancen für höhere Marktanteile an Zucker darin sähe, die Amerikaner zu einer fettarmen Ernährung zu bringen. Natürlich musste das ökonomische Interesse verbrämt werden, daher sollte die Gesundheit im Vordergrund stehen: Man stützte die neuen Ernährungsempfehlungen deshalb auf die Ansicht „führender Ernährungsexperten", welche die Hypothese vom schädlichen Fett vertraten. Die US-Zuckerindustrie gab in den folgenden Jahren 600.000 US-Dollar zur Beeinflussung der öffentlichen Meinung aus; das entspricht 5,3 Millionen US-Dollar nach dem Wert von 2016. [37]

1965 gelang es der SRF, den Vorsitzenden des Fachbereichs „Öffentliche Gesundheit und Ernährung" der renommierten Harvard Universität, einen Mann namens Fredrick Stare, für ihren wissenschaftlichen Beirat zu gewinnen. Die Kontroverse über die Ursache von Herz-Kreislauferkrankungen strebte zu dieser Zeit ihrem Höhepunkt entgegen, da einige neue Studien erschienen waren, welche Yudkins Hypothese über den Tafelzucker als Hauptfaktor unterstützten. Als schließlich auch die amerikanische Presse über diese Entwicklungen berichtete, handelt die SRF sehr schnell: D. Mark Hegsted, ein Mitarbeiter von Fredrick Stare und ein weiterer Wissenschaftler namens Robert McGandy wurden beauftragt, eine Übersicht der wissenschaftlichen Studien mit dem Arbeitstitel „Kohlenhydrate und Cholesterinstoffwechsel" zusammenzustellen. [37]

Die SRF stand in regelmäßigem Kontakt mit Stares Fachbereich in Havard, um ihre Vorstellungen vom Ergebnis des Projekts einzubringen. Die Arbeit

Tab. 3 Aufbau der Kohlenhydrate

Kohlenhydrat	Bezeichnung	Zusammensetzung	Vorkommen
Einfachzucker	**Monosaccharide**		
• Traubenzucker	Glucose	1 Molekül Glucose	reife Früchte, Tafelzucker
• Fruchtzucker	Fructose	1 Molekül Fructose	reife Früchte, Tafelzucker
• Milch- oder Schleimzucker	Galactose	1 Molekül Galactose	Milchprodukte
Zweifachzucker	**Disaccharide**		
• Milchzucker	Lactose	Glucose + Galactose	Milchprodukte
• Malzzucker	Maltose	Glucose + Glucose	Malz (z.B. in Dunkelbier)
• Tafelzucker	Saccharose	Glucose + Fructose	Zuckerrohr, Rüben, Honig, Mais (sog. Corn Sirup) oder Isoglucose
Komplexe Kohlenhydrate	**Polysaccharide**		
• Stärke		viele Glucosemoleküle in in einem großen Molekül verbunden	Getreide, Reis, Kartoffeln

daran gestaltete sich aufwendiger, als gedacht, weil die Texte immer wieder umgeschrieben werden mussten, um auf weitere neue Studien einzugehen, die wiederum den Zucker als Hauptverursacher von Herzkrankheiten identifizierten. Erst am 25. Oktober 1966 erhielt die SRF die endgültige Fassung zur Ansicht. [37]

1967 erschien dann die zweiteilige Übersichtsstudie unter dem Titel „Dietary Fats, Carbohydrates and Atherosclerotic Disease“ (Nahrungsfette, Kohlenhydrate und atherosklerotische Erkrankung) im angesehenen „New England Journal of Medicine“. Als Autoren zeichneten McGandy, Hegsted und Stare verantwortlich. Die SRF zahlte ihnen dafür insgesamt 6.500 US-Dollar (48.900 US-Dollar nach dem Wert von 2016). Auf die Unterstützung der

Industrie und anderer Stellen bei Erstellung der Studie wurde zwar hingewiesen, doch der finanzielle und „beratende" Einfluss der Zuckerindustrie wurde nicht erwähnt. [37]

Diese Übersichtsstudie führte zwar die vielen wissenschaftlichen Untersuchungen auf, welche den Zucker als Ursache für Herz-Kreislauferkrankungen verantwortlich machten. Doch die Ergebnisse dieser Studien wurden als wenig aussagekräftig hingestellt, weil die Daten aus umfangreichen Bevölkerungsstudien zur Ernährungslage aufgrund zu vieler Faktoren angeblich „verzerrend" erschienen und Kurzzeit-Untersuchungen mit hohen Dosen von Tafelzucker nicht dem „normalen Ernährungsverhalten" der Amerikaner entsprächen. [37]

Andere Studien, die den Zucker kritisch betrachteten, wurden aufgrund „fragwürdiger Datenerhebung" oder „inkorrekter Interpretation der Daten" abgewertet. Tierversuche mit Zuckerfütterung wurden verworfen, weil die mit verschiedenen Tierarten erzielten Ergebnisse nicht auf den Menschen übertragbar seien oder weil sich die Ernährung der Tiere nicht mit der des Menschen vergleichen ließe. Und Untersuchungen zu den Auswirkungen verschiedener Dosierungen von Glucose (Traubenzucker) und Fructose (Fruchtzucker) wurden als wenig aussagekräftig beurteilt, weil Tafelzucker (Saccharose) nicht direkt untersucht wurde [37] – dabei zerfällt der Zweifachzucker Saccharose beim Verzehr sofort in je ein Molekül Glucose und Fructose! (Siehe dazu auch Tabelle 3.)

Auch auf die Untersuchungen zur Rolle der Fette bei der Entstehung von Herz-Kreislauferkrankungen wurde in der Übersichtsstudie der SRF eingegangen. Ihre Ergebnisse waren meist wenig aussagekräftig. Nur eine einzige der angeführten Studien hatte eine Verringerung des Blut-Cholesterinspiegels beim Austausch von gesättigten durch mehrfach ungesättigte Fettsäuren ergeben. Obwohl die Ernährungsstudien zur Rolle des Zuckers als wenig aussagekräftig beurteilt wurden, kam man zu dem Schluss, dass gerade die Ernährungsstudien zur Rolle des Fetts darauf hindeuteten, dass das Cholesterin und die gesättigten Fette in der Nahrung die Hauptverursacher von Herz-

Kreislauferkrankungen seien. Darüber hinaus seien mehrfach ungesättigte Fettsäuren breit verfügbar und würden als Ersatz für die gesättigten Fette in der amerikanischen Ernährung bereitwillig akzeptiert werden. [37]

Diese Übersichtsstudie der SRF hatte weitreichende Auswirkungen auf die Ärzteschaft und die politischen Entscheidungsträger. Sie wurde zu einer der Grundlagen für die neuen Ernährungsempfehlungen, die dazu führten, dass die Rolle des Tafelzuckers in der Ernährung unterbewertet wurde und sich die Aufmerksamkeit vorwiegend auf die Vermeidung von gesättigten Fetten und Cholesterin in der Ernährung richtete.

Die US-Zuckerindustrie war auch danach noch sehr aktiv bei der Beeinflussung von Ernährungsempfehlungen. 1971 hatte sie großen Anteil daran, die Bemühungen zu torpedieren, zur Vermeidung von Karies einen gesenkten Zuckerverzehr zu empfehlen. 1976 förderte sie eine weitere Studie, „Sugar in the Diet of Man“ (Zucker in der Ernährung des Menschen), die wiederum die US-Ernährungsbehörden bei der Bewertung des Zuckers für die Gesundheit beeinflusste. [37]

Die Autoren der historischen Untersuchung kamen zu dem Schluss, dass “...diese Ergebnisse, unsere Analyse und die gegenwärtige Kritik der Zuckerindustrie an den Hinweisen, die Zucker mit Herz-Kreislauferkrankungen in Verbindung bringen, nahelegen, dass die [Ernährungs]Industrie eine lange Geschichte der Beeinflussung der föderalen [Gesundheits]Politik haben könnte.“ [37]

3.3 Missbrauchte Wissenschaft

Wir sehen am Beispiel dieser von der US-Zuckerindustrie vorgenommenen Beeinflussung der politischen Entscheidungsträger und der Ärzteschaft, dass die Wissenschaft eben auch dafür missbraucht werden kann, wirtschaftliche Interessen auf Kosten der Gesundheit durchzusetzen. Der hoch angesehene Fachbereich Ernährung der Havard-Universität und das renommierte wissenschaftliche Journal, welches die SRF-Studie veröffentlichte, haben ihr eine solche Glaubwürdigkeit verliehen, dass die darin angewandten, fragwürdigen Methoden der Beweisführung in den Hintergrund traten.

Das deutet auf ein zweites Problem mit wissenschaftlichen Studien hin: Eigentlich soll ja das Ergebnis einer wissenschaftlichen Untersuchung für sich stehen – der informierte Leser einer solchen Veröffentlichung soll die geschilderten Fakten selbst einschätzen und bewerten. Doch wie das Beispiel der von der US-Zuckerindustrie beeinflussten Studie zeigt, kann es aber auch zu einer Bewertung der Ergebnisse durch die Studienautoren selbst kommen, deren Wirkung so überzeugend ausfällt, dass die Fakten in den Hintergrund treten.

Ein drittes Problem mit wissenschaftlichen Untersuchungen ist jenes, dass die Wissenschaftsförderung gewissen Trends unterliegt. Statt alle sinnvollen Forschungsvorhaben zu fördern, ist es bedeutend einfacher, für Trend-Themen Gelder zu erhalten. So wird seit langer Zeit ein großer Teil der Forschung in bestimmte Richtungen gelenkt, wie z.B. der Untersuchung der Rolle von Retroviren bei Krebsentstehung, das „Genom-Projekt" zur Erforschung der Erbanlagen des Menschen oder aktuell, den Klimawandel mit all seinen Facetten. Für solche Unternehmungen werden nicht selten große Geldsummen und Kapazitäten gebunden, während andere Forschungen, die aktuell nicht im Rampenlicht stehen, vernachlässigt werden. Auch dieser Umstand führt dazu, dass selbst gravierende Fehlentwicklungen wie die Empfehlung, zur Gesundheitsvorsorge eine fettarme Ernährung zu wählen, sehr lange brauchen, um als falsch erkannt zu werden.

Die falsche Bewertung der Gesundheitsrisiken des Zuckers stellt nicht die einzige große Manipulation dar. Auch bei der Empfehlung, die Fette in unserer Ernährung zu verändern, waren im Hintergrund Kräfte am Werk, die ihre finanziellen Interessen vor die gesundheitlichen der Bevölkerung gestellt haben. Und wieder wurde die Wissenschaft missbraucht, um angebliche Gesundheitsvorteile zu belegen.

3.4 Mehrfach ungesättigte Pflanzenöle in der Ernährung

Traditionell wurden aus den mehrfach ungesättigten Pflanzenölen seit vielen Jahrhunderten die sog. Ölfarben hergestellt. Zunächst wurde Leinöl aus Flachssamen fast ausschließlich zu diesem Zweck gewonnen, später kamen mehrfach ungesättigte Öle aus Distel, Sonnenblumen, Soja und anderen Pflanzen hinzu. Allen diesen Ölen ist gemein, dass sie an der Luft sehr schnell oxidieren, damit „trocknen" und die Farbpigmente fest mit dem Untergrund verbinden.

Eingang in die Ernährung des Menschen fanden diese Öle früher nur in sehr geringen Mengen: In Ostpreußen wurde einigen Gerichten (z.B. Pellkartoffeln) Leinöl zugesetzt, Kürbis- oder weitere Kernöle wurden z.B. in Österreich in kleinen Mengen an Salat gegeben. Unsere Vorfahren waren klug, was das anging, denn die Temperatur des menschlichen Körpers beträgt etwa 37 Grad Celsius; die mehrfach ungesättigten Fettsäuren der Pflanzenöle oxidieren bei dieser Temperatur noch schneller als bei der durchschnittlichen Lufttemperatur in unseren Breiten. Die Oxidation von Fettsäuren im lebenden Organismus ist aber ausgesprochen gesundheitsschädlich. Darüber hinaus verändern die mehrfach ungesättigten Fettsäuren auf vielen Wegen den menschlichen und tierischen Stoffwechsel, auf die noch eingegangen wird.

Mit dem Aufkommen der petrochemischen Industrie in der Mitte des vergangenen Jahrhunderts wurden Farben immer häufiger aus Petroleum hergestellt. In der Folge bekamen die großen Erzeuger von Ölsaaten ernste Absatzprobleme. Wie der Biologe Raymond Peat erwähnt, fanden in den USA um diese Zeit auch erstmals Versuche statt, Schweine mit weniger Futter zu mästen. Es ergab sich, dass Mais und Sojabohnen dafür genutzt werden konnten. Die in Mais und Soja enthaltenen pflanzlichen Öle enthalten große Mengen der mehrfach ungesättigten Linolsäure, welche die Schilddrüse hemmt: So legten die Tiere schneller an Gewicht zu. Diese „Erfolge" führten dazu, dass die Ernten der Pflanzenölproduzenten, deren traditioneller Absatzmarkt in der Farbenherstellung immer stärker schrumpfte, jetzt verstärkt zur Herstellung von Tiernahrung verwendet wurden. [38]

Nachdem die Tiermäster in den USA von den Erzeugern der Ölsaaten als neue Kundengruppe gewonnen werden konnten, nahmen sie ein weiteres Absatzfeld ins Visier: die Nahrungsmittelindustrie. Allerdings musste von der Tatsache abgelenkt werden, dass mehrfach ungesättigte Pflanzenöle durch die Hemmung der Schilddrüse auch beim Menschen eine Gewichtszunahme auslösen. Deshalb waren die Verteufelung des Cholesterins und die cholesterinsenkende Wirkung der mehrfach ungesättigten Fettsäuren wichtige Argumente, die von der Pflanzenölindustrie gern aufgenommen wurden.

Dafür wurden zwei wissenschaftliche Studien des Forscher-Ehepaares Burr von 1929 [39] und 1930 [40] angeführt, die zu dem Schluss gekommen waren, bei der Linolsäure handele es sich um eine essenzielle, also unverzichtbare, Fettsäure für Säugetiere und damit auch für den Menschen. Später ging man gar so weit, Linolsäure als die einzige essenzielle Fettsäure zu bezeichnen. [41] Obwohl bereits 1940 die These der Burrs widerlegt wurde (ihre „Fettmangel"-Krankheit wurde als Mangel an Vitamin B-6 identifiziert), [42] fand die Einstufung der Linolsäure als „essenziell" Eingang in die wissenschaftlichen Lehrbücher. Erst in den 1990er Jahren wurde diese Sicht korrigiert, als stattdessen eine Mischung von ungesättigten Fettsäuren (Omega-6 und Omega-3) in der Ernährung des Menschen für wichtig erachtet wurde. [41]

Deshalb muss man neben der US-Zuckerindustrie auch die Erzeuger von Pflanzenölen in den USA als treibende Kraft hinter der sog. Lipid-Hypothese (siehe unten) und der daraus entstandenen Western Diet sehen. Ein wichtiger Mann für die Durchsetzung der Interessen der Pflanzenöl- und Zuckerindustrie war der US-Amerikaner Ancel Keys.

3.5 Ancel Keys und die Verdammung der gesättigten Fette

1955 wurde eine wissenschaftliche Studie veröffentlicht, die ergeben hatte, dass junge US-Soldaten im Koreakrieg starke Ablagerungen, darunter auch Cholesterin, in den Blutgefäßen aufwiesen. [43] Diese Entdeckung machte Schlagzeilen in den USA, denn die Zahl der Herz-Kreislauferkrankungen hatte zu dieser Zeit einen neuen Höchststand erreicht. Dr. Mary Enig und Sarah Fallon von der Weston A. Price Stiftung haben in ihrer bahnbrechenden Veröffentlichung „The Oiling of America" (Die Ölung Amerikas) [44] die folgende Geschichte, ein historisches Versagen der Wissenschaft, in allen unfasslichen Einzelheiten geschildert.

1956 wurde von der American Heart Association (AHA; Amerikanische Herzgesellschaft) in weithin ausgestrahlten TV-Sendungen die sog. Lipid-Hypothese vorgestellt. Sie besagte, dass die Ursache für die starke Zunahme an Herzerkrankungen die gesättigten Fette und das Cholesterin in der Ernährung seien, wie z.B. in Butter, Schmalz, Rindfleisch und Eiern. Diese Lebensmittel sollten durch ungesättigte Fettsäuren in Maisöl und Margarine, sowie fettarmes Geflügel ersetzt werden. [44]

Kurz darauf begann die US-Ernährungsindustrie, die Kampagne der AHA zu unterstützen; sie stellte neue fettarme Nahrungsmittel vor und solche, die mit mehrfach ungesättigten Pflanzenölen hergestellt waren. Dabei wurde mit den vermeintlich gesundheitlichen Vorteilen geworben durch Aussagen wie „Wheaties may help you live longer" (Wheaties – eine Frühstücks-Cerealien-Marke – kann ihnen helfen, länger zu leben) und Produzenten von Speiseöl setzten auf verkaufsfördernde Slogans wie „for your heart's sake" (ihrem Herzen zuliebe) und „cholesterol depressant" (Cholesterinsenker). [44]

Trotz lautstarker Kritik aus den Reihen der Wissenschaft an der Lipid-Hypothese nahm die Kampagne gegen die traditionellen, gesättigten Fette in der Ernährung immer mehr an Fahrt auf. Studien, die Ablagerungen in den Adern auch bei anderen Völkern gefunden hatten, die sich nicht fleisch- und fettreich ernährten, wurden kaum noch wahrgenommen. So z.B., dass in Japan (wo wenig tierische Produkte und tierisches Fett, aber viel Reis und Fisch verzehrt werden) beinahe der gleiche Grad an Atherosklerose vorlag und sogar das überwiegend vegetarisch lebende Bantuvolk in Afrika eine vergleichbare Atherosklerose aufwies. [45]

Der US-Wissenschaftler Ancel Keys von der Universität des US-Bundesstaates Minnesota war der führende Vertreter der Lipid-Hypothese. Er hatte schon 1952 eine Absenkung des Fettverzehrs auf 30 % der täglich aufgenommenen Kalorien gefordert. [46]

Im Jahr 1958 begann Keys mit öffentlichen Geldern seine groß angelegte „7-Länder-Studie", die viele Jahre lang lief und die wie keine andere wissenschaftliche Untersuchung die Ernährungsempfehlungen in den Industrieländern beeinflusst hat. [47] „...Keys hatte die Fettverbrauchsdaten, die mittleren Cholesterinspiegel und die Herzinfarktraten in Italien, Griechenland, Jugoslawien, den Niederlanden, Finnland, Japan und USA verglichen und eine direkte lineare Beziehung herstellen können: Je höher der Fettverbrauch und je mehr gesättigte Fettsäuren in einem Land verfügbar waren, desto höher fielen die mittleren Cholesterinwerte und die Herzinfarktraten aus." [48]

Auf den ersten Blick waren die in der „7-Länder-Studie" angeführten Argumente überzeugend. Doch bei genauer Prüfung der verwendeten Daten wurde eine Reihe schwerwiegender Fehler festgestellt. So hatte Keys nur Länder für seine Studie ausgewählt, die zu seiner Hypothese passten: Je höher der Verzehr von gesättigten Fetten und Cholesterin, desto höher die Zahl der Herzkrankheiten. Länder dagegen, die trotz eines hohen Verzehrs gesättigter Fette nur niedrige Raten an diesen Erkrankungen vorzuweisen hatten, wurden nicht in seine Studie aufgenommen.

Der Schwede Uffe Ravnskov wies darauf hin, dass zu der Zeit, als die „7-Länder-Studie" entstand, bereits Daten zum Fettverzehr und der Sterberate an Herzkrankheiten aus 22 Ländern vorlagen. Wären alle diese Länder in Keys Studie aufgenommen worden, so hätte sich *kein* Zusammenhang zwischen dem Verzehr von gesättigten Fetten und Herztod ergeben! Ravnskov hatte darüber hinaus 1998 einen weiteren Vergleich mit Daten aus 35 Ländern vorgenommen und erneut festgestellt, dass sich ein Zusammenhang von gesättigten Fetten und Todesfällen durch Herzkrankheiten nicht belegen lässt [49] (siehe dazu auch Exkurs 6 auf der folgenden Seite).

Und neben Keys' „Vorauswahl" musste bei der „7-Länder-Studie" noch weiter „angepasst" werden: Die Datengrundlage wurde bewusst unklar gehalten und etliche Nahrungsmittel falsch klassifiziert: So wurden z.B. Kuchen und Eiscreme unter „gesättigte Fettsäuren" eingereiht, während sie überwiegend Zucker enthalten. Auch Fleisch und Eier fielen unter „gesättigte Fettsäuren", obwohl sie mehr ungesättigte als gesättigte Fettsäuren enthalten. Selbst Butter und Sahne, die zu einem Drittel ungesättigte Fettsäuren liefern, wurden als „gesättigte Fettsäuren" gewertet. [50]

Der offensichtliche Widerspruch, dass auf der griechischen Insel Korfu die Sterblichkeit an koronarer Herzkrankheit 16-17 mal höher ausfiel als auf der griechischen Insel Kreta, obwohl beide Inseln die gleiche Menge an gesättigten Fettsäuren verzehrten, wurde in Keys „7-Länder-Studie" auch nicht angesprochen. [51]

Doch all diese „Unzulänglichkeiten" konnten der Popularität der „7-Länder-Studie" keinen Abbruch tun: Sie wurde zur wichtigsten Grundlage der Forderung, die Ernährung in der westlichen Welt zu verändern: Es sollte insgesamt weniger Fett verzehrt werden (damit automatisch mehr Kohlenhydrate) und weniger gesättigte, dafür mehr ungesättigte Fettsäuren aufgenommen werden.

Im Jahre 1961 veröffentlichte die American Heart Association ihre neuen Ernährungsempfehlungen für die USA, die einen Austausch der gesättigten Fette durch ungesättigte forderten. Als Autoren zeichneten Ancel Keys, Irvin Page, Jeremiah Stamler und Frederick Stare (vom Ernährungsinstitut der Havard Universität, der oben schon erwähnt wurde). Enig und Fallon weisen darauf hin, dass sowohl Keys, als auch Stare und Page in zuvor veröffentlichten Studien bereits das Gegenteil behauptet hatten: Die Zunahme von Herz-Kreislauferkrankungen ginge parallel mit dem zunehmenden Verzehr pflanzlicher Öle! Keys hatte in einer Studie aus dem Jahr 1956 sogar nahegelegt, der wachsende Gebrauch pflanzlicher Öle könnte die Ursache für die Epidemie von Herz-Kreislauferkrankungen sein! [52]

Diese Widersprüche konnten den Lauf der Ereignisse ebenso wenig aufhalten, wie weitere Proteste kritischer Wissenschaftler. Wie Enig und Fallon in „The Oiling of America" [44] berichten, stellten sich in den frühen 1970er Jahren weitere große US-Institutionen hinter die Lipid-Hypothese, wie z.B.

Exk. 6 Schädigen gesättigte Fettsäuren das Herz-Kreislaufsystem?

Sind gesättigte Fettsäuren wirklich schädlich? Wie Uffe Ravnskov [q] aufzeigt, offensichtlich nicht: In einem Vergleich der Daten aus acht Studien ergab sich, dass selbst bei einer Ernährung, aus der 30-40 % der gesättigten Fette entfernt wurden, es nur zu einer Cholesterinsenkung von 0-4 % kam.

Und, wie Ravnskov weiter ausführt, als in weiteren 10 Studien [q] die Kohlenhydrate in der Ernährung zu 20-50 % durch gesättigte Fette ersetzt wurden, kam es zu keiner Veränderung des Gesamtcholesterins oder des LDL-Cholesterins. Das HDL-Cholesterin blieb gleich bzw. stieg sogar an und die Triglyzeride fielen stark ab. Bei einem niedrigen Insulinspiegel durch Kohlenhydratverzicht kann das Carnitin-Transportsystem nämlich ungehindert arbeiten und die Triglyzeride aus dem Blut in die Zellen befördern; hier werden sie zur Energiegewinnung „verbraucht".

Gesättigte Fettsäuren sind also nicht schädlich für das Herz. Und ein niedriger Triglyzeridspiegel im Blut senkt das Risiko für Herz-Kreislauferkrankungen. Darüber hinaus bewahren gesättigte Fettsäuren die mehrfach ungesättigten vor Oxidation und sie schützen vor vielen Erkrankungen; mehr dazu in Kapitel 6.

q Ravnskov U: Is Saturated Fat Bad? In: De Meester FM: Modern Dietary Fat Intakes in Disease Promotion. Springer Verlag, Berlin 2010, S. 109-119.

das Nationale Herz-, Lungen und Blut-Institut (National Heart, Lung and Blood Institute), die Amerikanische Medizingesellschaft (American Medical Association), die Amerikanische Ernährungsgellschaft (American Dietetic Association) und sogar die Nationale Akademie der Wissenschaften (National Academy of Science).

Zuletzt übernahm es die amerikanische Regierung, allgemeingültige Ernährungsempfehlungen herauszugeben; damit wurde die Lipid-Hypothese als amtliche Vorgabe etabliert: [53] Das sog. McGovern Komitee veröffentlichte 1977 die „Ernährungsziele für die USA“ (Dietary Goals for the United States). Dieses Papier wurde von dem Journalisten Nick Mottern verfasst; allerdings hatte der “...keinerlei fachlichen Hintergrund außer dem, Vegetarier zu sein. Und statt die zahlreich verfügbaren Experten zu befragen, beschränkte Mottern sich lieber auf einen. Das war Mark Hegsted, der an der Harvard School of Public Health lehrte, und seine These war angenehm eindeutig: Fett, vor allem tierisches, ist schädlich. Weil man aber irgendetwas essen muss, empfahl er reichlich Kohlenhydrate. Und weil es nicht ganz ohne Fett geht, sollten alle Amerikaner zumindest zu Low-Fat-Produkten greifen.“ [54]

Es bleibt anzumerken, dass mit Mark Hegsted wiederum jener Vertreter des Ernährungsinstituts der Havard Universität als Experte gewählt wurde, der zuvor bereits der Zuckerindustrie zu Diensten gewesen war.

Die neuen Ernährungsempfehlungen gingen von den USA aus um die Welt und veränderten die Ernährung in den Industriestaaten grundlegend. Daraus entstand die Western Diet, die uns heute so viele gesundheitliche Probleme bereitet.

Um die Auswirkungen der neuen Ernährung einschätzen zu können, soll nachfolgend auf die beiden hauptsächlichen Veränderungen eingegangen werden: Fette und Kohlenhydrate. Weitere Problemfelder der Western Diet, die sich durch Veränderungen des Mikrobioms im Darm sowie durch neue Nahrungsmittel wie Milch und Soja ergeben, folgen anschließend. Widmen wir uns zunächst den Fetten.

*

KAPITEL 4

FETTE IN DER WESTERN DIET

3.1 Fette und ihre Funktion im Körper

Fette sind nicht nur Kalorienlieferanten, sondern wichtige Nährstoffe, die eine Vielzahl von Funktionen im Körper ausüben. Kalorien können auch aus Protein und Kohlenhydraten bezogen werden, doch ohne Fette kann der Mensch nicht leben.

Die Fettsäuren in den Fetten, die wir mit der Nahrung aufnehmen, enthalten gut doppelt so viel Energie pro Gramm (9 kcal.), wie Proteine oder Kohlenhydrate (jeweils 4 kcal.). Beim Menschen liefern sie Energie in Form von sog. freien Fettsäuren oder ihren Bruchstücken, den Ketonen. Darüber hinaus dienen Fettsäuren als Energiespeicher (im Körperfett), als Baustein in den Zellmembranen (den Außenhüllen der Zellen) und den Strukturproteinen (dem Gerüst) aller Zellen, als Signalmoleküle zur Regulierung des Zellwachstums und sie beeinflussen die Genexpression (die Ablesung der Erbinformation). Sie sind in großer Menge im Gehirn sowie in der Netzhaut des Auges zu finden und der Herzmuskel, der ein Leben lang arbeitet ohne Unterlass, erzeugt seine Energie fast ausschließlich durch die Verbrennung von Fettsäuren.

Fette kennen wir als Pflanzenöle in der Glas- oder Plastikflasche, als festen Block bei Butter bzw. Bratfett oder als Bestandteil vieler Fertigprodukte wie Mayonnaise, Pesto, Senf usw. Alle diese Fette bestehen aus Mischungen ver-

Exk. 7 Wie die Fettsäuren benannt sind

Die Namen der verschiedenen Fettsäuren stammen zumeist von den Gewächsen, aus denen sie zuerst synthetisiert wurden. Die am häufigsten vorkommende gesättigte Fettsäure, die Palmitinsäure (C16:0) wurde zuerst aus Palmen isoliert. Sie kommt auch in hohen Anteilen im Gewebe von Säugetieren vor, besonders im Fettgewebe von Schafen und Rindern. Die gesättigte Laurinsäure (C12:0, von lat. laurus = Lorbeerbaum) wurde, wie der Name nahelegt, zuerst aus Lorbeergewächsen gewonnen, kommt aber in großen Mengen auch in Kokosöl und Palmfett vor. Kakaobutter ist besonders reich an der gesättigten Stearinsäure (C18:0); Pate stand hier das griechische Wort für Rindertalg. Tatsächlich kommt die Stearinsäure in fast allen pflanzlichen und tierischen Fetten vor. [r]

In der Wissenschaft werden zumeist die chemischen Bezeichnungen der Fettsäuren verwendet. Dabei wird die Kettenlänge der Kohlenstoffatome (C) zuerst angegeben, gefolgt von weiteren Eigenschaften: „C18:0“ steht für die gesättigte Stearinsäure – Kettenlänge 18 Kohlenstoffatome und „0“ Doppelbindungen, also gesättigt. „C18:1“ steht für Ölsäure – die gleiche Kettenlänge und eine Doppelbindung. Die Stelle im Molekül, wo sich die Doppelbindung befindet, kann ebenfalls mit angegeben werden: „C18:1n9“ bedeutet, dass die Doppelbindung bei der Ölsäure am 9. Kohlenstoffatom sitzt. Statt der Bezeichnung „n“ wird auch häufig der Begriff „Omega“ verwendet. Omega-3-Fettsäuren – die pflanzliche Linolensäure und die sog. Fischöle Docosahexaensäure (DHA) und Eicosapentaensäure (EPA) – tragen die erste Doppelbindung am 3. Kohlenstoffatom, die Omega-6-Fettsäuren (Linolsäure und Arachidonsäure) am 6. und die Omega-9-Fettsäuren am 9. Kohlenstoffatom.

r Pond CM: The Fats of Life. Cambridge University Press, Cambridge 1998.

schiedener Fettsäuren, die ihnen ihre speziellen Eigenschaften verleihen. Die Tabelle 4 listet die am häufigsten vorkommenden Fettsäuren und ihre natürlichen Quellen auf.

Tab. 4 Fettsäuren und ihre natürlichen Quellen

Fettsäure	Kurzbe-zeichnung	Schmelz punkt in Grad	Vorkommen
Buttersäure	C- 4:0	-8	Milchfett
Capronsäure	C- 6:0	-2	Milchfett, Kokosfett
Caprylsäure	C- 8:0	16	Kokosfett, Palmfett, Milchfett
Caprinsäure	C-10:0	31	Kokosfett, Palmfett, Milchfett
Laurinsäure	C-12:0	44	Kokosfett, Palmfett, Butter
Myristinsäure	C-14:0	54	Schweinefett, Milchfett
Palmitinsäure	C-16:0	63	Tierische & pflanzliche Fette
Stearinsäure	C-18:0	70	Tierische & pflanzliche Fette
Arachinsäure	C-20:0	76	Erdnußöl, Milchfett
Behensäure	C-22:0	80	Behennußöl*, Cerebroside**
Lignocerinsäure	C-24:0	84	Cerebroside, Phosphatide***
Cerotinsäure	C-26:0	87	Bienenwachs, Wollfett
Palmitoleinsäure	C-16:1n-9	1	Fischöle, Tierfette
Ölsäure	C-18:1n-9	13	Tierische & pflanzliche Fette
Linolsäure	C-18:2n-6	- 6	Distel-, Maiskeimöl, Phosphatide
Linolensäure	C-18:3n-3	-11	Leinöl, Rapsöl, Phosphatide
Arachidonsäure	C-20:4n-3	-50	Tierisches Fett, Phosphatide
EPA	C-20:5n-3	-54	Fischöl, tier. Fett (bei Grünfutter)
DHA	C-20:6n-3	-60	Fischöl, tier. Fett (bei Grünfutter)

* Behennuß: Ölhaltige Frucht eines ostindischen Baumes
** Cerebroside: Fette, die in weißer Hirnsubstanz und Nervenzellen vorkommen.
*** Phosphatide: Fette, die am Aufbau der Zellmembranen des Körpers beteiligt sind, dazu zählen z.B. die Lecithine

Tab. 5 Fettsäuren in tierischen Fetten* [d]

Fettsäure in g pro 100 g**		Butter	Schafsfett	Rindertalg	Eigelb (Huhn)	Gänseschmalz	Schweineschmalz	Entenfett	Hühnerfett
gesättigte Fettsäuren		53,8	31,9	47,6	9,0	27,7	39,0	30,1	29,3
einfach unges. Fettsäuren		23,0	30,1	39,0	12,4	57,5	44,5	52,2	42,8
mehrf. unges. Fettsäuren		1,8	3,1	3,4	5,3	10,8	12,1	12,8	28,1
C4:0	Buttersäure	3,3	0,0	0,0	0,0	0,0	0,0	0,0	0,0
C6:0	Capronsäure	2,1	0,0	0,0	0,0	0,0	0,0	0,0	0,0
C8:0	Caprylsäure	1,2	0,0	0,0	0,0	0,0	0,0	0,0	0,0
C10:0	Caprinsäure	2,5	0,0	0,0	0,0	0,0	0,1	0,0	0,1
C12:0	Laurinsäure	2,9	0,0	0,1	0,0	0,0	0,1	0,0	0,1
C14:0	Myristinsäure	9,0	2,9	3,3	0,1	0,5	1,3	0,6	0,7
C16:0	Palmitinsäure	22,7	15,9	24,9	6,6	21,0	24,1	22,8	19,7
C18:0	Stearinsäure	8,5	12,0	17,4	1,9	6,2	13,2	6,7	8,7
C16:1	Palmitoleinsäure	1,6	2,0	2,3	1,1	2,9	3,0	4,8	4,7
C18:1	Ölsäure	18,7	27,0	36,2	11,3	54,5	40,2	46,4	37,0
C18:2	Linolsäure	1,2	1,6	2,5	4,6	9,6	9,4	11,9	26,3
C18:3	Linolensäure	0,4	1,3	0,4	0,3	1,2	1,0	1,0	1,7
C20:4	Arachidonsäure	0,1	0,0	0,2	0,2	0,0	1,7	0,0	0,1
C20:5n3	EPA	0,0	0,1	0,2	0,0	0,0	0,0	0,0	0,0
C22:6n3	DHA	0,0	0,0	0,0	0,2	0,0	0,0	0,0	0,0

* Nur die wichtigsten Fettsäuren aufgelistet, daher ergibt die Summe pro Fett keine 100 g

** Man beachte den Gehalt an mehrfach ungesättigten Fettsäuren (Zeile 3 der Liste): Alle tierischen Fette enthalten deutlich weniger als pflanzliche Öle. Das Fett von Wiederkäuern und Eigelb ist zu empfehlen; Schweineschmalz und Geflügelfette nicht so oft verzehren.

d Quelle: Bundeslebensmittelschlüssel (BLS), abgerufen über: Debinet – Deutsches Ernährungsberatungs- und Informationsnetz (www.ernaehrung.de), Institut für Ernährungsinformation, 72250 Freudenstadt.

Tab. 6 Fettsäuren in pflanzlichen Fetten und Ölen* [d]

Fettsäure in g pro 100 g**		Kokosöl	Olivenöl	Margarine	Sonnenblumenöl	Maiskeimöl	Sojaöl	Weizenkeimöl	Leinöl	Distelöl
gesättigte Fettsäuren		87,1	14,4	30,1	10,7	14,0	15,4	17,5	10,0	9,5
einfach unges. Fettsäuren		7,0	71,2	26,7	24,6	26,4	19,2	14,9	19,2	11,0
mehrf. unges. Fettsäuren		1,7	9,2	19,7	50,4	56,5	60,6	63,5	67,1	75,6
C4:0	Buttersäure	0,0	0,0	0,0	0,0	0,0	0,0	0,0	0,0	0,0
C6:0	Capronsäure	0,5	0,0	0,0	0,0	0,0	0,0	0,0	0,0	0,0
C8:0	Caprylsäure	7,5	0,0	1,4	0,0	0,0	0,0	0,0	0,0	0,0
C10:0	Caprinsäure	5,7	0,0	0,6	0,0	0,0	0,0	0,0	0,0	0,0
C12:0	Laurinsäure	44,3	0,0	5,2	0,0	0,0	0,1	0,0	0,1	0,0
C14:0	Myristinsäure	16,9	0,0	2,1	0,1	0,6	0,2	0,1	0,1	0,1
C16:0	Palmitinsäure	8,5	10,8	16,5	6,2	10,9	10,6	16,4	5,7	6,4
C18:0	Stearinsäure	2,8	2,8	4,4	3,5	1,8	3,7	0,8	3,8	2,4
C16:1	Palmitoleinsäure	0,4	1,2	0,1	0,1	0,5	0,5	0,2	0,1	0,1
C18:1	Ölsäure	6,6	69,4	25,2	24,1	25,5	18,6	13,4	19,1	10,3
C18:2	Linolsäure	1,7	8,3	17,1	50,2	55,5	52,9	55,7	14,3	75,1
C18:3	Linolensäure	0,0	0,9	2,6	0,2	1,0	7,7	7,8	52,8	0,5
C20:4	Arachidonsäure	0,0	0,0	0,0	0,0	0,0	0,0	0,0	0,0	0,0
C20:5n3	EPA	0,0	0,0	0,0	0,0	0,0	0,0	0,0	0,0	0,0
C22:6n3	DHA	0,0	0,0	0,0	0,0	0,0	0,0	0,0	0,0	0,0

* Nur die wichtigsten Fettsäuren aufgelistet, daher ergibt die Summe pro Fett/Öl keine 100 g

** Man beachte den Gehalt an mehrfach ungesättigten Fettsäuren (Zeile 3 der Liste): Kokosöl und Olivenöl (in Maßen) sind zu empfehlen; sowie Leinöl in kleinen Mengen (siehe dazu Exkurs 12) die anderen pflanzlichen Fette und Öle scheiden wegen zuviel Linolsäure aus.

d Quelle: Bundeslebensmittelschlüssel (BLS), abgerufen über: Debinet – Deutsches Ernährungsberatungs- und Informationsnetz (www.ernaehrung.de), Institut für Ernährungsinformation, 72250 Freudenstadt.

4.2 Geänderter Fettverzehr

Wenn wir heute nicht unbedingt mehr Fett verzehren als unsere Vorfahren, so hat sich doch die Art der Fette gewandelt. Statt traditioneller tierischer Fette wie Butter, Schmalz und Rindertalg werden heute viel mehr pflanzliche Fette und Öle zugeführt. Alle diese setzen sich zusammen aus Mischungen verschiedener Fettsäuren. Die Tabellen 5 und 6 auf den vorangegangenen Seiten listen die Fettsäuren-Verteilung in den wichtigsten tierischen und pflanzlichen Fetten bzw. Ölen auf.

Tierische Fette enthalten einen hohen Anteil gesättigter Fettsäuren; diese sind bei Raumtemperatur fest und recht stabil, d.h. sie oxidieren nicht so schnell. Pflanzliche Fette sind dagegen bei Raumtemperatur flüssig, da sie einen hohen Anteil mehrfach ungesättigter Fettsäuren enthalten. Die Ausnahme bildet das Kokosöl; es enthält fast nur gesättigte Fettsäuren. Abgesehen von diesem und dem wenig oxidationsanfälligen, vorwiegend einfach ungesättigten Olivenöl sind die anderen pflanzlichen Öle wegen der unstabilen Natur ihrer mehrfach ungesättigten Fettsäuren sehr anfällig für die Oxidation durch Licht, Sauerstoff und Wärme. Dabei degenerieren diese Öle; sie werden bitter und gesundheitsschädlich.

Um zu verstehen, wie Fette und Öle unsere Gesundheit beeinflussen, müssen wir den Aufbau der Fettsäuren betrachten, wie in den Abbildungen 1 und 2 dargestellt. Dann erklären sich ihre unterschiedlichen Eigenschaften von selbst.

4.3 Was sind Fettsäuren?

Bei den Substanzen, die wir als Fette oder Öle kennen, handelt es um Mischungen verschiedener Fettsäuren. Diese bestehen aus unterschiedlich langen Ketten von Kohlenstoff (C), an deren einem Ende eine Carboxylgruppe (COOH) angehängt ist, am anderen Ende ein Methylrest (CH3). Die Abbildung 1 zeigt den Aufbau einer Fettsäure. Die Länge der Kohlenstoffkette (C-C-C), bzw. ob und wie viele Doppelbindungen (C=C) eine Fettsäure

Abb. 1 Aufbau einer Fettsäure

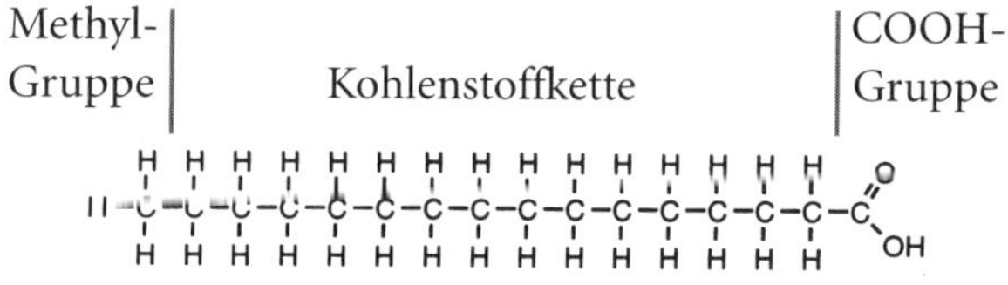

C = Kohlenstoff
H = Wasserstoff
O = Sauerstoff

C16:0 Palmitinsäure – da anschaulicher, wurde hier und bei den folgenden Abbildungen die alte Darstellung eines Fettsäuremoleküls gewählt. Die neue Darstellung zeigt die Kohlenstoffkette als Zickzacklinie, z.T. ohne die einzelnen Atome Kohlenstoff (C), Wasserstoff (H), Sauerstoff (O).

aufweist, bestimmt ihre chemischen Eigenschaften. Die Fettsäuren werden unterschieden in gesättigte, einfach ungesättigte und mehrfach ungesättigte, wie in Abbildung 2 auf der folgenden Seite dargestellt.

Gesättigte Fettsäuren weisen nur einfache Bindungen (C-C) zwischen den Kohlenstoffatomen auf und sind daher sehr stabil. Bei Raumtemperatur sind gesättigte Fettsäuren fest wie das Kokosfett bzw. wie Rindertalg oder Butter, die ebenfalls viele gesättigte Fettsäuren enthalten. Das hängt mit der gleichförmigen Kettenstruktur der gesättigten Fettsäuren zusammen; ihre Kohlenstoffatome sitzen in gerader Linie nebeneinander. Die einzelnen Fettsäuremoleküle können daher dicht aneinander gepackt werden und das Fett erscheint fest. Zum Kochen, Backen und Braten eignen sich Fette mit einem hohen Anteil an gesättigten Fettsäuren am besten, da sie bei Hitze länger stabil bleiben und weniger gesundheitsschädliche Oxidationsprodukte bilden.

Einfach ungesättigte Fettsäuren weisen eine Doppelbindung (C=C) zwischen den Kohlenstoffatomen auf. Diese Doppelbindung beugt das Molekül,

Abb. 2 Fettsäuren: Gesättigte, ungesättigte & Omega-Klassifizierung

Gesättigt: **Stearinsäure, C18:0** = 18 Kohlenstoffatome,
0 Doppelbindungen

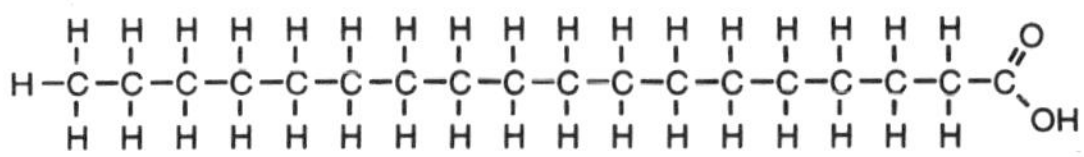

Einfach ungesättigt: **Ölsäure, C18:1n9** = 18 Kohlenstoffatome,
1 Doppelbindung
Omega-9

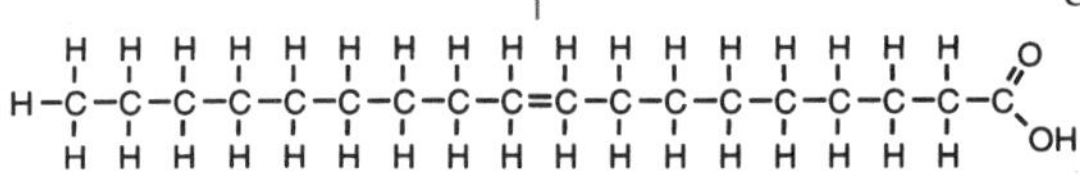

Zweifach ungesättigt: **Linolsäure, C18:2n6** = 18 Kohlenstoffatome,
2 Doppelbindungen
Omega-6

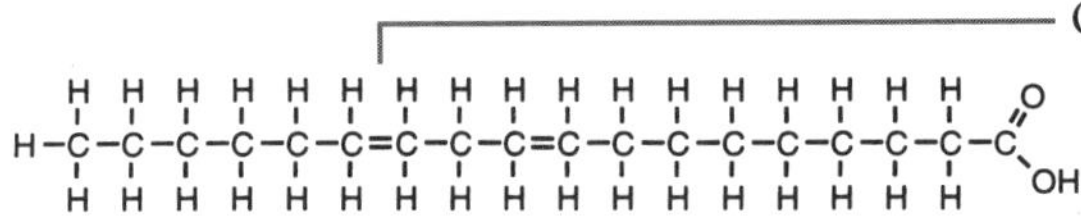

Dreifach ungesättigt: **Linolensäure, C18:3n3** = 18 Kohlenstoffatome,
3 Doppelbindungen
Omega-3

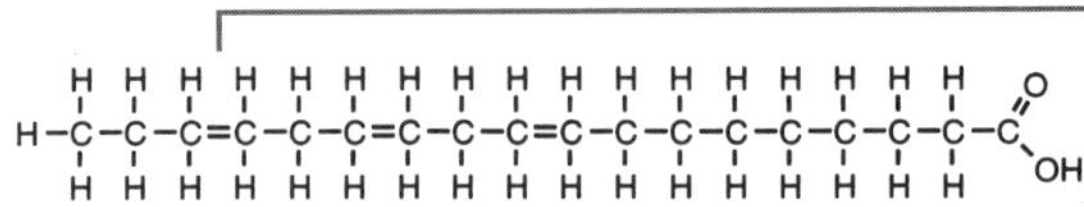

Da anschaulicher, hier wieder die alte Darstellung ohne Beugung der Fettsäuremoleküle. Die Omega-Klassifizierung der Fettsäuren erfolgt, indem das C-Atom mit der ersten Doppelbindung, gezählt von der Methylgruppe links, angegeben wird.

Abb. 3 Struktur von *cis*- und *trans*-Fettsäuren [t]

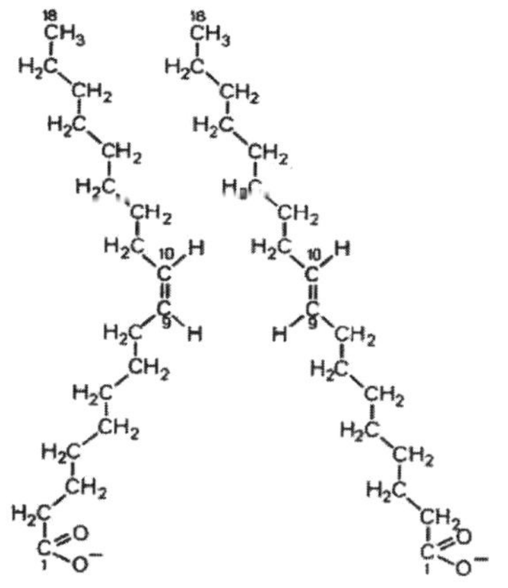

***cis*-Form: Ölsäure** ***trans*-Form: Elaidinsäure**

Die natürliche *cis*-Form der Ölsäure (links) führt zu einer Krümmung des Moleküls. Nach erfolgter chemischer „Härtung" ist das *trans*-Molkül gestreckt wie bei einer gesättigten Fettsäure. So wird es möglich, die bei Raumtemperatur flüssige Ölsäure als feste Elaidinsäure z.B. in Margarine einzusetzen.

t Jahreis, G.: cis und trans – ungesättigte Fettsäuren in der Ernährung. Arbeitskreis Süßwaren und Knabberartikel. Deutsche Süßwarenindustrie Förderungsgesellschaft mbH, Bonn. Veröffentlicht unter: http://www.suessefacts.de/download/wpd0302.pdf

sodass ungesättigte Fettsäuren eine gekrümmte Form aufweisen. Je mehr Doppelbindungen eine Fettsäure enthält, desto stärker fällt diese Krümmung aus. Zweifach ungesättigte Fettsäuren wie die Linolsäure sind stärker gekrümmt und die dreifach ungesättigten noch mehr. Deshalb können bei ungesättigten Fettsäuren die Moleküle nicht so dicht aneinanderliegen und

Exk. 8 *trans*-Fettsäuren

Die natürliche Form der Fettsäuren ist die sog. *cis*-Form. Bei einfach und mehrfach ungesättigten Fettsäuren führen die Doppelbindungen zu einer Krümmung des Moleküls. Deshalb können sich die Moleküle nicht so dicht zusammenlagern; in der natürlichen *cis*-Form sind diese Fettsäuren flüssig. In der *trans*-Form wurde die *cis*-Doppelbindung durch eine *trans*-Doppelbindung ersetzt. Obwohl die Fettsäuren damit immer noch ungesättigt sind, nehmen sie die Eigenschaften gesättigter Fettsäuren an: Die Moleküle strecken sich und können dicht an dicht gepackt werden, damit sind diese Fette bei Raumtemperatur fest. Sie sind auch deutlich weniger anfällig für Oxidation.

Das *cis*- und das *trans*-Molekül einer Fettsäure sind sog. Isomere; sie weisen eine unterschiedliche Form auf, doch die Art und Anzahl der Atome ist gleich. Der Körper des Menschen erkennt die „falsche“ Doppelbindung nicht und verwendet *trans*-Fettsäuren daher ebenso zum Aufbau von Zellmembranen, wie die natürlichen gesättigten und *cis*-ungesättigten Fettsäuren. Das macht *trans*-Fettsäuren so gefährlich: Mit ihnen aufgebaute Zellmembranen funktionieren nicht mehr optimal – Tausende von Stoffwechseloperationen auf der Zelloberfläche sind davon betroffen.

Natürliche *trans*-Fettsäuren finden sich im Fleisch von Wiederkäuern (siehe dazu CLA unter 6.7), aber die größte Menge wird heute über eine industrielle Ernährung aufgenommen. Hier kommen häufig billige Pflanzenöle zum Einsatz, die durch chemische Härtung fest werden; entsprechend enthalten sie einen relativ hohen Anteil von künstlich erzeugten *trans*-Fettsäuren.

trans-Fettsäuren werden zum Problem, wenn ihre Menge überhand nimmt. Grundsätzlich können *trans*-Fettsäuren vom Menschen verstoffwechselt werden; doch erheblich langsamer als die *cis*-Fettsäuren. Wenn jetzt zu den natürlich vorkommenden auch noch industriell erzeugte *trans*-Fettsäuren kommen, kann der Organismus überfordert werden. Es wird befürchtet, dass ein Übermaß an industriellen *trans*-Fettsäuren bei Kindern das Wachstum des Gehirns und der Sinnesorgane stört und die Ausbildung des Nervensystems und der Augen behindert. Darüber hinaus wird befürchtet,

Exk. 8 *trans*-Fettsäuren, Fortsetz.

dass der Verzehr größerer Mengen industrieller *trans*-Fettsäuren die Wiederherstellung von Körpergeweben nach Verletzungen erschwert. [r] Künstlich erzeugte *trans*-Fettsäuren schädigen darüber hinaus das Herz-Kreislaufsystem und werden mit der Entstehung der Alzheimer-Krankheit in Verbindung gebracht. [s]

r Pond, C.M.: The Fats of Life. Cambridge University Press, Cambridge 1998
s Ginter E, Simko V: New data on harmful effects of trans-fatty acids. Bratisl Lek Listy. 2016;117(5): S. 251-253.

solche Fettsäuren sind bei Raumtemperatur flüssig. Die bekannteste einfach ungesättigte Fettsäure ist die Ölsäure (C18:1n-9), zuerst gewonnen aus dem Olivenbaum (früher auch „Ölbaum“ genannt). Allerdings kommt Ölsäure im Fett von Schafen und Rindern ebenso vor, wie beim Menschen. Das ist auch nicht verwunderlich, denn alle Säugetiere können Ölsäure aus der gesättigten Stearinsäure selbst herstellen.

Mehrfach ungesättigte Fettsäuren enthalten mehr als eine Doppelbindung. Deshalb bleiben sie selbst dann noch flüssig, wenn die Raumtemperatur deutlich unterschritten wird. Ihre bekanntesten Vertreter sind Linolsäure (C18:2n-6) und Linolensäure (C18:3n-3). Beide wurden zunächst aus Flachs isoliert (auch Lein genannt, lat. linum), daher die Ähnlichkeit der Bezeichnungen.

In Form von Margarine, Brat-, Back- oder Frittierfetten liegen die eigentlich flüssigen pflanzlichen Fette auch chemisch „gehärtet“ vor: Dabei wird ein Teil der mehrfach ungesättigten Fettsäuren in gesättigte umgewandelt, wobei sog. *trans*-Fettsäuren entstehen. Diese künstlich veränderten Fettsäuren weisen eine andere räumliche Faltung auf, werden aber vom Körper nicht „falsch“ erkannt. Künstliche *trans*-Fettsäuren sind deshalb gesundheitsschädlich, da sie im Körper ebenso in Zellwände und andere Moleküle eingebaut werden wie die natürlichen Fette, doch vielfach ihre Funktionen nicht erfüllen können. (Abbildung 3 zeigt die räumliche Struktur der *trans*-Fettsäuren, Exkurs 8 auf den vorangegangenen Seiten erklärt den Aufbau und ihre Nachteile für den Körper des Menschen und der Exkurs 21 in Kapitel 6 beschreibt ihr Vorkommen in Nahrungsmitteln).

Eine Gruppe von natürlichen Transfettsäuren kommt im Fett von Wiederkäuern (Rinder, Ziegen, Schafe und Wild wie Hirsch und Reh) vor; diese werden vom menschlichen Körper erkannt und sie üben gesundheitlich positive Effekte aus (siehe dazu im Abschnitt 6.7).

4.3.1 Doppelbindungen und Oxidationsneigung

Der Begriff „Doppelbindung" (C=C) klingt nach einer stabilen Verbindung, doch in der Realität ist diese Doppelbindung das schwache Glied in der Kette. An dieser Stelle reagiert die Fettsäure zuerst auf Umwelteinflüsse, wie z.B. den Sauerstoff in der Luft: Es kommt zur Oxidation. Als Folge wird die Fettsäure beschädigt und es bilden sich gesundheitsschädliche freie Radikale. Ein Speiseöl wie z.B. Sonnenblumenöl wird auf diese Weise „ranzig", es riecht unangenehm und schmeckt bitter. Auch das Erhitzen von ungesättigten Fettsäuren führt zur schnellen Oxidation; den Geruch von verbranntem Fett in einer Bratpfanne kennt wohl jeder.

Die Gefahr der Oxidation einer Fettsäure steigt mit der Anzahl der Doppelbindungen. Je mehr davon, desto unstabiler ist die Fettsäure und desto eher oxidiert sie. Wenn man die Oxidationsneigung der gesättigten Stearinsäure (ohne Doppelbindung) mit „1" annimmt, so ist bereits die einfach ungesättigte Ölsäure (eine Doppelbindung) 100-mal anfälliger für Oxidation. Die zweifach ungesättigte Linolsäure (zwei Doppelbindungen) oxidiert etwa 1.200-mal schneller und die dreifach ungesättigte Linolensäure (drei Doppelbindungen) sogar 2.500-mal schneller. [55] Die sog. Fischöle (Omega-3) Eicosapentaensäure (EPA) und Docosahexaensäure (DHA) sind noch stär-

Exk. 9 Oxidation und oxidativer Stress

Der Begriff „Oxidation" beschrieb zunächst die Vereinigung einer chemischen Verbindung mit Sauerstoff, wobei sog. Oxide gebildet werden. Beispiele dafür sind die Verbrennung von Holz mithilfe des Luftsauerstoffs, bei der Kohlendioxid entsteht oder die Reaktion des Luftsauerstoffs mit Eisen, wobei sich Eisenoxid (Rost) bildet. Später wurde die Definition ausgedehnt auf Vorgänge, bei denen einer chemischen Verbindung Wasserstoffatome entzogen werden. Zuletzt erfolgte eine Ausweitung des Begriffs „Oxidation" auf alle Vorgänge, bei denen eine chemische Verbindung Elektronen abgibt. Doch so tief müssen wir nicht ins Thema eindringen.

Für uns ist wichtig, dass auch Fettsäuren mit Sauerstoff oder anderen Verbindungen reagieren. Die Fettsäure selbst wird bei dieser Reaktion verändert (beschädigt) und es entstehen „radikale" Verbindungen, die weitere Moleküle beschädigen.

Unser Körper nutzt solche Oxidationsketten, um kontrolliert Stoffwechselreaktionen anzustoßen; dabei werden u.a. Entzündungen auf niedrigem Niveau eingesetzt. So werden z.B. nach einem körperlichen Training, bei dem in der Muskelzelle durch Oxidationsvorgänge Radikale entstehen, diese Radikale genutzt, um Wachstumsprozesse einzuleiten: Der Muskel verstärkt sich, um für kommende Belastungen besser gerüstet zu sein. Körpereigene und über die Nahrung zugeführte „Antioxidanzien" (anti = gegen) kontrollieren diese Reaktionen, indem sie überschüssige Radikale unschädlich machen.

Zum Problem werden Radikale, wenn sie überhand nehmen. Dann kommt es zum „oxidativen Stress" – die antioxidativen Systeme des Körpers können die Oxidationsvorgänge nicht mehr kontrollieren und es kommt zu Schäden an den Zellen, die nun nicht mehr richtig funktionieren. Hält der oxidative Stress an, können sich chronische Erkrankungen wie z.B. Schäden an den Blutgefäßen oder im Darm entwickeln; auch die Entstehung und das Wachstum von Krebs wird durch überhand nehmende Oxidationsvorgänge gefördert.

ker ungesättigt und oxidieren daher noch deutlich schneller als die Linolensäure.

Diese Zahlen vermitteln einen guten Eindruck, wie stark die Oxidationsschäden an den Zellen des menschlichen Körpers ausfallen, wenn oxidierte Fettsäuren verzehrt werden bzw. wenn die unstabilen, mehrfach ungesättigten Fettsäuren im Körper selbst oxidieren. Die so beschädigten Fettsäuren können ihre Funktionen (z.B. als Bestandteil einer Zellmembran) nicht mehr erfüllen und ihre Oxidationsprodukte beschädigen weitere Moleküle, sodass es zu einer Oxidationskaskade kommt, welche die Schäden weiter vergrößert. (Exkurs 9 auf der vorangegangenen Seite erklärt den Begriff „Oxidation" genauer.)

4.3.2 Die Aufgabe der Desaturasen

Unser Körper kann Fettsäuren auch verändern, durch den „Umbau" in andere Varianten. Das geschieht, indem durch Enzyme, die sog. Desaturasen (desaturieren = entsättigen), aus gesättigten Fettsäuren ungesättigte hergestellt werden. Dabei wird eine Einfachbindung in der Kohlenstoffkette durch eine Doppelbindung ersetzt. So können aus gesättigten Fettsäuren entweder einfach ungesättigte (mit einer Doppelbindung) oder mehrfach ungesättigte (mit zwei oder mehr Doppelbindungen) entstehen. Verantwortlich dafür sind die Delta-9-, Delta-6- und Delta-5-Desaturase.

Eine weitere Gruppe von Enzymen, die sog. Elongasen, sorgen für die Verlängerung einer Fettsäurenkette. Im Zusammenspiel von Desaturasen und Elongasen können im Körper aus einfachen Vorläufern am Ende langkettige, mehrfach ungesättigte Fettsäuren entstehen.

Der Organismus des Menschen steuert diese Vorgänge flexibel: Die Aktivität der Desaturasen im Körper wird bestimmt von den Fettsäuren, die mit der Ernährung aufgenommen werden. Wird z.B. viel Ölsäure verzehrt, so sinkt die Aktivität der Delta-9-Desaturase, welche die einfach ungesättigte Ölsäure aus der gesättigten Stearinsäure herstellt, um bis zu 20 %. [56] (Einfach unge-

Exk. 10 Einfach ungesättigte Fettsäuren als Antioxidanzien

Die einfach ungesättigte Ölsäure ist selbst ein effektives Antioxidans: Sie kann die antioxidative Kapazität von Zellen steigern, in denen durch Gifte eine starke Oxidation ausgelöst wird. [u] Dabei werden offenbar wichtige, zelleigene Antioxidanzien geschützt, wie eine weitere Studie [v] ergeben hat: Hier wurde der oxidative Stress durch ein Übermaß an Glucose ausgelöst (wie es bei der Western Diet mit ihren hohen Kohlenhydrat- und Zuckermengen häufig vorkommt).

Sowohl die einfach ungesättigte Ölsäure, als auch die einfach ungesättigte Palmitoleinsäure verhinderten eine Schädigung (Verzuckerung; Glycation) der antioxidativ wirkenden Enzyme Superoxid Dismutase und Katalase. [v]

Ölsäure ist in größeren Mengen, Palmitoleinsäure in kleinen Mengen in tierischen Fetten enthalten. Kalt gepresstes, natives Olivenöl (mit dem höchsten Anteil an Ölsäure von allen Lebensmitteln) enthält auch starke natürliche Antioxidanzien in Form von Phenolen, welche die antioxidative Wirkung der Ölsäure ergänzen.

u Haeiwa H, Fujita T, Saitoh Y, et al: Oleic acid promotes adaptability against oxidative stress in 3T3-L1 cells through lipohormesis. Molecular and Cellular Biochemistry (2014) volume 386, S. 73-83.

v Mirmiranpour H, Rabizadeh S, Mansournia MA, et al: Protective Effect of Palmitleic, Oleic, and Vaccenic Acid on Structure-Function of Major Antioxidant Enzymes: Catalase, Superoxide Dismutase and Glutathione Peroxidase in the Hyperglycemic Environment: an In Vitro Study. Austin Biochem. 2018; 3(1): S. 1017.

sättigte Fettsäuren wie die Ölsäure dienen im Körper auch als wichtige Antioxidanzien, wie Exkurs 10 aufzeigt.)

Allerdings arbeiten manche dieser Enzyme (Delta-12- und Delta-15-Desaturase) beim Menschen nicht so effektiv wie bei anderen Säugetieren, da ihre Ablesung aus der Erbinformation (Expression) nicht [56] oder vielleicht nur mangelhaft erfolgt. Daher kann der Mensch Linolsäure (Omega-6) und Linolensäure (Omega-3) nicht – oder nicht in ausreichenden Mengen – selbst herstellen und ist auf die Zufuhr „einiger“ („some“ im Original), d.h. einer geringen Menge dieser Fettsäuren über die Nahrung angewiesen. [57]

4.4 Mängel an essenziellen Fettsäuren?

Der Körper des Menschen kann – abgesehen von den künstlichen Transfetten – alle Arten von Fetten gut verstoffwechseln und sich daraus sogar in der Nahrung nicht enthaltene Fettsäuren über die Desaturasen und Elongasen zusammenbauen. Doch zwei Fettsäureklassen, die Omega-6- und die Omega-3-Fettsäuren, erfüllen besondere Aufgaben im Organismus und werden als unverzichtbare (essenzielle) Fettsäuren eingestuft. Das bedeutet, sie müssen mit der Nahrung regelmäßig zugeführt werden.

An Linolsäure (Omega-6) wird wohl kein Mensch einen Mangel entwickeln, da diese Fettsäure überall in Pflanzen und Tieren vorkommt. Die zweite Omega-6-Fettsäure, die vierfach ungesättigte Arachidonsäure, kann im Körper aus Linolsäure gebildet werden; sie muss daher nicht mit der Nahrung aufgenommen werden.

Ein Mangel an den tierischen Omega-3-Fettsäuren (DHA und EPA) wäre schon eher denkbar. Diese beiden Fettsäuren können allerdings im Körper aus der pflanzlichen Linolensäure (Omega-3) hergestellt werden, wenn diese in der Ernährung enthalten ist.

Darüber hinaus muss bedacht werden, dass der Mensch die Fettsäuren aus seinem Fettgewebe ebenfalls für die Versorgung mit Omega-6- und Omega-3-Fettsäuren nutzen kann. Die Fette aus der Nahrung werden ja nicht immer voll verbraucht, sondern Überschüsse werden als Reserve im Fettgewebe eingelagert. Aus Tierversuchen [58] ebenso wie aus Untersuchungen am Menschen [59] ist bekannt, dass bei einer Ernährung, die Omega-3-Fettsäuren enthält, diese auch im Fettgewebe eingelagert werden.

Bei einem Nahrungsmangel bzw. bei einem fallenden Blutzuckerspiegel werden Fettsäuren aus dem Fettgewebe freigesetzt. Daraus werden dann u.a. Ketone produziert, um die fehlende Glucose im Blut weitgehend zu ersetzen.

Zu diesen freigesetzten Fetten zählen natürlich auch Linolsäure (Omega-6) und Linolensäure (Omega-3), sodass diese dem Stoffwechsel dann wieder zur Verfügung stehen. Daher wird sich auch beim Menschen durch eine angemessene Zufuhr von essenziellen Fettsäuren eine „Reserve“ im Fettgewebe ergeben, die bei Bedarf genutzt werden kann. Dieser Umstand belegt wiederum, dass eine regelmäßige, geringe Zufuhr von diesen Fettsäuren ausreicht.

Mischköstler, die tierische und pflanzliche Produkte verzehren, weisen übrigens deutlich höhere Werte an Omega-3-Fettsäuren im Körper auf: In England wurde festgestellt, dass Vegetarier 30 % niedrigere Werte für EPA und DHA aufweisen und Veganer sogar 50 % weniger EPA und fast 60 % weniger DHA im Blut haben. [60] Allerdings scheinen diese niedrigen Werte keine negativen Folgen zu haben; darauf kommen wir später zurück.

4.4.1 Kontrollierte Entzündung und Arachidonsäure

Die vierfach ungesättigte Arachidonsäure (Omega-6) wird in kleinen Mengen (100-200 mg pro Tag) über die Nahrung aufgenommen, vor allem aus tierischen Fetten. [61] Sie wird im Körper des Menschen aber auch aus ihrem Vorläufer Linolsäure hergestellt.

Arachidonsäure ist eine wichtige Fettsäure; sie ist Bestandteil der Membranen aller Zellen. Vor allem aber dient Arachidonsäure als Ausgangssubstanz zur Herstellung von sog. Eicosanoiden. Dabei handelt es sich um eine Gruppe von Botenstoffen (Prostaglandine, Leukotriene und Thromboxane), die – ähnlich wie Hormone – unzählige Stoffwechselvorgänge steuern.

Einige dieser Botenstoffe, die aus Arachidonsäure entstehen, haben entzündungshemmende Eigenschaften, die meisten jedoch fördern entzündliche Vorgänge. Auf sehr niedrigem Niveau werden diese Entzündungen genutzt, um wichtige Aufbau-, Steuer- und Regelungsvorgänge einzuleiten.

Diese Entzündungen auf Zellebene werden in Schach gehalten durch weitere Eicosanoide, die aus den Omega-3-Fettsäuren EPA und DHA entstehen. Ihre Botenstoffe drängen z.B. nicht nur die entzündungsfördernden Prosta-

Exk. 11 Der Unterschied zwischen Weidehaltung und Kraftfutter

Eine deutsche Studie hatte bereits 2004 einen deutlichen Unterschied zwischen Weidehaltung und der vielfach üblichen Mast mit hohen Soja- und Maisanteilen festgestellt.

Das Verhältnis von Omega-6- zu Omega-3-Fettsäuren im Fleisch von Weiderindern betrug weniger als 2:1, im Fleisch von Weidelämmern sogar nur 1,2:1 – ideale Werte! Durch die Weidehaltung mit frischem Gras und Kräutern kam es zu einem Absinken der Anteile von Linolsäure und der daraus entstehenden Arachidonsäure (beide Omega-6), gleichzeitig stiegen die Anteile an EPA, DHA und Linolensäure (alle Omega-3) deutlich an. [w]

Kraftfuttermischungen führen dagegen durch die enthaltenen Soja- und Maisbestandteile (die im Fettanteil etwa 50 % Linolsäure enthalten) zwangsläufig zu höheren Linolsäuregehalten im Fleisch. Gleichzeitig kommt es durch den kleineren Anteil der pflanzlichen Linolensäure im Kraftfutter zu einem geringeren Aufbau der tierischen Omega-3-Fettsäuren DHA und EPA im Tier. [w]

w Nürnberg K, Dannenberger D, Ender K: Fleisch – wertvoller durch Anreicherung mit n-3-Fettsäuren. Ernährungs-Umschau (2004) 51, S. 409-413.

glandine der Serie 2 und Leukotriene der Serie 4 zurück, sondern sorgen über wenig entzündungsfördernde bzw. entzündungshemmende Prostaglandine der Serie 3 und Leukotriene der Serie 5 für einen Rückgang der Entzündungen. [62] Durch diese „kontrollierte Oxidation“ [63] gelingt es, die Entzündungskaskade einzuschränken und trotzdem wichtige Steuersignale im Körper zu vermitteln.

Gleichzeitig kommt es durch die Omega-3-Fettsäuren zu einer „...Absenkung des Spiegels der Arachidonsäure in Zellen und Geweben...,“ [62] sodass insgesamt weniger entzündungsfördernde Botenstoffe gebildet werden. Darüber hinaus sorgen Omega-3-Fettsäuren für einen Rückgang von Zytokinen (das sind entzündungsfördernde Botenstoffe des Immunsystems), hemmen das Protein NF-kappa-B (das entzündungsfördernde Gene aktiviert) und sie stoßen die Produktion von weiteren entzündungshemmenden Botenstoffen an, den sog. Resolvinen. [62]

Diese kontrollierte Steuerung von Entzündungsvorgängen auf Zellebene funktioniert am besten bei einem ausgewogenen Verhältnis (1:1) von Omega-6- zu Omega-3-Fettsäuren in der Ernährung. Je höher der Anteil an Omega-6-Fettsäuren steigt, desto stärker nehmen entzündliche Vorgänge zu.

Nach der DGE wird ein Verhältnis von 5:1 (5 Teile Omega-6 auf 1 Teil Omega-3) noch als unproblematisch angesehen; die Weltgesundheitsorganisation (WHO) hält 4:1 noch für vertretbar. Trotzdem sollte ein jeder bestrebt sein, ein 1:1-Verhältnis von Omega-6- zu Omega-3-Fettsäuren zu erreichen – und zwar auf einem niedrigen Niveau. Am einfachsten geschieht dies über den Verzehr von Fleisch und Fett grasgefütterter Nutztiere (siehe dazu den Exkurs 11).

Heute ist das Verhältnis von Omega-6- zu Omega-3-Fettsäuren in unserer Ernährung nicht mehr ausgeglichen wie bei unseren Vorfahren, den Steinzeitjägern oder wie bei jenen Völkern, die noch als Jäger und Sammler leben. Durch die industrielle Ernährung hat sich das Verhältnis von Omega-6- zu Omega-3-Fettsäuren enorm verschoben. Dadurch wird über die Linolsäure (Omega-6) viel mehr Arachidonsäure im Körper gebildet, woraus auch mehr entzündungsfördernde Botenstoffe entstehen. Die daraus resultierenden Entzündungsvorgänge können durch die wenigen Botenstoffe, die aus der relativ geringen Zufuhr der Omega-3-Fettsäuren noch gebildet werden, nicht mehr kontrolliert werden.

Das führt nicht nur zu chronischen Entzündungen im Körper, sondern auch zu einer Verschlimmerung von Infektionen und bakteriellen Erkrankungen, die so optimale Bedingungen für ihre Ausbreitung vorfinden. Darüber hinaus ist ein „...fehlregulierter Arachidonsäure-Stoffwechsel..." auch als Auslöser für Erkrankungen wie Krebs und Morbus Alzheimer in Verdacht geraten. [63]

Die Lösung kann aber nicht darin bestehen, bei weiterhin hoher Linolsäurezufuhr über die Western Diet einfach große Mengen Omega-3-Fettsäuren zuzuführen. Beide Fettsäureklassen sind mehrfach ungesättigt und daher sehr anfällig für Oxidation; oxidierte Fettsäuren sind aber ausgesprochen schädlich für den Körper. Die Lösung kann daher nur sein: Wenig Linolsäure und wenig Omega-3-Fettsäuren verzehren, um die Entzündungskette auf niedrigem Niveau für wichtige Steuer- und Regelvorgänge aufrecht zu erhalten, aber gleichzeitig Oxidationsschäden zu vermeiden.

Darüber hinaus sorgt eine niedrige Zufuhr beider Fettsäureklassen dafür, dass viele weitere Vorgänge im Stoffwechsel störungsfrei ablaufen: Es kommt z.B. zu einem optimal funktionierenden Energiestoffwechsel, einer gesteigerten Entgiftungsfunktion der Leber und einer deutlich verbesserten Immunabwehr.

4.4.2 Omega-6 und Omega-3-Fettsäuren – wie viel ist wirklich nötig?

Den Sinn einer Begrenzung der Linolsäureaufnahme (Omega-6) haben wir oben geklärt. Doch wie viel von dieser essenziellen Fettsäure muss regelmäßig mit der Nahrung zugeführt werden, um einen Mangel ausschließen zu können? Und wie hoch muss die Zufuhr von Omega-3-Fettsäuren ausfallen, um eine ordnungsgemäße Funktion des Eicosanoid-Stoffwechsels sicherzustellen, ohne dass Oxidationsvorgänge und Entzündungen überhand nehmen?

Die Beantwortung dieser Fragen birgt einige Überraschungen: Es ist deutlich weniger, als man annehmen möchte. In einem Tierversuch [64] wurde schon 1963 die minimale Zufuhr von Omega-6-Fettsäuren mit 0,6 % der täglichen Kalorienmenge ermittelt; ab dieser Menge traten keine Mangelerscheinungen (Hautveränderungen) mehr auf und die Gewichtszunahme (als Anzeichen für einen optimalen Fettsäurenstoffwechsel) kam zum Erliegen. Bei der Verabreichung von Linolensäure (Omega-3) war die Grenze der Gewichtszunahme bei 1,0 % der täglichen Kalorienmenge erreicht. [64]

Exk. 12 Nahrungsergänzung mit Omega-3-Fettsäuren

Bevor an eine Nahrungsergänzung gedacht wird, sollte zunächst die Ernährung überprüft werden. Wenn diese bereits ausreichende Mengen an Omega-3-Fettsäuren enthält, sollte auf eine Supplementierung verzichtet werden.

Eine bewährte Nahrungsergänzung für Omega-3-Fettsäuren ist das Leinöl. Pro 100 g enthält es zwar 14,3 g Linolsäure, jedoch auch 52,8 g Linolensäure. [d] Das ergibt ein n6:n3-Verhältnis von 1:3,7 – ein Esslöffel Leinöl (ca. 10 g) liefert also bereits mehr als 5 g Linolensäure und nur knapp 1,5 g Linolsäure. Mit einem Esslöffel Leinöl alle zwei oder drei Tage lässt sich also selbst eine Ernährung, die arm an essenziellen Fettsäuren ausfällt, gut ergänzen. Alternativ kann man auch einen Teelöffel Leinöl (ca. 4 g) täglich einnehmen, wenn die Ernährung nur wenig Omega-3-Fettsäuren enthält.

Die Linolensäure in Leinöl ist dreifach und die Linolsäure darin zweifach ungesättigt; beide sind sehr anfällig für die Oxidation durch Luft, Licht und Wärme. Leinöl also immer in kleinen Gebinden kaufen, am besten in dunklen Flaschen oder Blechdosen, stets im Kühlschrank aufbewahren und zügig verbrauchen. Zur Nahrungsergänzung mit Omega-3-Fettsäuren ist Leinöl den beliebten Fischölkapseln vorzuziehen.

Die Fischöle sind stärker ungesättigt (DHA 6-fach und EPA 5-fach) und sie oxidieren noch viel schneller als das Leinöl. Bei der Verarbeitung und bei der Lagerung im Geschäft werden die Fischöle also bereits stärker angegriffen als Leinöl. Auch nach dem Verzehr, im Körper des Menschen, unterliegen überschüssige Fischöle, die nicht im Eicosanoidstoffwechsel verbraucht werden, einer stärkeren Oxidation durch Stoffwechselvorgänge.

Daher ist die Nahrungsergänzung mit Linolensäure über das vergleichsweise stabile Leinöl vorzuziehen. Unser Körper kann – allein aus Linolensäure – ausreichende Mengen der tierischen Omega-3-Fettsäuren EPA und DHA herstellen. Dafür reicht bereits die geringe Zufuhr von 0,6 % bis 1 % Linolensäure an der täglich verzehrten Kalorienmenge aus (siehe dazu auch Exkurs 13).

d Quelle: Bundeslebensmittelschlüssel (BLS), abgerufen über: Debinet – Deutsches Ernährungsberatungs- und Informationsnetz (www.ernaehrung.de), Institut für Ernährungsinformation, 72250 Freudenstadt.

Exk. 13 Omega-6- und Omega-3-Versorgung jeden Tag

Täglich sollten pro 1.000 kcal. Nahrungsmenge jeweils 1 % als Omega-3-Fettsäuren (n3) zugeführt werden, egal ob als Linolensäure, DHA oder EPA (aus Linolensäure kann im Körper DHA und EPA hergestellt werden; aus DHA kann EPA erzeugt werden). Gleichzeitig sollten pro 1.000 kcal. 1 % Omega-6-Fettsäuren (n6) aufgenommen werden; Linolsäure und Arachidonsäure werden hier zusammengezählt (die Arachidonsäurezufuhr wird deutlich unter der von Linolsäure liegen).

1 g Fett enthält 9 kcal.; das bedeutet, pro 1000 kcal. Nahrungsmenge sollte jeweils 1 g Omega-3-Fettsäuren und 1 g Omega-6-Fettsäuren zugeführt werden. Damit haben wir zwar leicht abgerundet (10 %, siehe Tabelle rechts), doch das erleichtert die Berechnung der täglichen Zufuhr. In der Regel wird es ohnehin darauf hinauslaufen, dass an einem Tag etwas mehr zugeführt wird und an einem anderen etwas weniger von einer Fettsäureklasse. Das macht aber nichts; wichtig ist, dass die empfohlene Menge, über die Woche gesehen, erreicht wird. Dazu addiert man die Zufuhr für jeden Wochentag und teilt das Ergebnis durch 7; das ergibt die durchschnittliche Zufuhr von Omega-6 und Omega-3-Fettsäuren pro Tag. Schon nach kurzer Zeit wird man nicht mehr rechnen müssen, da man sich die Werte der Lebensmittel gemerkt hat, die diese Fettsäuren enthalten.

Die essenziellen Omega-3- und Omega-6-Fettsäuren sollten grundsätzlich über Lebensmittel zugeführt werden; hier kommen sie im Verbund mit anderen Fettsäuren vor, welche diese hochungesättigten Fettsäuren stabilisieren. Beim Verzehr von natürlichen Lebensmitteln wird die Omega-3-Versorgung – zumindest für den Mischköstler – kein großes Problem darstellen. Beim Vegetarier oder Veganer wird es wohl ohne Supplements nicht einfach werden, ausreichend Omega-3-Fettsäuren zuzuführen. Die Vermeidung einer zu hohen Omega-6-Zufuhr erfordert ebenfalls viel Geschick. Ein Zuviel an Linolsäure muss aber unbedingt vermieden werden, es behindert die Umwandlung von Linolensäure in EPA und DHA.

Bei einer Unterversorgung von Omega-3-Fettsäuren über die Ernährung ist eine Nahrungsergänzung mit Linolensäure über Leinöl zu empfehlen (siehe dazu Exkurs 12).

Exk. 13 Omega-6- und Omega-3-Versorgung jeden Tag, Fortsetz.

Zufuhr minimal 0,5 % bis maximal 1 % der täglichen Kalorienmenge [**x**])

kcal. pro Tag	**1.000**	**1.500**	**2.000**	**2.500**	**3.000**	**3.500**	**4.000**	**4.500**	**5000**
n6 Linolsäure max.	10	15	20	25	30	35	40	45	50
n3 Linolensäure max.	10	15	20	25	30	35	40	45	50

Gramm (g) pro Tag									
n6 Linolsäure max.	1,1	1,7	2,2	2,8	3,3	3,9	4,4	5,0	5,6
n3 Linolensäure max.	1,1	1,7	2,2	2,8	3,3	3,9	4,4	5,0	5,6

x Lands B: A critique of paradoxes in current advice on dietary lipids (Review). Progress in Lipid Research (2008) 47, S. 77-106.

Interessanterweise kam es während dieser Studie bei einem Anteil von 5 % und 10 % dieser Fettsäuren an der täglichen Kalorienmenge zum Auftreten der gleichen Symptome, wie bei einem Mangel: Die Ratten entwickelten ernste Hautprobleme. Die Forscher schlossen daraus, dass „...die massive Zufuhr dieser hochungesättigten Fettsäuren die Kapazität der Antioxidanzien-Menge in der Ernährung überstieg und es zu einer verstärkten Oxidation der Fettsäuren kam, bevor sie vom Körper aufgenommen werden konnten ... ein Mangel an Vitamin E und die Auswirkungen der Oxidationsprodukte der Fettsäuren könnten für die Hautprobleme verantwortlich sein." [64] Die grundlegenden Probleme einer zu hohen Zufuhr von hochungesättigten Fettsäuren wurden also bereits 1963 erkannt!

Eine Untersuchung aus dem Jahre 1976 [65] legte den Bedarf von Kindern an Linolsäure auf weniger als 0,5 % der täglich zugeführten Kalorienmenge fest; eine Zufuhr von 0,6 % sollte „...eine ausreichende Sicherheitsmarge..."

Tab. 7 DHA und EPA im Blut von Mischköstlern und Veganern [y]

	in % der Gesamtfettsäuren in den roten Blutkörperchen			
	Linolsäure	**Arachidonsäure**	**EPA**	**DHA**
Mischköstler	9,8	13,8	0,55	3,90
Veganer	11,6	14,2	0,22	2,04

Bei ähnlichen Mengen von Omega-6 Fettsäuren (Linolsäure und Arachidonsäure) haben Veganer nur etwa die Hälfte der Omega-3-Fettsäuren EPA und DHA im Blut. Trotzdem kommt es bei ihnen offenbar nicht zu negativen Auswirkungen auf das Herz-Kreislaufsystem.

Wenn wir das Omega-6- zu Omega-3-Verhältnis (n6:n3) betrachten, schneiden die Liebhaber der pflanzlichen Kost allerdings deutlich schlechter ab. Bei den Mischköstlern ergibt sich im Blut ein n6:n3-Verhältnis von 5,3:1 (Linolsäure + Arachidonsäure = 23,6 /EPA + DHA = 4,45). Bei den Veganern ergibt sich ein n6:n3-Verhältnis von 11,4:1 (Linolsäure + Arachidonsäure = 25,8 / EPA + DHA = 2,26).

y Fokkema MR, Brouwer DA, Hasperhoven MB, et al: Polyunsaturated fatty acid status of Dutch vegans and omnivores. Prostaglandins Leukot Essent Fatty Acids 2000;63: S. 279-285.

garantieren. Die Forscher wiesen darauf hin, dass der damals empfohlene Anteil von 1,0 % Linolsäure an der täglichen Kalorienmenge zu hoch sei, da ein Mangel an Linolsäure ansonsten häufiger auftreten würde als tatsächlich bekannt.

Der US-Wissenschaftler Bill Lands kommt in seiner Übersichtsarbeit von 2008 [66] zu dem Schluss, dass eine tägliche Zufuhrmenge von 0,5 % Linolsäure (Omega-6) plus 0,5 % Linolensäure (Omega-3) vermutlich ausreichend ist, um einen Mangel beim Menschen zu verhindern und eine Zufuhr bis zur doppelten Menge (je 1,0 % von beiden Fettsäuren) noch gut vertragen wird und einen optimalen Stoffwechsel der hochungesättigten Fettsäuren im Körper sicherstellt.

Die Forscher de Lorgeril und Salen [67] haben sich dagegen im Jahre 2012 für eine Linolsäure-Aufnahme von 1-2 % der täglich verzehrten Kalorien ausgesprochen, um einen Mangel an dieser essenziellen Fettsäure zu verhindern. Organisationen wie die ISSFAL (International Society for the Study of Fatty Acids and Lipids) empfehlen z.T. noch höhere Zufuhrmengen und setzen keine Obergrenze für die Aufnahme von Linolsäure! [68]

Der Autor hält die Empfehlungen von Lands für schlüssig; im Idealfall wären also 1 % der täglichen Kalorienmenge in Form Linolsäure (Omega-6) und 1 % als Linolensäure (Omega-3) zuzuführen. Darin ist bereits eine großzügige „Sicherheitsmarge" gegen eine Unterversorgung mit diesen essenziellen Fettsäuren einkalkuliert (die Exkurse 12 und 13 auf den vorangegangenen Seiten zeigen, wie sich das in die tägliche Praxis umsetzen lässt).

Den Beweis dafür, dass diese geringen Mengen Linolensäure wirklich ausreichen, liefern Untersuchungen an Menschen, die auf pflanzliche Kost setzen: Trotz einer geringen Zufuhr von tierischen Produkten bei Vegetariern [69] – oder gar völligem Verzicht darauf bei Veganern – wurden keine Anzeichen für einen Mangel an Omega-3-Fettsäuren gefunden. Dabei weisen besonders die Veganer nur etwa die Hälfte des EPA- und DHA-Spiegels in ihren roten Blutkörperchen auf, wie Tabelle 7 zeigt. William Harris [69] kommt zu dem Schluss: „Vegetarische oder vegane Ernährungsformen werden mit einem verminderten Risiko für Herz-Kreislauferkrankungen in Verbindung gebracht und zur Zeit haben wir wenig Daten, die belegen, dass dieses Risiko durch marine Omega-3-Fettsäuren [d.h. DHA und EPA aus Fischölen oder Algen] weiter gesenkt werden könnte."

Darüber hinaus ist erwiesen, dass Vegetarier und Veganer – trotz eines bis zu 40 % niedrigeren DHA-Blutspiegels im Vergleich zu Mischköstlern – nicht häufiger an neurologischen Störungen leiden. [70] Und obwohl DHA im Gehirn des Menschen die am häufigsten vorkommende Omega-3-Fettsäure

Exk. 14 Wird aus Linolensäure zu wenig DHA gebildet?

Die Auffassung, dass aus Linolensäure nicht genug DHA entstehen kann, da weniger als 1 % der verzehrten Linolensäure im Körper in DHA umgewandelt wird, [z] scheint heute immer noch vorherrschend zu sein. Grund dafür sind wissenschaftliche Untersuchungen, [z.B. aa,ab] die bei Gabe von Linolensäure im Blutplasma nur einen Anstieg von EPA gefunden haben, aber keinen Anstieg von DHA. Doch dazu kommt es nur, wenn die Versorgung mit DHA (über den Vorläufer Linolensäure oder DHA aus tierischen Quellen) ausreichend hoch ausfällt. Bei einer geringen Versorgung mit DHA – wie sie z.B. bei Vegetariern und Veganern vorkommt – steigt die Menge von DHA im Blutplasma nach Verabreichung von Linolensäure nämlich an. [z]

Dieser Anstieg fällt noch höher aus, wenn die Gabe von Linolensäure (Omega-3) erhöht und gleichzeitig die Zufuhr von Linolsäure (Omega-6) verringert wird. [z] Das erklärt sich daraus, dass damit die hemmende Wirkung von Linolsäure auf die Delta-6-Desaturase vermindert wird; so kann die Synthese von Omega-3-Fettsäuren ungestört ablaufen.

Beim Verzehr von Linolensäure wird ein großer Teil davon im Fettgewebe eingelagert und zeigt sich nicht im Blutplasma. Im Fettgewebe von Kleinkindern befinden sich nach Schätzungen 1-4 g Linolensäure, beim Erwachsenen sogar 20-50 g. Bei einem DHA-Bedarf des Gehirns von nur 3,8 mg pro Tag ergäben sich daher im Fettgewebe DHA-Vorräte von 14 (Kleinkind) bis 36 Jahren (Erwachsener)! [z]

Dabei muss allerdings bedacht werden, dass DHA auch in anderen Geweben Verwendung findet und die im Fettgewebe eingelagerten Fettsäuren auch für ganz andere Zwecke (z.B. die Energiegewinnung) verbraucht werden. Überdies kann nicht sicher ausgeschlossen werden, dass beim Vorliegen von Erkrankungen, Genfehlern, Hirnverletzungen, fortgeschrittenem Alter bzw. bei Säuglingen, die nicht mit Muttermilch ernährt werden, der alleinige Aufbau von DHA aus Linolensäure ausreicht. In diesen Fällen müsste doch DHA aus anderen Quellen – über tierische Produkte oder Fischöl- bzw. Algensupplements – zugeführt werden. [z]

Doch zeigen diese Beispiele anschaulich, dass von den Omega-3-Fettsäuren längst nicht so viel zugeführt werden muss, wie häufig propagiert.

Exk. 14 Wird aus Linolensäure zu wenig DHA gebildet, Fortsetz.

z Domenichiello AF, Kitson AP, Bazinet RP: Is docosahexaenoic acid synthesis from a-linolenic acid sufficient to supply the adult brain? Prog Lipid Res. 2015 Jul;59: S. 54-66.

aa Burdge GC, Wootton SA: Conversion of alpha-linolenic acid to eicosapentaenoic, docosapentaenoic and docosahexaenoic acids in young women. Br J Nutr. 2002 Oct;88(4): S. 411-420.

ab Burdge GC, Jones AE, Wootton SA: Eicosapentaenoic and docosapentaenoic acids are the principal products of alpha-linolenic acid metabolism in young men. Br J Nutr. 2002 Oct;88(4): S. 355-363.

darstellt (mit etwa 10-15 % der gesamten Fettsäuren ist DHA 50-mal stärker vertreten als EPA und 200-mal stärker als Linolensäure), wird der tägliche Bedarf des Gehirns an DHA nur auf 2,4 bis 3,8 mg geschätzt! [70] (Siehe auch Exkurs 14 zur körpereigenen Produktion von DHA aus Linolensäure.)

In der wissenschaftlichen Literatur ist auch nur ein Fall bekannt, [71] wo es durch einen Mangel an DHA zu neurologischen Ausfällen kam: Taubheit (numbness) und prickelnde Gefühle in den Gliedmaßen (Parästhesie), Gehschwäche und Schmerzen in den Beinen sowie eine verschwommene Sicht. Bei dem Patienten, einem mit einer Magensonde ernährten Kind, wurde eine sehr niedrige Zufuhr an Linolensäure festgestellt (nur 0,12-0,21 % der Kalorienzufuhr). Nachdem die Menge an Linolensäure auf das Zehnfache gesteigert wurde, verschwanden die Nervenstörungen und die Beeinträchtigung der Augen. [70]

Der Stoffwechsel der Omega-3-Fettsäuren im Körper ist ohnehin sehr flexibel: Bei einem Mangel an Linolensäure wird in der Leber die Aktivität der Desaturase- und Elongase-Enzyme hochgeregelt und mehr DHA und EPA aus Linolensäure gebildet. Bei einem Überschuss an Omega-3-Fettsäuren in der Ernährung wird die Rate der Herstellung von EPA und DHA in der Leber dagegen heruntergefahren. [70]

Exk. 15 Mit Omega-3-Fettsäuren angereicherte tierische Erzeugnisse

Das ungünstige Verhältnis von Omega-6- zu Omega-3-Fettsäuren im Fleisch hat zu Versuchen geführt, dieses durch die Fütterung zu verbessern. Allerdings hat man nicht auf die Zufuhr von Kraftfutter verzichtet, sondern das Futter mit Leinöl oder Leinsamen angereichert. So erhalten die Tiere mehr Linolensäure (Omega-3), was das Omega-6- zu Omega-3-Verhältnis (n6: n3) tatsächlich verschiebt: Bei Schweinen wurde durch eine Zugabe von 6 % geschreddertem Leinsamen im Muskelfleisch ein n6:n3-Verhältnis von 3,9:1 erzielt; ohne Leinsamen war es 7,6:1. [ac] Bei Wiederkäuern (Rindern und Schafen) lässt sich das nicht so einfach steuern; doch auch hier ergeben sich Verbesserungen im n6:n3-Verhältnis, z.T. über einen höheren Gehalt an EPA. [ac] Bei Schweinen ebenso wie bei Wiederkäuern wird aber der Gehalt an Linolsäure (Omega-6) wegen des immer noch eingesetzten Kraftfutters nicht gesenkt, sondern allein die Menge der Omega-3-Fettsäuren wird erhöht. [ac]

Daher führt der insgesamt höhere Gehalt an mehrfach ungesättigten Fettsäuren auch zu einer gesteigerten Oxidation: Vor allem, wenn statt Leinöl sogar Fischöl in der Fütterung von Rindern eingesetzt wird, kommt es schon nach kurzer Fleischlagerung zu Malonaldehyd-Werten (ein giftiges Produkt der Fettsäurenoxidation) von mehr als 2 mg pro Kilogramm Fleisch – das Fett wird ranzig. Hackfleisch war (durch die größere Oberfläche, welche dem Luftsauerstoff mehr Angriffsfläche bietet) stärker davon betroffen als Steaks.

Grundsätzlich ist der Versuch zu begrüßen, die Fettsäurenqualität des Fleisches von Nutztieren zu verbessern. Doch solange weiterhin Kraftfutter eingesetzt wird, profitiert der Verbraucher nicht davon. Selbst wenn solches Fleisch ganz frisch verzehrt wird – die erhöhte Oxidation der hochungesättigten Fettsäuren wird sich dann in seinem Körper abspielen.

Es bleibt eine Tatsache, dass Fleisch aus Weidehaltung hinsichtlich einer optimalen Versorgung mit Omega-3- und Omega-6-Fettsäuren nicht zu schlagen ist: Hier kommt es zu einem ausgewogenem Verhältnis beider Fettsäureklassen auf niedrigem Niveau und damit auch zu einer viel geringeren Oxidation – so wie es die Natur für uns vorgesehen hat.

ac Wood JD, Richardson RI, Nute GR, et al: Effects of fatty acids on meat quality: a review. Meat Science (2003) 66, S. 21–32.

Darüber hinaus wurden Anzeichen gefunden, dass es im Körper noch weitere Stoffwechselwege gibt, mit denen DHA und EPA aus Linolensäure hergestellt wird. Dabei sind andere Verlängerungsschritte (über Elongasen) und Desaturase-Enzyme (z.B. Delta-8-Desaturase) beteiligt. Das lässt den Schluss zu, dass die Aktivität der Delta-6-Desaturase nicht den „Flaschenhals" bildet, der die Menge des DHA-Aufbaus im Körper bestimmt. [72]

Offensichtlich reichen beim gesunden Menschen die – bei einer Zufuhr von 1 % der Gesamtkalorien pro Tag – aus der pflanzlichen Omega-3-Fettsäure Linolensäure im Körper hergestellten Mengen an EPA und DHA aus, um einen gesunden Spiegel in allen Geweben herzustellen.

Doch wieviel von den wichtigen Omega-3-Fettsäuren EPA und DHA muss der Mensch täglich zuführen? Nun, über die Nahrung oder Supplements eigentlich gar nichts! Was der Körper braucht, stellt er problemlos aus der pflanzlichen Linolensäure (Omega-3) her; dafür genügen bereits so kleine Mengen wie 1 % der täglichen Kalorienmenge.

Unser Körper geht selbst mit dieser kleinen Menge an Linolensäure sehr verschwenderisch um, denn ein Großteil der aufgenommen Linolensäure wird gleich zur Energiegewinnung verbrannt. Die Reste und Metaboliten aus diesem Prozess dienen dann zum Aufbau von Cholesterin und anderen Fettsäuren. [73]

Die „guten" Fischöle werden immer wieder als gesundheitsförderlich bezeichnet. Das ist auch nicht falsch, doch die Empfehlungen, auf eine regelmäßige Zufuhr von EPA und DHA zu achten, haben einen anderen Ursprung. Durch die Aufnahme von Fischölen – über einen gesteigerten Fischverzehr oder Nahrungsergänzungen – soll nämlich den entzündungsfördernden Wirkungen einer zu hohen Linolsäureaufnahme begegnet werden. Das funktioniert bis zu einem gewissen Punkt tatsächlich: Die verzehrten Mengen von Omega-6 und Omega-3-Fettsäuren finden sich – in kleineren Anteilen – proportional im Fettgewebe des Menschen wieder. [74] So werden mit steigenden Spiegeln an EPA und DHA auch die negativen Wirkungen der Linolsäure verringert.

Exk. 16 Mehrfach ungesättigte Fettsäuren und ihr Schadpotential

Die mehrfach ungesättigten Fettsäuren lassen sich in zwei Gruppen einteilen: Omega-6- und Omega-3-Fettsäuren. Beide Fettsäureklassen sind in kleinen Mengen lebenswichtig und müssen mit der Ernährung regelmäßig zugeführt werden. Die Omega-6-Fettsäuren wirken im Körper vorwiegend dadurch, dass sie entzündliche Vorgänge auslösen, während die Omega-3-Fettsäuren diesen Entzündungen entgegenwirken.

Fettsäurenklasse		Fettsäure	Anzahl Doppelbindungen
Omega-6:	C18:2n6	Linolsäure	2
	C20:4n6	Arachidonsäure	4
Omega-3:	C18:3	Linolensäure	3
	C20:5n3	Eicosapentaensäure (EPA)	5
	C22:5n3	Docosapentaensäure (DPA) *	5
	C22:6n3	Docosahexaensäure (DHA)	6

Beide Fettsäureklassen zeichnen sich aber dadurch aus, dass sie mehrere Doppelbindungen aufweisen und daher durch Oxidation stark gefährdet sind. Während die häufig vorkommende Linolsäure zwei Doppelbindungen aufweist, sind es bei den Fischölen sogar fünf (EPA) und sechs (DHA) Doppelbindungen! Die Fischöle sind damit sehr unstabil und hochgradig oxidationsgefährdet. Deshalb sollte eine Zufuhr über das notwendige Maß hinaus vermieden werden. Das Problem der Schädigung des Körpers durch zuviele mehrfach ungesättigte Fettsäuren in der Ernährung ist gerade bei der Western Diet gravierend. Daher ist bei den folgenden Tabellen mit dem Fettsäurengehalt in tierischen und pflanzlichen Lebensmitteln bzw. Fetten der Gehalt an mehrfach ungesättigten Fettsäuren ein wichtiger Marker für die Schädlichkeit dieser Produkte.

* Bei der Docosapentaensäure (DPA) handelt es sich um eine Vorstufe zur Herstellung von EPA und DHA im Körper von Tieren und Menschen. Sie ist aber nur sehr selten in Fleisch und tierischen Fetten enthalten und deshalb in den folgenden Tabellen nicht aufgeführt.

Allerdings kommt es durch den insgesamt noch höheren Anteil an hochungesättigten Fettsäuren (Omega-6- plus Omega-3) in der Ernährung zu verstärkten Oxidationsvorgängen im Körper (siehe dazu Exkurs 16) und zu gesundheitlichen Schäden.

4.4.3 Linolsäure in unserer Ernährung

Linolsäure ist in kleinen Mengen in fast allen Lebensmitteln enthalten, in pflanzlichen ebenso wie im Fleisch der Tiere, die sich von Grünfutter ernähren. An geringe Zufuhren durch den Verzehr dieser natürlichen Lebensmittel ist der Mensch offensichtlich gewöhnt; bei traditionell lebenden Völkern sind keine negativen Auswirkungen bekannt geworden.

Heute dagegen ist die Linolsäure-Aufnahme über den Verzehr von Pflanzenölen wie Distel-, Sonnenblumen-, Maiskeim-, Argan-, Soja-, Rapsöl sowie, in kleineren Mengen, durch Nuss- und Kernöle stark angestiegen. Margarine, Back- und Frittierfette werden überwiegend aus den günstigen Pflanzenölen hergestellt und tragen zu einer hohen Linolsäure-Aufnahme ebenso bei, wie der Einsatz dieser Öle in industriell hergestellten Lebensmitteln. Sie finden sich in Mayonnaise, Pesto, Fertigsoßen, sog. veganem Käse sowie im Fettanteil weiterer Produkte; selbst Wurstwaren sind heute z.T. Pflanzenöle zugesetzt. Eine weitere Quelle ist das Fleisch von Nutztieren (Rinder, Schweine und Geflügel), die mit sog. Kraftfutter gemästet werden. Dieses artfremde Futter mit Mais und Soja führt ebenfalls dazu, dass die Tiere mehr Linolsäure in ihrem Körperfett einlagern.

Frühere Schätzungen, nach denen die Linolsäure-Aufnahme in den westlichen Industrieländern in den letzten 100 Jahren stark angestiegen ist, lassen sich mittlerweile wissenschaftlich belegen.

Nach Untersuchungen aus den USA ist seit dem Jahr 1900 die Zufuhr der zweifach ungesättigten Arachidonsäure (Omega-6) aus tierischem Fett relativ konstant geblieben, ebenso wie die Zufuhr der pflanzlichen Linolensäure (Omega-3) und deren tierischen Varianten (DHA und EPA, ebenfalls

Omega-3). Die Aufnahme dieser Fettsäuren liegt heute immer noch bei weniger als 1 % der täglichen Kalorien. [75] Doch der stark gestiegene Verzehr von Linolsäure hat das Verhältnis von Omega-6- zu Omega-3-Fettsäuren von 4:1 auf 20:1 ansteigen lassen. [76]

Das Übermaß an Linolsäure wird überwiegend durch nur wenige Pflanzenöle aufgenommen: Der Jahresverzehr von Sojaöl in den USA stieg von 9 Gramm im Jahre 1909 auf 11,64 Kilogramm im Jahre 1999, während seit der Einführung von Rapsöl in den USA der Jahresverzehr von 10 Gramm im Jahre 1986 auf 800 Gramm im Jahre 1999 anstieg. [76] Auch andere linolsäurehaltige Pflanzenöle wie Maiskeim-, Sonnenblumen-, Baumwollsamen-, Sesam- und Erdnussöl werden in den USA heute mehr verzehrt als früher, doch ihr Beitrag zur Linolsäuremenge in der Ernährung fällt vergleichsweise klein aus. [76]

In Deutschland ist Sojaöl in vielen verarbeiteten Produkten enthalten, doch wird es hierzulande nicht so häufig verzehrt wie im Hauptanbaugebiet, den USA. Allerdings dürfte bei uns der Gebrauch von Sonnenblumen-, Distel-, Raps- und Maiskeimöl zum Kochen und Braten höher liegen als in den USA, sodass letztlich die Zufuhr von Linolsäure ähnlich ausfällt.

Die hohe Linolsäurezufuhr wirkt sich unter anderem so aus, dass diese Fettsäure vermehrt in das Fettgewebe des Menschen eingelagert wird. Bei Bedarf, z.B. bei einem niedrigen Blutzuckerspiegel, wird die Linolsäure aus dem Fettgewebe wieder freigesetzt und in das Blut abgegeben. Für die USA wurden im Fettgewebe des Menschen (entnommen am Gesäß) eine Zunahme der Linolsäure von 9,1 % im Jahr 1959 auf 21,5 % im Jahr 2008 ermittelt; ein Anstieg um 136 %. [77] Die Forscher stellten fest, dass mit jedem zusätzlichen Kilogramm verzehrter Linolsäure der Gehalt dieser Fettsäure im Fettgewebe des Menschen um 2 % ansteigt [77] (siehe dazu Abbildung 4).

Eine Studie der Universität Leipzig von 2013 ermittelte für Deutschland ebenfalls hohe Werte. Bei Frauen (im Mittel 55 Jahre alt) ergaben sich durchschnittlich Werte von 10,6 % Linolsäure im Fettgewebe der Unterhaut und 10,4 % im Bauchfett. [78] Das liegt zwar deutlich unter den amerikanischen

Abb. 4 Zunahme von Linolsäure im Fettgewebe von US-Bürgern [ad]

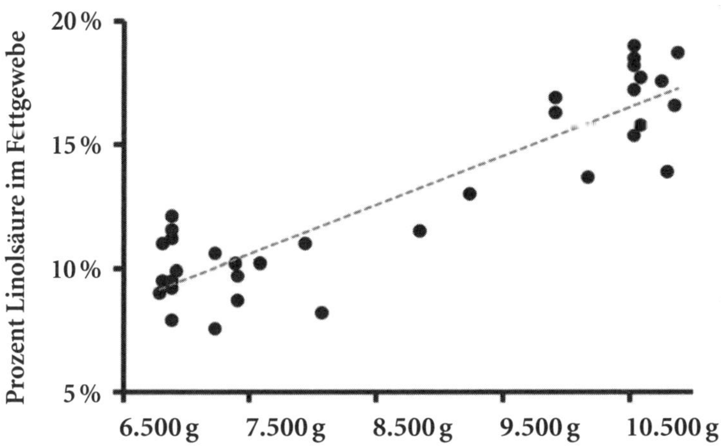

Linolsäure-Verzehr in Gramm pro Person und Jahr, nach Daten aus den Jahren 1959-1999.

ad Grafik entnommen: Guyenet SJ, Carlson SE: Increase in adipose tissue linoleic acid of US adults in the last half century. Adv Nutr. 2015, Nov. 13;6(6): S. 660-664.

Werten, doch die ebenfalls gemessenen Anteile der sog. Fischöle lagen nur bei 0,18 % EPA und 0,39 % DHA im Unterhautfett sowie 0,13 % EPA und 0,32 % DHA im Bauchfett. [78] Das ergibt ein Verhältnis von Linolsäure (Omega-6) zu Fischölen (Omega-3) von 21:1!

In Folge kommt es im Körper zu chronischen Entzündungen in allen Geweben. Die Zunahme von Entzündungsprozessen durch das Übergewicht von Linolsäure in der Ernährung fällt umso stärker aus, je mehr sich das Omega-6- zu Omega-3 Verhältnis verschiebt: Werte zwischen 15-20:1 zeigen an, dass der Stoffwechsel völlig aus dem Gleichgewicht geraten ist. Die gravierenden Folgen einer zu hohen Linolsäureaufnahme werden im folgenden Kapitel im Einzelnen aufgeführt.

*

KAPITEL 5

GESUNDHEITSSCHÄDEN DURCH LINOLSÄURE

5.1 Die Widerlegung der Lipid-Hypothese

Bereits zur Zeit der Veröffentlichung der „7-Länder-Studie“ waren berechtigte Zweifel an ihren Ergebnissen angemeldet worden. Doch erst Jahrzehnte später wurde die Lipid-Hypothese eindeutig widerlegt, indem auf breiter Datenbasis festgestellt wurde, dass gesättigte Fette nicht die Verursacher von Herz- und Gefäßkrankheiten sind.

Eine Meta-Analyse (die Auswertung vieler Einzelstudien) aus dem Jahr 2010, welche die Daten von insgesamt 347.747 Personen auswertete, ergab insgesamt 11.006 Fälle einer koronaren Herzerkrankung bzw. Schlaganfall. Doch ein Zusammenhang zwischen dem Verzehr gesättigter Fettsäuren und diesen Erkrankungen wurde nicht gefunden. [79]

Auch die angeblich vor Herz-Kreislauferkrankungen schützende Rolle der mehrfach ungesättigten Linolsäure (Omega-6) erwies sich als falsch: Bei einer Meta-Analyse zeigte sich kein Nutzen hinsichtlich der Verhinderung dieser Erkrankungen, im Gegenteil: Es ergaben sich sogar “...ziemlich konstante Hinweise auf Schäden bei zunehmenden Mengen von Linolsäure.“ [80]

Tatsächlich liegen die wahren Ursachen für das vermehrte Auftreten von Herz-Kreislauferkrankungen bei einer westlichen Ernährung in den hohen Mengen von Linolsäure sowie den großen Kohlenhydratmengen. Dieser Zusammenhang ist heute klar erwiesen.

Eine Studie im Iran beobachtete 2.284 Teilnehmer, die zu Beginn keine Herz-Kreislauferkrankungen aufwiesen, über durchschnittlich 4,7 Jahre. Je höher der Anteil an „westlichen" Lebensmitteln in der Ernährung, desto mehr dieser Erkrankungen traten auf. Die Forscher bemerkten, dass eine traditionelle iranische Ernährung keine Herz-Kreislauferkrankungen auslöste. [81] Eine weitere Meta-Analyse mit 22 untersuchten Studien zum Einfluss der Western Diet auf die Entstehung von Herz-Kreislauferkrankungen bestätigte, dass die industrielle Ernährung zu mehr Erkrankungen führt. [82]

Die neuen Nahrungsmittel mit ihren hohen Mengen an Kohlenhydraten und Linolsäure, welche die Western Diet ausmachen, haben das Problem offensichtlich nicht gebessert. Doch war gleichzeitig ja versucht worden, die hohen Cholesterinspiegel, die mit Herz-Kreislauferkrankungen einhergehen, zu senken. Wie erfolgreich war dieser Ansatz? Das soll im folgenden Abschnitt untersucht werden.

5.2 Umstrittenes Cholesterin

Cholesterin kommt in allen Zellen vor, wo es nicht nur Bestandteil der die Zelle umgebenden Membran ist; es ist auch am Nährstofftransport in die Zelle beteiligt. Cholesterin dient darüber hinaus zur Produktion von Gallensäure für die Fettverdauung sowie zur Bildung von Hormonen (z.B. Testosteron und Cortisol) und einigen Vitaminen (z.B. Vitamin D).

Wie keine andere Substanz ist das Cholesterin durch die Lipid-Hypothese in Verruf gebracht worden. Jahrzehntelang galt es als schädlich für das Herz und die Blutgefäße und große Anstrengungen wurden unternommen, um den Cholesterinspiegel bei betroffenen Patienten zu senken. Doch war das wirklich nötig? Die Beantwortung dieser Frage bringt überraschende Erkenntnisse.

Cholesterin erfüllt im Körper von Tieren und Menschen vielfältige Aufgaben. Es ist ein lebenswichtiger Stoff, der zu 90 % im Körper selbst hergestellt wird; aus der Nahrung können nur kleinere Mengen verwertet werden.

Exk. 17 Blutfette und Kohlenhydrate

Der Cholesterinspiegel im Blut lässt sich durch Kohlenhydratverzicht bzw. Intervallfasten ebenso gut senken, wie mit den üblicherweise dafür eingesetzten Medikamenten.

Darüber hinaus wird auch die Höhe des Triglyzeridspiegels im Blut durch die Menge der täglich verzehrten Kohlenhydrate und daraus folgend, durch den Insulinspiegel bestimmt. (Triglyzeride sind die Speicherform der Fette im Körper; ein Triglyzerid enthält drei Fettsäuremoleküle.) Alle Zellen des Körpers können neben Glucose auch Fettsäuren zur Energiegewinnung einsetzen. Dazu werden im Blut zirkulierende Triglyzeride durch Enzyme auf der Zellmembran aufgespalten. Die freigewordenen Fettsäuren werden dann durch das Transportmolekül Carnitin zu den Mitochondrien im Innern der Zellen transportiert. Dort werden sie zur Energiegewinnung „verbraucht".

Doch Insulin hemmt das Carnitin-Transportsystem. So werden aus Fettsäuren wieder Triglyzeride gebildet, die ins Blut entlassen und den Fettzellen zur Speicherung zugeführt werden. Eine kohlenhydratarme Ernährung oder Intervallfasten – beides senkt den Insulinspiegel im Tagesverlauf – vermag deshalb auch die Triglyzeridspiegel deutlich zu senken – ohne Medikamente.

Die auf Grundlage der Lipid-Hypothese jahrzehntelang empfohlene fettarme Ernährung, die zwangsläufig zu höherem Kohlenhydratverzehr führt (irgendwoher müssen die Kalorien ja kommen, um satt zu werden), hat also das Problem der erhöhten Blutfette verschärft, statt es zu lindern.

Die über Jahrzehnte geltende Empfehlung, bei Herz-Kreislauferkrankungen auf Innereien, Eier und weitere cholesterinreiche Lebensmittel zu verzichten, kann daher keine großen Auswirkungen auf die Senkung des Cholesterinspiegels haben.

Die körpereigene Cholesterinproduktion wird auch nicht durch eine fettreiche Ernährung, sondern durch einen hohen Insulinspiegel veranlasst. Ein hoher Insulinausstoß ist aber immer die Reaktion des Körpers auf den Verzehr von Kohlenhydraten! Das Insulin im Blut sorgt für die Produktion eines Enzyms mit Namen HMG-CoA-Reduktase, das im Körper die Herstellung von Cholesterin anstößt.

Der beste Weg, die körpereigene Cholesterinproduktion zu drosseln, ist also, auf Kohlenhydrate weitgehend zu verzichten oder mit Intervallfasten zu beginnen; beides führt im Tagesverlauf zu niedrigeren Insulinspiegeln und damit zu einer verringerten Cholesterinproduktion. Am besten wirken beide Maßnahmen zusammen: Kohlenhydratverzicht und Intervallfasten. Auch die Triglyzeride im Blut können dadurch deutlich gesenkt werden; siehe dazu Exkurs 17 auf der vorangegangenen Seite.

Interessanterweise wirkt die bei hohen Cholesterinspiegeln häufig verordnete Medikamentengruppe der Statine ebenfalls, indem sie die HMG-CoA-Reduktase hemmt. [83] Da stellt sich die Frage, warum man jahrelang nebenwirkungsträchtige Medikamente einnehmen sollte, wenn sich die gleiche Wirkung durch eine simple Ernährungsumstellung erzielen lässt?

5.2.1 HDL-/LDL-Cholesterin und Oxidation

Im Blut muss das Cholesterin an Transportmoleküle gebunden werden: So entstehen High Density Lipoprotein (HDL; ein Fett-Protein-Molekül mit hoher Dichte) und Low-Density Lipoprotein (LDL; dasselbe mit niedriger Dichte), sowie ihre Unterformen (VLDL, IDL). In Form von diesen Lipoproteinen gelangt Cholesterin durch das Blut zu allen Geweben des Körpers.

Die Fettsäuren, die wir mit der Nahrung aufnehmen, werden unter anderem auch in die Transportmoleküle des Cholesterins eingebaut. Handelt es sich dabei um gesättigte oder einfach ungesättigte Fettsäuren, so sind diese Transportmoleküle gegen Oxidation gut geschützt. Wird jedoch die mehrfach ungesättigte Linolsäure dazu eingesetzt, ist das Lipoprotein sehr anfällig für Oxidation. [84]

Einmal oxidiertes Lipoprotein ist aber funktionsunfähig: Es kann von den Zellen nicht mehr aufgenommen werden; so sammelt es sich im Blut an. Bei der „Verkalkung“ der Blutgefäße (Atherosklerose) bilden sich Ablagerungen von oxidiertem LDL-Cholesterin an den Gefäßwänden, die dadurch ihre Elastizität verlieren und im Innendurchmesser verengt werden. Das behindert nicht nur den Blutfluss, sondern das Gefäß kann auch leichter durch einen Pfropfen im Blutstrom vollständig verschlossen werden; so kommt es zum Infarkt.

Auslöser für die Oxidation des LDL Cholesterins ist hauptsächlich die Linolsäure in unserer Ernährung, wie heute eindeutig feststeht: Es wurde nachgewiesen, dass der Austausch von Linolsäure durch die einfach ungesättigte Ölsäure die LDL-Oxidation deutlich vermindert. [85]

Das Ausmaß der Schädigung des LDL-Cholesterins durch oxidierte Linolsäure ist enorm hoch: Bei Versuchspersonen in mittleren Jahren mit Atherosklerose wurden 20-mal höhere Werte oxidierten Cholesterins ermittelt als in der gesunden Vergleichsgruppe; im Alter stieg dieser Wert auf das 30- bis 100-fache. [86] Mit einer erhöhten Aufnahme von Linolsäure durch die Nahrung kommt es darüber hinaus auch zur vermehrten Oxidation von anderen Cholesterin-Transportkomplexen wie VLDL und HDL, was das Risiko für Herz-Kreislauferkrankungen weiter erhöht. [87]

5.2.2 Senkt Linolsäure nicht den Cholesterinspiegel?

Das vielleicht wichtigste Verkaufsargument für Pflanzenöle mit hohem Linolsäureanteil war die Senkung des Cholesterinspiegels beim Menschen. Ein erhöhter Verzehr von mehrfach ungesättigten Fettsäuren, wie z.B. der Linolsäure, vermag das Gesamtcholesterin tatsächlich leicht zu senken. Doch das ist nicht die ganze Wahrheit.

Eine Übersichts-Studie von 1992 [88] wertete 27 Untersuchungen aus, welche den Einfluss von Fettsäuren in der Ernährung auf das Blutcholesterin untersucht hatten: Wenn 10 % der Nahrungsenergie, die durch gesättigte Fette bestritten wurde, durch einfach ungesättigte Fette in Form von Olivenöl ersetzt wurde, so fiel das LDL-Cholesterin um 15 Milligramm pro Deziliter

Blut (mg/dl) und das HDL um 1,2 mg/dl. Wurde statt des überwiegend einfach ungesättigten Olivenöls die zweifach ungesättigte Linolsäure eingesetzt, so fiel das LDL-Cholesterin noch einmal um 3 mg/dl und das HDL um 1 mg/dl. [88] Diese Studie beweist, dass die Senkung des Cholesterinspiegels durch mehrfach ungesättigte Fettsäuren nur minimal besser ausfällt, als die Cholesterinsenkung durch einfach ungesättigte Fettsäuren.

Ein gesteigerter Linolsäureverzehr bringt aber gravierende Nachteile mit sich: Mehrfach ungesättigte Fettsäuren führen zu einer starken Oxidation des LDL-Cholesterins sowie der anderen Lipoproteine und dadurch zur Entstehung von Herz-Kreislauferkrankungen, während die einfach ungesättigte Ölsäure recht stabil ist, nur einer sehr geringen Oxidation unterliegt und daher keine Schäden am Herz-Kreislaufsystem verursacht.

Damit dürfte deutlich geworden sein, dass die Empfehlung, mehrfach ungesättigte Fettsäuren zum Schutz des Herz-Kreislaufsystems verzehren, ausgesprochen fragwürdig ist: Der Schaden ist weitaus größer als der Nutzen!

Die einfach ungesättigte Ölsäure kommt neben den sehr stabilen gesättigten Fettsäuren in hohen Anteilen im tierischen Fett vor; der Verzehr beider Arten von Fettsäuren mit tierischen Nahrungsmitteln ist daher die beste Versicherung gegen Herz-Kreislauferkrankungen. Die jahrzehntelang geltende Empfehlung, auf rotes Fleisch zu verzichten, um das Herz-Kreislaufsystem zu schützen, ist also ebenfalls mehr als fragwürdig. Richtig ist daran, auf Fleisch aus Mastbetrieben zu verzichten (dieses weist einen hohen Linolsäureanteil auf), nicht aber auf das Fleisch von artgerecht aufgewachsenen Tieren (das deutlich weniger Linolsäure enthält).

Olivenöl besteht zu etwa 70 % aus Ölsäure und enthält nur etwa 8 % Linolsäure; damit ist es eines der wenigen Pflanzenöle, die zu empfehlen sind. Allerdings sollte der Anteil von Olivenöl in der Ernährung nicht zu hoch ausfallen, da der Linolsäureanteil – verglichen mit vielen anderen traditionellen Lebensmitteln – immer noch beachtlich ist.

Die mehrfach ungesättigten Fettsäuren in Form von Speiseölen und verarbeiteten Lebensmitteln sollten dagegen strikt gemieden werden – auch wenn ihr Verzehr immer noch von manchen Ärzten und Ernährungsberatern empfohlen wird. Es gibt weitere gute Gründe dafür, wie an einem anderen Beispiel deutlich wird.

Als größter Versuch mit einer linolsäurereichen Ernährung zur Cholesterinsenkung wurde in den USA von 1968-1973 das „Minnesota Coronary Experiment“ [89] mit 9.423 Versuchspersonen – Frauen und Männer im Alter von 20-97 Jahren – unternommen: „Die eine Gruppe erhielt eine Diät, in der gesättigte Fettsäuren durch mehrfach ungesättigte ersetzt wurden; erreicht wurde dies vor allem durch den Zusatz von Linolsäure in Form von Maiskeimöl oder speziellen Margarinen ... Die Kontrollgruppe erhielt eine Krankenhauskost reich an gesättigten Fettsäuren.“ [90]

Durch die linolsäurereiche Ernährung fiel der Cholesterinspiegel in der Versuchsgruppe von 207 mg/dl auf 175 mg/dl (ein Abfall von knapp 14 %), während in der Kontrollgruppe nur ein leichter Abfall auf 203 mg/dl zu verzeichnen war. [90] Dieses Ergebnis war zu erwarten und es bestätigte die damals geltende Lipid-Hypothese.

Trotzdem wurde die Auswertung dieser Studie erst eineinhalb Dekaden später, im Jahr 1989, veröffentlicht. Die Forscher stellten damals “...keine Unterschiede zwischen Versuchs- und Kontrollgruppe hinsichtlich kardiovaskulärer Vorkommnisse bzw. Todesfällen und der allgemeinen Mortalität fest.“ [89] Das hätte man jetzt nicht erwartet. Sollte sich – trotz der vielen Versuchspersonen und der langen Dauer der Studie – die Cholesterinsenkung so wenig ausgewirkt haben?

Als sich vor einigen Jahren eine Forschungsgruppe [91] die Daten des „Minnesota Coronary Experiments“ noch einmal vornahm, kam die unangenehme Wahrheit ans Licht: „ Paradoxerweise gingen die niedrigeren Cholesterinspiegel sogar eher mit einem Mortalitätsanstieg einher, gerade bei den über 65-Jährigen. So errechnete die Forschergruppe um Ramsden ein um 22 % höheres Sterberisiko für jede 30 mg/dl Reduktion an Serumcholesterin.“ [90] Und obwohl die Forscher 1989 „keine Unterschiede“ zwischen den Versuchsgruppen des „Minnesota Coronary Experiments“ meldeten, so hatten doch 41 % der Teilnehmer aus der Linolsäure-Gruppe einen Herzinfarkt erlitten, aber nur 22 % der Teilnehmer aus der Kontrollgruppe. [89]

Die linolsäurereiche Diät, welche Herzkrankheiten verhindern sollte, verdoppelte also die Anzahl der Herzinfarkte und führte zu einer deutlich höheren Sterblichkeit! Der eigentliche Skandal ist aber, dass dies nicht sofort – noch in den frühen 1970er Jahren – veröffentlicht wurde. Es hätte die Lipid-Hypothese und die neuen Ernährungsempfehlungen vermutlich beerdigt, bevor sie so großen Schaden hätten anrichten können.

5.2.3 Herz-Kreislauferkrankungen richtig vorbeugen

Wer Herz-Kreislauferkrankungen vorbeugen oder ihre Behandlung unterstützen möchte, sollte also keinesfalls eine fettreduzierte und linolsäurereiche Ernährung wählen. Im Gegenteil, es ist anzuraten, auf linolsäurereiche pflanzliche Fette und Öle so weit wie möglich zu verzichten und die Ernährung auf gesättigte und einfach ungesättigte Fette umzustellen. Damit wird die Oxidation von LDL, HDL und anderen Cholesterin-Trägern weitgehend verhindert, die Atherosklerose am besten unterbunden und Herzinfarkten effektiv vorgebeugt.

Die eingangs geschilderten primitiven Völker verwenden keine Pflanzenöle und erfreuen sich bester Gesundheit bis ins hohe Alter. Es sind die irreführenden Ernährungsempfehlungen, welche die Menschen dazu bringen, die mehrfach ungesättigten Pflanzenöle aufgrund ihrer cholesterinsenkenden Eigenschaften als „gesund“ zu betrachten. Doch ist es überhaupt sinnvoll, einen „erhöhten“ Cholesterinspiegel zu senken? Die erneute Untersuchung des „Minnesota Coronary Experiments“ hat ja schon darauf hingedeutet, das auch dies ein Irrtum sein könnte. Und tatsächlich findet man auch hier gute Argumente dagegen.

5.2.4 Die verschwiegenen Vorteile eines erhöhten Cholesterinspiegels

Wenn das Cholesterin eine so wichtige Substanz im Körper ist, warum sollte man seinen Spiegel überhaupt senken? Die Frage stellt sich in der Tat, wenn man weitere Funktionen des Cholesterins im Körper betrachtet. Wie etliche Untersuchungen ergeben haben, führt ein niedriger Cholesterinspiegel sogar zu einer größeren Sterblichkeit, ein moderat „erhöhter" dagegen verlängert das Leben

Der Zusammenhang zwischen dem Cholesterinspiegel und dem Auftreten von Infektionskrankheiten wurde 1998 in einer großen Studie mit mehr als 120.000 Patienten untersucht. Über einen Zeitraum von 15 Jahren ergaben sich weniger Infektionen des Harntrakts, sowie weniger Fälle von Blutvergiftung und anderen bakteriellen Infektionen bei den Patienten mit einem höheren Cholesterinspiegel. Umgekehrt fand man heraus, dass die Anzahl dieser Infektionen anstieg, je niedriger der Cholesterinspiegel ausfiel. [92]

Heute steht fest: Ein niedriger Cholesterinspiegel erhöht die Sterblichkeit auch bei Krebs, Verletzungen und Infektionen. Denn Cholesterin ist ein wichtiger Bestandteil des Immunsystems; seine bedeutende Rolle bei Infektionen ist bekannt [93] und seine Schutzwirkung fällt z.T. sehr stark aus: So kann intaktes, nicht oxidiertes LDL-Cholesterin bis zu 90 % des gefährlichen Staphylococcus aureus Toxins inaktivieren und sogar einen noch größeren Teil des giftigen Lipopolysaccharids (LPS), welches ebenfalls von Bakterien gebildet wird. [94,95] Staphylococcus aureus ist für die meisten schweren sog. Krankenhausinfektionen verantwortlich, der Keim ist „multiresistent" gegen herkömmliche Antibiotika.

Darüber hinaus ist bekannt, dass ein niedriger Cholesterinspiegel häufig bei Atemwegs- und Magen-/Darmerkrankungen gefunden wird; diese sind fast immer auf eine Infektion zurückzuführen. [93] Ein niedriger Cholesterinspiegel erhöht auch die Sterblichkeit an Infektionen nach einer Operation und bei einer Sepsis (Blutvergiftung). [96]

Zusammenfassend lässt sich feststellen: Die halbe Wahrheit der „gesundheitsförderlichen" Cholesterinsenkung durch mehrfach ungesättigte Fettsäuren ist eine ganze Lüge. Nicht nur senkt die in vielen traditionellen Lebensmitteln vorkommende Ölsäure das Cholesterin beinahe ebenso gut – ohne es zu oxidieren. Die Nachteile eines abgesenkten Cholesterinspiegels – eine deutliche Schwächung des Immunsystems – wurden der Öffentlichkeit jahrzehntelang verschwiegen.

5.2.5 Gibt es einen optimalen Wert für das Gesamtcholesterin?

Wenn das Cholesterin im Körper derart nützliche Funktionen hat, wie hoch sollte der Spiegel des Gesamtcholesterins liegen? Dazu sind einige Untersuchungen durchgeführt worden, welche eine Antwort geben können. Exkurs 18 geht auf die offiziellen Empfehlungen zu den Cholesterinwerten ein.

Bereits 1989 wurde (an einer kleinen Gruppe von 92 Teilnehmern) festgestellt, dass bei Frauen ab einem Alter von 60 Jahren ein Cholesterinspiegel von 270 mg/dl am günstigsten für ein langes Leben ist. Ein sehr niedriger Cholesterinspiegel von 155 mg/dl führte verglichen damit zu einer 5-fach höheren Sterblichkeit, während ein recht hoher von 340 mg/dl zu einer 1,8-fach höheren Sterblichkeit führte. [97]

Diese Beobachtung wurde 2017 mit der Veröffentlichung einer großen Studie in Schweden bestätigt, bei welcher 3.090 Personen im Alter von über 60 Jahren, davon 63 % Frauen, im Durchschnitt über einen Zeitraum von 7,5 Jahren beobachtet worden waren. Verglichen mit einem „normalen" Cholesterinspiegel von 200 mg/dl („normal", weil die Zielwerte im Laufe der Jahre deutlich abgesenkt worden sind) hatten die Personen mit einem höheren Cholesterinspiegel von bis zu 240 mg/dl ein geringeres und jene mit mehr als 240 mg/dl das geringste Sterberisiko. [98] Dabei ergab sich auch, dass die positive Wirkung eines „erhöhten" Cholesterinspiegels vor allem den Herztod verhinderte (!) und sich nur auswirkte, wenn keine cholesterinsenkenden Medikamente (Statine) eingenommen wurden. [98]

Ein moderat erhöhter Cholesterinspiegel bietet also deutliche Vorteile und ist keineswegs als behandlungswürdige Erkrankung einzustufen. Doch die

Exk. 18 Die Cholesterinwerte im Blut

Früher wurde die Höhe des Gesamtcholesterins zur Bestimmung eines erhöhten Cholesterinspiegels herangezogen. Dabei wurden die Zielwerte immer weiter abgesenkt, von zunächst „...260 über 240 und 220 bis auf 200 Milligramm pro Deziliter verringerten die Fachgremien den Zielwert im Blut, der angeblich Herz und Gefäße schonte. Im Jahre 2005 empfahl die Europäische Kardiologenvereinigung sogar einen Wunschgrenzwert von 193 Milligramm pro Deziliter, was allerdings auch unter Ärzten erhebliche Proteste auslöste, da auf diese Weise drei Viertel aller Erwachsenen krankgeredet und für potenziell therapiebedürftig erklärt würden." [ae]

Heute wird ein Gesamtcholesterinspiegel von 200 mg pro Deziliter Blut (mg/dl) empfohlen, wobei auch die Höhe des HDL- und LDL-Cholesterins zur Einschätzung des individuellen Risikos für Herzerkrankungen herangezogen wird. Das LDL sollte unter 115 mg/dl und das HDL bei Männern über 40 mg/dl bzw. bei Frauen über 48 mg/dl liegen.

Bei Personen mit Gefäßschäden bzw. einer familiären Vorgeschichte von Herzerkrankungen oder solchen, die bereits einen Herzinfarkt erlitten haben, sowie Diabetikern und Rauchern wird von einem hohen bis sehr hohen Risiko ausgegangen: Hier wird ein Gesamtcholesterin von ebenfalls 200 mg/dl, mit einem LDL-Cholesterinwert von weniger als 100 mg/dl bzw. 70 mg/dl angestrebt.

Es bleibt aber festzuhalten: Die Höhe des Cholesterinspiegels im Blut ist keinesfalls Schicksal: Er wird von der Menge der verzehrten Kohlenhydrate bestimmt, wie bereits dargelegt. Je geringer der Kohlenhydratverzehr ausfällt, desto geringer das Gesamtcholesterin. Eine Ausnahme bildet die kleine Gruppe von Menschen, die unter erblich bedingter Hypercholesterinämie leiden: Bei ihnen sind häufig Maßnahmen zur Cholesterinsenkung nötig.

Auch die bei vielen Menschen beobachteten Verschiebungen der Untergruppen des Cholesterins – ein niedriger Spiegel des „guten" HDL-Cholesterins und ein erhöhter Spiegel des „schlechten" LDL-Cholesterins – ist auf die Western Diet mit ihren hohen Kohlenhydratmengen zurückzuführen.

ae oV: Cholesterinsenker: Jahrelang wurden die Grenzwerte immer weiter gesenkt. Süddeutsche Zeitung, 28. November 2013.

Oxidation der Transportkomplexe des Cholesterins (LDL und weitere) im Blut – ausgelöst durch einen zu hohen Linolsäureverzehr – muss unbedingt vermieden werden. Denn das oxidierte Cholesterin kann seine Aufgaben im Immunsystem nicht mehr erfüllen und es schädigt die Blutgefäße. Darüber hinaus löst oxidiertes Cholesterin weitreichende Folgen in Form von anderen schlimmen Erkrankungen aus.

5.3 Linolsäure und das Gehirn

Fast ein Viertel des Cholesterins im Körper des Menschen befindet sich im Nervensystem und das meiste davon im Gehirn. [99] Dort ist Cholesterin Bestandteil des Myelins, das den „Isolator" der Nervenbahnen bildet, es ist in die Membranen aller Zellen eingebaut und seine Stoffwechselprodukte (Metaboliten) dienen als Signalmoleküle für die Auslösung einer Vielzahl von Stoffwechselprozessen.

Störungen im Cholesterinstoffwechsel führen zu Schäden an den Mitochondrien, die in jeder Zelle des Körpers Energie produzieren. Zu wenig Cholesterin im Gehirn beeinträchtigt die Mitochondrien ebenso wie zu viel davon, daher bleibt der Cholesteringehalt normalerweise innerhalb einer engen Schwankungsbreite. [100]

Die unter Medizinern verbreitete Annahme, dass das Cholesterin, welches im Gehirn benötigt wird, allein im Gehirn selbst hergestellt wird, ist aber anzuzweifeln. Warum sollte der Mensch diesen wichtigen Stoff, der in großen Mengen im Körper erzeugt wird, nicht auch für sein Gehirn nutzen? Das Gehirn nimmt Fettsäuren aus dem Blut auf, darunter auch Linol- und Linolensäure, welche über die Lipoproteine transportiert werden. Darüber hinaus ist erwiesen, dass auch oxidiertes LDL-Cholesterin im Gehirn ankommt. [101] Das spricht dafür, dass auch Cholesterin aus anderen Transportkomplexen (z.B. HDL) über das Blut das Gehirn erreicht.

Die Oxidation von Cholesterin durch Linolsäure, wie zuvor schon angesprochen, betrifft deshalb nicht nur die Blutgefäße, sondern auch das Gehirn.

Oxidiertes Cholesterin kann aber seine vielfältigen Funktionen im Gehirn nicht mehr erfüllen. Darüber hinaus reagiert es deutlich aktiver mit dem umliegenden Gewebe, was weitere Zellkomponenten schädigt und Entzündungen auslöst. [102]

Linolsäure wird nicht nur in Cholesterin eingebaut, sondern auch in weitere Stoffwechselprodukte des Gehirns, wie z.B. das Cardiolipin. Cardiolipin wurde zuerst im Herzmuskel gefunden, doch es kommt in allen Zellen des Körpers vor; vor allem als Bestandteil der Mitochondrien-Membran. Im Tierversuch wurde bereits 1996 ermittelt, dass sich der Anteil von Linolsäure im Cardiolipin erhöht, wenn das Futter mehr davon enthält. [103] Je mehr unstabile Linolsäure aber in die Mitochondrien eingebaut wird, auch in Form von Cardiolipin, desto höher fallen die Schäden an diesen Zellkraftwerken aus, wenn diese Linolsäure oxidiert. So wird auch die Energieversorgung der Zellen im Gehirn eingeschränkt.

Aus Tierversuchen ist bekannt, dass eine linolsäurereiche Ernährung zum Absterben von Hirngewebe (Enzephalomalazie) führt, wenn nicht genügend Vitamin E vorhanden ist, das die Oxidation der Linolsäure bremst. Die Schädigungen wurden vor allem auf einen Anstieg von entzündungsfördernden Metaboliten (Arachidonsäure etc.), die aus der Linolsäure entstehen, zurückgeführt. Enthält die Ernährung dagegen nur wenig Linolsäure, so kommt es zu einer deutlich verminderten Entzündungsreaktion und einem Anstieg von entzündungshemmenden Signalsubstanzen. [75]

In weiteren Tierversuchen wurde ermittelt, dass eine Ernährung mit viel Linolsäure das Lernvermögen beeinträchtigt. Als Ursache dafür wurde eine Einschränkung der Energieversorgung in den Hirnzellen ermittelt: Ihre ATP-Produktion war gegenüber der Kontrollgruppe um 22 % abgefallen. [104] Das ist wiederum ein Hinweis auf die schädliche Wirkung von Linolsäure auf die Mitochondrien.

5.3.1 Störungen der Gehirnentwicklung beim Kleinkind

Beim Menschen bestimmt die Ernährung der Mutter die Zusammensetzung der Muttermilch, mit der das Kind gestillt wird. Mit zunehmendem Verzehr industriell verarbeiteter Lebensmittel und Pflanzenölen ist auch der Anteil von Linolsäure in der Muttermilch zwischen den Jahren 1970 und 2000 auf die 4- bis 8-fache Menge angestiegen; [75] heute dürfte er noch höher liegen. Zuviel Linolsäure in der Muttermilch wurde aber bei 2- bis 3-jährigen Kindern mit verminderten motorischen und kognitiven Fähigkeiten in Verbindung gebracht: Die Entwicklung der Kinder war also, was Bewegungen und Lernfähigkeit angeht, verzögert.

Noch im Alter von 5 bis 6 Jahren lagen diese Kinder in der Sprachentwicklung zurück. Und jene Kinder, welche die höchsten Linolsäuremengen über die Muttermilch erhalten hatten, zeigten die gleiche verzögerte Entwicklung, wie solche Kinder, die niemals Muttermilch erhalten hatten. [75] Dabei war die Versorgung mit Omega-3-Fettsäuren (Linolensäure und DHA) auch bei diesen Kindern nicht geringer, als in den anderen untersuchten Gruppen, was den Schluss nahelegt, dass die Entwicklungsstörungen tatsächlich auf die hohen Linolsäuregehalte im Essen der Mutter zurückzuführen war. [75]

Weitere Untersuchungen ergaben bei einer hohen Linolsäurezufuhr in der Schwangerschaft bei Kindern im Alter von 5 bis 6 Jahren eine Verdoppelung der Fälle mit einer verzögerten psychomotorischen Entwicklung. [105] („Psychomotorik" bezeichnet die Verbindung von Empfindungen und Bewegungen, so z.B. Mimik, Sprechen oder Gehen.)

Eine hohe Linolsäurezufuhr über die Muttermilch führte bei 5- bis 6-jährigen Kindern zu einer verzögerten Sprachentwicklung; kam ein Mangel an DHA hinzu, wurde sogar ein verminderter Intelligenzquotient festgestellt. [106] Eine hohe Linolsäurezufuhr über die Muttermilch führte sogar im Alter von 15 bis16 Jahren noch zu eingeschränkten verbalen Fähigkeiten (die Jugendlichen konnten sich mit Worten nicht gut ausdrücken), [107] was den Schluss nahelegt, dass sich die Hirnschädigung durch Linolsäure auch auf die weitere Entwicklung, bis hin zur Pubertät, auswirkt. Ein hoher Linolsäureverzehr in der Schwangerschaft wurde darüber hinaus mit dem vermehrten Auftreten von Autismus bei 6-Jährigen in Verbindung gebracht. [108]

5.3.2 Was tun bei Kinderwunsch oder Schwangerschaft?

Schwangeren und stillenden Müttern muss daher dringend empfohlen werden, ihre Linolsäure-Aufnahme einzuschränken. Selbst eine geraume Zeit vor einer geplanten Schwangerschaft sollte das schon geschehen, weil die Fettsäuren in der Ernährung ja auch für einen Zeitraum von bis zu mehreren Jahren in das Fettgewebe eingelagert werden. Daraus freigesetzte Linolsäure könnte sich daher selbst bei einer weitgehenden Vermeidung von Linolsäure in der Schwangerschaft noch negativ auf das Kind auswirken.

Dabei sollte sich die werdende Mutter auch keinesfalls fettarm ernähren, denn ein Energiemangel während der Schwangerschaft, der häufig durch eine zu geringe Fettzufuhr ausgelöst wird (d.h. weniger als 15 % der Gesamtkalorien pro Tag) ist ein Hauptgrund für ein zu niedriges Geburtsgewicht. [109]

Besondere Vorsicht müssen Vegetarier, vor allem aber die Veganer walten lassen: Bei ihnen kommt es durch den hohen pflanzlichen Anteil in der Ernährung, in Kombination mit wenig oder gar keinen tierischen Produkten, zu einer hohen Linolsäurezufuhr, was sich negativ auf die Entwicklung des Kindes auswirken kann.

Bei einem hohen Anteil von pflanzlichen Produkten beim Vegetarier oder gar einer ausschließlich pflanzlichen Ernährung beim Veganer werden (im Gegensatz zum Mischköstler) auch weniger gesättigte und einfach ungesättigte Fettsäuren zugeführt, welche die mehrfach ungesättigten Fettsäuren stabilisieren und damit ihre Oxidation vermindern könnten. Auch dieser Risikofaktor darf nicht unterschätzt werden.

Darüber hinaus sind auch Ersatzprodukte für Muttermilch bei jenen Frauen, die nicht stillen wollen oder können, mit Vorsicht zu betrachten: Diesen ist häufig relativ viel Linolsäure zugesetzt, da sie in der Ernährungswissenschaft noch immer als wichtige Fettsäure gilt. Tatsächlich reichen aber niedrige Zufuhren von Linolsäure aus, siehe dazu die Exkurse 12 und 13.

Am besten wird ein niedriger Linolsäurespiegel und somit ein ausgewogenes Verhältnis von Omega-6 zu Omega-3-Fettsäuren im Körper der Mutter erreicht, wenn sowohl tierische Produkte (am besten aus Weidehaltung bzw.

Wild) als auch pflanzliche Produkte verzehrt werden und alle pflanzlichen Öle (außer Oliven- und Kokosöl) strikt gemieden werden.

5.3.3 Demenz und Alzheimer-Krankheit

Die bekannteste Form der Demenz – des Gedächtnisverlustes im Alter – ist die sog. Alzheimer-Krankheit. Es zeichnet sich immer deutlicher ab, dass auch bei der Entstehung dieser Krankheit ein gestörter Stoffwechsel des Cholesterins und der Glucose die Hauptrolle spielen. [110]

Oxidiertes Cholesterin und seine Stoffwechselprodukte könnten sich wegen ihrer neurotoxischen Wirkung (d.h. giftig für Nervenzellen) "...als das fehlende Bindeglied zwischen einem veränderten Cholesterinstoffwechsel im Gehirn und der Entstehung der Alzheimer-Krankheit..." erweisen, wie bereits von Wissenschaftlern formuliert wurde. [111]

Auslösender Faktor bei der Entstehung der Alzheimer-Krankheit sind tatsächlich überhand nehmende Oxidationsprozesse und daraus folgend, Schäden im Gehirn. [112] Je weiter diese Schäden fortschreiten, desto stärker fällt die Degeneration der Nervenzellen im Gehirn aus, wobei schon früh auf die unstabile Linolsäure und die bei ihrer Oxidation entstehenden Stoffwechselprodukte als mögliche Hauptverursacher hingewiesen wurde. [113]

Während die Ursache für die Entstehung der Alzheimer-Krankheit lange Jahre im Dunklen lag, ist heute die Western Diet, also die industrielle Ernährung in den westlichen Ländern, als Auslöser identifiziert. Doch der Betrachtungswinkel muss vergrößert werden, um die Entstehung der Krankheit zu übersehen: Der geschädigte Stoffwechsel des gesamten Körpers führt zu den Hirnschäden, die bei der Alzheimer-Krankheit auftreten, wie in einer aktuellen Übersichtsstudie festgestellt wurde. [114]

Im Tierversuch wurde ermittelt, dass bereits die relativ kurze Zeitspanne von vier Monaten bei Mäusen (entsprechend einigen Jahren beim Menschen) mit einer Ernährung, die der Western Diet entsprach, zu einer Entzündung des Gehirns führte. Diese Entzündung der Nervenzellen ging zunächst einher mit einem gestörten Cholesterinstoffwechsel, wie er auch bei vielen Menschen in den westlichen Industrieländern typisch ist: Anstieg des Gesamtcholesterins, dabei erniedrigtes HDL-Cholesterin und erhöhtes LDL-Cholesterin.

Nach acht Monaten kamen bei den Mäusen Fettstoffwechselstörungen in der Leber („Fettleber“) hinzu. Im Alter (nach 16 Monaten) war bei den Versuchstieren das Spätstadium einer Alzheimer-Erkrankung mit stark ausgeprägter Degeneration von Nervenzellen im Gehirn erreicht. [114] Auf den Menschen übertragen bedeutet dies, dass die Stoffwechselprobleme nach vielen Jahren mit der Western Diet sich schließlich in Gehirnschäden äußern.

Dabei kam es bei den Mäusen bereits nach drei Wochen, mit Auftreten der ersten Stoffwechselstörungen durch die Western Diet, zu einer beginnenden Entzündung des Gehirns. Die Wissenschaftler schlossen daraus, dass bereits in diesem frühen Stadium die Barriere-Funktion der Blut-Hirnschranke nachlässt. [114]

So können vermehrt schädliche Stoffwechselprodukte in das Gehirn gelangen, darunter auch oxidiertes Cholesterin. Das führt zu oxidativem Stress im Gehirn und zur Entwicklung der Alzheimer-Krankheit, [115,116] unter anderem, indem es die übermäßige Bildung von sog. amyloiden Plaques in den Hirnzellen anstößt. Die durch die Western Diet geschädigte Leber (siehe dazu unter 6.5) kann gleichzeitig die Amyloide nicht mehr in dem Maße abbauen, wie eine gesunde Leber, was die Einlagerung dieser Substanz in die Hirnzellen weiter steigert. [114]

Die Rolle einer geschädigten Leber bei der Entstehung der Alzheimer-Krankheit darf nicht unterschätzt werden: Im Tierversuch wurde belegt, dass bereits eine Fettleber zu Veränderungen im Gehirn führt, wie sie für diese Krankheit typisch sind. [117] Damit ist klar erwiesen, dass die Alzheimer-Krankheit durch die von der Western Diet verursachten Stoffwechselstörungen ausgelöst wird.

Der oxidative Stress schädigt darüber hinaus wichtige Proteine der Zellen (siehe unter 6.1) im Gehirn, führt zu Schäden an der Erbinformation der

Exk. 19 Advanced Glycation End Products – Auswirkungen

Als sog. AGE (Advanced Glycation End Products) gelten durch chemische Reaktionen mit Kohlenhydraten beschädigte Proteine. Sie wirken entzündungsfördernd und beschädigen weitere Strukturen im Körper. Steigende Werte für AGE entstehen häufig als Folge eines über lange Zeit erhöhten Blutzuckerspiegels, wie er beim Diabetes häufig vorkommt. Darüber hinaus dienen sie als Anzeichen für die Alterung und weitere degenerative Erkrankungen wie Atherosklerose und die Alzheimer-Krankheit.

Wie die Bezeichnung nahelegt, können AGE zwar mithilfe von Zucker gebildet werden. Doch die Oxidation von Arachidonsäure, die im Körper aus Linolsäure entsteht, führt zu 23-mal mehr AGE, als die Oxidation von Glucose (im Versuchszeitraum von 6 Tagen zu einer Menge von 0,74 gegenüber 0,03 mmol). Die Forscher kamen zu dem Schluss, dass „...selbst bei hohen Blutzuckerspiegeln und Diabetes...“ weniger die Oxidation von Glucose als vielmehr die Oxidation der mehrfach ungesättigten Arachidonsäure zu einer verstärkten Produktion der schädlichen AGE führt. [af]

AGE lösen im Körper des Menschen viele nachteilige Reaktionen aus: Sie können sich an bestimmten Rezeptoren (RAGE genannt) binden und führen in den Zellen durch Aktivierung von NF-Kappa-B und vielen anderen Signalwegen zu Entzündungen und oxidativem Stress. Dadurch werden chronische und degenerative Erkrankungen gefördert wie z.B. Diabetes (durch Schäden an den insulinproduzierenden Beta-Zellen der Bauchspeicheldrüse und Insulinresistenz), Schäden am Nervensystem und im Gehirn (Demenz und Alzheimer-Krankheit), es kommt zu Störungen der Wundheilung sowie Schäden am Gefäßsystem (Begünstigung arterieller Plaques), zu Erkrankungen der Knochen, der Nieren und der Augen, bis hin zum Krebs. [ag]

af Fu MX, Requena JR, Jenkins AJ, et al: The advanced glycation end product, Nepsilon-(carboxymethyl)lysine, is a product of both lipid peroxidation and glycoxidation reactions. J Biol Chem 1996 Apr 26;271(17): S. 9982-9986.

ag Prasad C, Davis KE, Imrhan V, et al: Advanced Glycation End Products and Risks for Chronic Diseases: Intervening Through Lifestyle Modification. Am J Lifestyle Med. 2019 Jul-Aug; 13(4): S. 384-404.

Hirnzellen und ihrer Mitochondrien sowie zu einem eingeschränkten Glucosestoffwechsel. [118] Die Hirnzellen sind jetzt gezwungen, auf Fettsäuren und die daraus gebildeten Ketone als Energiequelle zurückzugreifen. So wird, zusammen mit anderen Fettsäuren, wiederum mehr Linolsäure aus der Nahrung ins Gehirn transportiert, wodurch der oxidative Stress weiter angefeuert wird.

Wir wissen bereits, dass bei länger dauernder Ernährung mit einer Western Diet mehrfach ungesättigte Fettsäuren, darunter auch Linolsäure, im Fettgewebe eingelagert werden. Bei Bedarf, wenn z.B. länger keine Nahrung zugeführt wird, werden diese freigesetzt. So gelangt Linolsäure als sog. freie Fettsäure auch in das Gehirn. Neben den täglich zugeführten Mengen über die Nahrung dürfte die Linolsäure aus dem Fettgewebe die oxidative Schädigung der Hirnzellen verstärken.

Die durch die Western Diet hervorgerufene Atherosklerose, also die Degeneration der Blutgefäße durch Plaques an den Innenwänden der Adern, ist an der Schädigung des Gehirns ebenfalls beteiligt. Die oxidierte Linolsäure wird nicht nur mit Lipoproteinen (vor allem LDL-Cholesterin) in den arteriellen Plaques eingelagert, sondern führt dort auch zu oxidativem Stress. Dabei werden die besonders schädlichen Advanced Glycation End Products (AGE) vermehrt gebildet, welche nicht nur den oxidativen Stress verstärken, sondern ebenfalls zur Bildung von amyloiden Plaques führen. [119] So wird die Entwicklung der Alzheimer-Krankheit weiter vorangetrieben.

Interessanterweise verhindert eine fleischreiche Ernährung, die naturgemäß viel einer Eiweißverbindung namens Carnosin (von „carne" = Fleisch) enthält, sehr effektiv die Bildung von AGE im Körper. Das wird als ein Grund angesehen, warum Vegetarier und Veganer in der Regel höhere AGE-Werte aufweisen [120] (siehe dazu auch die Exkurse 19 und 34).

Die Autophagie, der körpereigene Reparaturprozess in allen Zellen des Menschen, wird durch oxidativen Stress ebenfalls gehemmt. So kann die Funktion beschädigter Nervenzellen im Gehirn nicht wieder hergestellt werden, was wiederum zur Ausprägung des Krankheitsbildes beiträgt. [119]

Exk. 20 Autophagie – der körpereigene Reparaturprozess

Die Zellen, die den Körper des Menschen bilden, leiden fortwährend unter Stoffwechselprozessen und Beschädigungen. Deshalb müssen sie immer wieder repariert werden, um ordnungsgemäß zu funktionieren. Das geschieht über den Prozess der Autophagie (von griech. „autophagos" = Selbstverzehr): Alte, defekte Strukturen in den Zellen – auch als „Zellmüll" bezeichnet – werden abgebaut und mit dem so gewonnenen Material neue, perfekt funktionierende Zellbestandteile aufgebaut. Die Zellen werden durch die Autophagie im Wortsinne „verjüngt" und funktionieren wieder einwandfrei.

Ist eine Zelle zu stark beschädigt, so wird der Zelltod eingeleitet, was wiederum über die Autophagie oder über einen weiteren Prozess geschieht, die sog. Apoptose, den programmierten Zelltod. Die so zerstörte Zelle wird durch eine neue ersetzt, die wieder einwandfrei funktioniert.

Die Autophagie sorgt auch für die sofortige Vernichtung von entarteten Zellen, die sich zu Krebszellen entwickeln können. Und sie verhindert durch die frühzeitige Reparatur beschädigter Zellen, dass sich degenerative Krankheiten ausbilden können. So werden Schäden an den Blutgefäßen, im Gehirn und Nervensystem sowie am Immunsystem bereits in der Entstehung verhindert.

Die Autophagie stellt darüber hinaus einen wichtigen Bestandteil des menschlichen Immunsystems dar. Sie attackiert Mikroorganismen wie z.B. Bakterien und Viren, die in menschliche Zellen eindringen. Das wurde bereits nachgewiesen bei Streptokokken der A-Linie (welche zu Entzündungen der Atemwege führen), sowie Tuberkulosebakterien (die eine schwere Lungenerkrankung auslösen) und Shigella-Bakterien, die für Darmerkrankungen mit starkem Durchfall verantwortlich sind. [ah]

Darüber hinaus bekämpft die Autophagie auch Bakterien aus den Gruppen der Salmonellen (ebenfalls Durchfallerreger) und Listerien (die schwere Entzündungen und Durchfälle, im späteren Krankheitsverlauf auch Entzündungen des Gehirns auslösen können). [ai] Eine Bekämpfung von Herpes-Simplex-Viren (die Erkrankungen der Mundschleimhaut auslösen) und sogar des Parasiten Toxoplasma gondii (häufig durch Haustiere übertragen, befällt das Gehirn) durch die Autophagie ist nachgewiesen. [ai] Die Autophagie ist auch

Exk. 20 Autophagie – der körpereigene Reparaturprozess, Fortsetz.

eingebunden in die Immunantwort auf Pilzinfektionen, wie am Beispiel der Candida albicans nachgewiesen. [aj]

Der Prozess der Autophagie wird aber nur aktiv, wenn der Blutzuckerspiegel deutlich abfällt. Ein hoher Blutzuckerspiegel durch reichlichen Kohlenhydratverzehr – typisch für die Western Diet – schaltet die Autophagie im Tagesverlauf langfristig ab. Auch die Zufuhr bereits geringer Proteinmengen unterbricht die Autophagie, indem es zum Anstieg des Enzyms mTOR kommt, was Aufbauvorgänge einleitet.

Die besten Strategien zur Nutzung der Autophagie sind Intervallfasten oder eine ketogene (kohlenhydratarme) Ernährung – am besten beides kombiniert. So ergeben sich im Tagesverlauf deutlich niedrigere Blutzuckerspiegel und die Autophagie kann ungestört ablaufen.

ah Levine B: Eating oneself and uninvited guests: autophagy-related pathways in cellular defense. Cell. 2005 Jan 28; 120(2): S. 159-162.

ai Arroyo DS, Gaviglio EA, Peralta Ramos JM, et al: Autophagy in inflammation, infection, neurodegeneration and cancer. Int Immunopharmacol. 2014 Jan; 18(1): S. 55-65.

aj Kanayama M, Inoue M, Danzaki K,et al: Autophagy enhances NFKB activity in specific tissue macrophages by sequestering A20 to boost antifungal immunity. Nat Commun. 2015 Jan 22; 6: S. 5779.

Zuletzt muss auch die Rolle einiger Metalle betrachtet werden: Hier ist es vor allem das Aluminium, das im Verdacht steht, Hirnschäden und Demenz zu verursachen. Wir nehmen heute durch ein verbreitetes Ungleichgewicht der Nährstoffe in den Böden (siehe dazu Kapitel 8) mit der Nahrung mehr Aluminium auf als früher. Im Gehirn wird Aluminium in das Amyloid eingebaut, was dazu führt, dass sich die schädlichen amyloiden Plaques noch fester an die Nervenzellen binden. [119]

Aluminium ist heute als „umweltbedingter Risikofaktor" für die Entwicklung der Alzheimer-Krankheit identifiziert. [121] Dabei muss bedacht werden, dass in dieser Hinsicht vor allem das Aluminium im Trinkwasser untersucht wurde. Die Mengen, die über bestimmte Medikamente (Magensäurehemmer mit Aluminiumverbindungen) aufgenommen werden, liegen aber tausendfach höher! [122]

Das Mineral Silicium kann Aluminium im Körper binden und seine Ausscheidung erleichtern. [121] Eine heimische Pflanze, der Ackerschachtelhalm, enthält viel Kieselsäure, aus welcher der Körper Silicium gewinnen kann. Eine Nahrungsergänzung mit Ackerschachtelhalm-Produkten kann daher helfen, Aluminium aus dem Körper auszuleiten.

5.3.4 Was tun gegen die Alzheimer-Krankheit?

Die Alzheimer-Krankheit wird seit Jahrzehnten medizinisch behandelt. Doch in einer zehn Jahre dauernden Untersuchung wurde festgestellt, dass von 240 dagegen entwickelten Medikamenten kein einziges vermochte, das Fortschreiten der Krankheit zu verlangsamen oder gar eine Heilung zu erzielen. Auch solche Medikamente, welche den Stoffwechselweg und damit die Bildung von Amyloid hemmen sollen, haben sich zu 99,6 % als wirkungslos erwiesen. Die Erfolgsrate der Alzheimer-Medikamente zählt damit zu den "...niedrigsten in allen therapeutischen Gebieten." [123] Selbst neueste Medikamente können Alzheimer nicht heilen, sondern lediglich "...das Unvermeidbare hinauszögern." [124]

Eine ganze Reihe von Vitaminen und Antioxidantien sind bereits auf eine Wirkung bei der Alzheimer-Erkrankung untersucht worden. Die meisten vermögen, die überschießenden oxidativen Prozesse im Körper etwas zu reduzieren. [124] Doch das geht nicht an den Kern des Problems: Der Körper eines Alzheimer-Patienten verbraucht antioxidative Substanzen in hohen Mengen, um die rasende Oxidation der mehrfach ungesättigten Fettsäuren, zuvorderst der Linolsäure, zu bekämpfen.

Eine Wirkung von Antioxidantien bei der Alzheimer-Erkrankung wurde bislang auch nur bei der Aufnahme über die Nahrung festgestellt, nicht aber bei der Zufuhr einzelner Substanzen über Supplements. [125] Etwas besser fiel die Wirkung niedrig dosierter Nahrungsergänzungen mit vielen verschiedenen Vitaminen und Antioxidantien aus, was die Bedeutung einer ausgewogenen, breit gefächerten Zufuhr, wie sie normalerweise über die Nahrung erfolgt, unterstreicht. [125]

Im Hinblick auf die vieldimensionale Entstehung der Alzheimer-Krankheit scheint es angebracht, sich von der Western Diet als Auslöser der Stoffwechselveränderungen, die zur Erkrankung führen, zu verabschieden. Eine Ernährung mit natürlichen Lebensmitteln, eine geringe bis moderate Kohlenhydratzufuhr, der Verzicht auf linolsäurereiche Pflanzenöle und verarbeitete Nahrungsmittel sowie eine gesteigerte Zufuhr gesättigter und einfach ungesättigter Fettsäuren über tierische Lebensmittel, welche die mehrfach ungesättigten Fettsäuren im Körper stabilisieren, beseitigt die Ursache der Stoffwechselentgleisungen und damit der Alzheimer-Erkrankung.

Darüber hinaus muss der Vermeidung von Umweltgiften wie Aluminium höchste Aufmerksamkeit gewidmet werden. Auch zur Behandlung einer bereits bestehenden Alzheimer-Erkrankung scheint eine Ernährungsumstellung – weg von der westlichen Industrie-Ernährung – der bestmögliche Behandlungsansatz zu sein.

*

KAPITEL 6

MEHRFACH UNGESÄTTIGTE FETTSÄUREN – DIE VERKEHRTE REALITÄT

Gesättigte Fettsäuren sind in den letzten Jahrzehnten verteufelt worden. Sie sollen das Herz-Kreislaufsystem schädigen bzw. Krebs auslösen und je weniger davon verzehrt würde, desto besser. Statt gesättigter Fette soll verstärkt auf pflanzliche Fette und Öle zurückgegriffen werden, die der Gesundheit förderlich sein sollen. Heute zweifeln viele Leute nicht mehr an der Empfehlung, Butter und rotes Fleisch zu meiden – obwohl diese traditionellen Lebensmittel den Menschen seit Jahrtausenden ernährt haben.

Doch die Kultur des Verzichts hat wenig gebracht, wenn man sich vor Augen hält, dass Herz-Kreislauferkrankungen und Krebs immer noch die meisten Todesfälle im Westen verursachen. Tatsächlich ist auch der Ratschlag, auf gesättigte Fette zu verzichten, ebenso fragwürdig, wie die anderen modernen Ernährungsempfehlungen, die oben untersucht wurden. Denn gesättigte Fette schützen den Körper des Menschen auf vielen Wegen, während die mehrfach ungesättigten Fettsäuren ihm großen Schaden zufügen können.

6.1 Schäden an allen Zellen des Körpers

Die Gruppe der mehrfach ungesättigten Fettsäuren umfasst erstens die Omega-6-Fettsäuren Linolsäure und Arachidonsäure. Letztere wird in kleinen Teilen mit der Nahrung aufgenommen, aber im Körper auch aus ihrem

Vorläufer Linolsäure gebildet. Zweitens zählen die Omega-3-Fettsäuren – die pflanzliche Linolensäure, sowie EPA und DHA aus tierischem Gewebe – dazu.

Beide Klassen von Fettsäuren steuern den Eicosanoid-Stoffwechsel und die Entzündungsketten im Körper, wie oben schon dargelegt. Dafür genügen bereits kleine Mengen dieser Fettsäuren. Eine höhere Zufuhr, auch der „guten" Omega-3-Fettsäuren, führt allerdings zu weitreichenden Störungen im Stoffwechsel des Menschen.

Die sehr reaktionsfreudigen, mehrfach ungesättigten Fettsäuren binden sich im menschlichen Körper bevorzugt an Proteine. Werden aber Linolsäure und Arachidonsäure vermehrt in die Zellen eingebaut, führt das zu entscheidenden Veränderungen: Es kommt zu einer Degeneration von Strukturproteinen (sog. Filamenten), welche das Zellskelett, die räumliche Struktur der Zelle, bilden. [126] Die schädigende Wirkung der mehrfach ungesättigten Linolsäure auf das Zellskelett fällt sogar stärker aus, als die von Colchizin, einem giftigen und erbgutschädigenden Alkaloid aus der Herbstzeitlosen (Colchicum autumnale). [126]

Darüber hinaus kommt es durch den Einbau mehrfach ungesättigter Fettsäuren in die Zellmembran zu einer gesteigerten Wasseraufnahme, was zu einem Anschwellen der Zelle führt. Auch die Mitochondrien, die „Zellkraftwerke", schwellen an; [126] sie erzeugen jetzt weniger Energie und es kommt zum vermehrten Absterben dieser Zellorganellen. Entzündungsvorgänge in diesen Zellen nehmen zu, [126] was zu ungezügeltem Wachstum bis hin zum Absterben der Zelle führen kann.

Gesättigte Fettsäuren, besonders die Stearinsäure (in größeren Anteilen in tierischen Fetten und in Kakaobutter zu finden), wirken diesen krankhaften Veränderungen entgegen. Mit Stearinsäure als Baumaterial entstehen gesunde, wohlgeformte Zellen, die ihre Funktionen optimal erfüllen.

Auch die Omega-3-Fettsäuren EPA und DHA weisen im Körper des Menschen nicht nur positive Wirkungen auf: Die hoch ungesättigte Docosahexaensäure (DHA) verändert in den Zellen die Struktur des Proteins alpha-Synuclein derart, wie es bei der Parkinson-Krankheit und anderen Gehirnerkrankungen geschieht. Bei Zufuhr von gesättigten Fettsäuren dagegen kommt es zum gegenteiligen Effekt: Der Anteil des geschädigten alpha-Synucleins nimmt ab. [127] Dies ist ein weiterer Hinweis auf die vielfältigen Schutzwirkungen, die gesättigte Fettsäuren im Körper des Menschen ausüben.

6.2 Beeinflussung wichtiger Hormone

Die mehrfach ungesättigten Fettsäuren führen im Stoffwechsel des Menschen zu weiteren, nachteiligen Veränderungen: Sie binden sich an wichtige Transportproteine im Blut, verdrängen auf diese Weise das Vitamin A sowie das Schilddrüsenhormon Thyroxin von diesen Proteinen [126] und stören so ihren Stoffwechsel. In der Folge kommt es zu einer eingeschränkten Vitamin-A-Wirkung und zu einer Hemmung der Wirkungen des Schilddrüsenhormons. Weniger wirksames Vitamin A beeinträchtigt das Immunsystem. Eine verminderte Wirkung von Thyroxin führt zu einer gesenkten Stoffwechselrate; es werden weniger Kalorien „verbrannt" und eine Gewichtszunahme wird begünstigt.

Der letzte Punkt ist nicht zu unterschätzen: Heute wird bei vielen Menschen eine Unterfunktion der Schilddrüse festgestellt, die dann mit Thyroxin in Form von Tabletten kuriert werden soll. Es würde Sinn ergeben, zunächst die Ernährung zu prüfen, ob nicht vielleicht zu viele mehrfach ungesättigte Fettsäuren, vor allem Linolsäure, aufgenommen werden.

Darüber hinaus binden sich mehrfach ungesättigte Fettsäuren auch an weitere Proteine, die Hormone im Blut transportieren. So wird z.B. weniger Östradiol (ein Hormon aus der Gruppe der Östrogene) im Blut gebunden, was dazu führt, dass mehr freies Östradiol in die Zellen gelangt und dort wirken kann. Dies begünstigt ebenfalls den Aufbau von Körperfett und es wurde bereits vermutet, das es die Anfälligkeit für hormonabhängige Krebsarten (wie z.B. Brustkrebs) erhöht. [128]

6.3 Verstärkung der Wirkung von Giften

Wer wenig von den mehrfach ungesättigten Fettsäuren im Körper hat, ist offensichtlich viel besser vor Vergiftungen geschützt: Wie Tierversuche ergeben haben, erlitten Ratten, deren Futter nur geringe Mengen an mehrfach ungesättigten Fettsäuren aufwies, eine weniger ausgeprägte Schockreaktion auf Gifte, als solche Tiere, denen zuvor mehrfach ungesättigte Fettsäuren verabreicht wurden.

Bei der Verabreichung einer tödlichen Dosis Salmonellen-Toxin starben von den mit mehrfach ungesättigten Fettsäuren gut versorgten Ratten 88 %, aus der schlecht versorgten Gruppe aber nur 18 %. Der Mangel an mehrfach ungesättigten Fettsäuren bot sogar einen „...bedeutenden Schutz..." bei noch höheren Dosierungen des Salmonellen-Toxins. Die Forscher schlossen daraus, dass mehrfach ungesättigte Fettsäuren zur Schockreaktion des Körpers auf Gifte beitragen. [129]

Später stellte sich heraus, dass entzündungsfördernde Signalmoleküle aus der mehrfach ungesättigten Arachidonsäure die starke Schockreaktion auslösen. Arachidonsäure (Omega-6) wird nicht nur mit Fleisch über die Nahrung aufgenommen (die höchsten Werte finden sich im Fleisch von Schweinen, die mit Kraftfutter gemästet werden). Arachidonsäure wird im Körper auch aus dem Vorläufer Linolsäure gebildet – ein hoher Verzehr in Form von Pflanzenölen und industriell verarbeiteten Nahrungsmitteln führt also automatisch zu hohen Arachidonsäurespiegeln im Körper. Dagegen werden bei einer geringen Zufuhr von mehrfach ungesättigten Fettsäuren der Omega-6-Gruppe viel weniger entzündungsfördernde Signalmoleküle gebildet und die Schockreaktion auf Gifte fällt deutlich geringer aus. [130]

6.4 Schwächung des Immunsystems

Schädliche Wirkungen von mehrfach ungesättigten Fettsäuren auf das Immunsystem werden durch ihre starke Oxidationsneigung (mit nachfolgender Bildung freier Radikale) sowie durch einen starken Anstieg der Calcium-

Ionen in den Zellen ausgelöst. Das wurde in einem Versuch am Mausmodell deutlich, bei dem Thymozyten (die Vorläuferzellen der T-Lymphozyten des Immunsystems) mit verschiedenen Fettsäuren behandelt wurden. Als Omega-3-Fettsäuren wurden die Fischöle EPA und DHA sowie die pflanzliche Linolensäure eingesetzt, als Omega-6-Fettsäuren Docosatetraensäure, Arachidonsäure und Linolsäure. Von den Omega-3-Fettsäuren führte DHA zum Absterben der meisten Thymozyten, gefolgt von EPA und Linolensäure. Als noch giftiger erwiesen sich die Omega-6-Fettsäuren: Hier führte Linolsäure zum Absterben der meisten Zellen, gefolgt von der Arachidonsäure. [131]

Mehrfach ungesättigte Fettsäuren – Omega-6 ebenso wie Omega-3 – schwächen also in höheren Dosierungen das Immunsystem. Wenn der Körper weniger Thymozyten aufbieten kann, dann ist die Herstellung von B- und T-Lymphozyten sowie der sog. natürlichen Killerzellen – eine wichtige Gruppe der weißen Blutkörperchen – eingeschränkt. Fehlen diese wichtigen Abwehrzellen, haben Krankheitskeime freie Bahn, um den Körper zu infizieren.

Kaum jemand weiß, dass früher aus mehrfach ungesättigten Pflanzenölen Medikamente hergestellt wurden, die das Immunsystem außer Gefecht setzen. Emulsionen (Mischungen aus wässrigen und öligen Bestandteilen) mit diesen Pflanzenölen wurden zunächst eingesetzt, um Krebspatienten zu ernähren. In einem häufig verwendeten Präparat befand sich 10 % Sojaöl (was etwa zur Hälfte aus Linolsäure besteht). Man fand schnell heraus, dass es das Immunsystem unterdrückte.

Bei einem 1984 durchgeführten Versuch an Patienten, welche mit dem Pflanzenöl-Medikament intravenös ernährt wurden, kam es zu einem deutlichen Abfall der sog. Monozyten; [132] das sind Vorläuferzellen der Granulozyten. Granulozyten bilden die Masse der weißen Blutkörperchen und sind ein wichtiger Bestandteil des Immunsystems: Sie bekämpfen Bakterien, Viren, Pilze und Parasiten im Blut. Die Forscher schlossen daraus, dass die Verabreichung dieses Medikaments "...ernste Nebenwirkungen auf das Immunsystem haben kann." [132]

Dasselbe Pflanzenöl-Medikament führte bei Mäusen, die mit giftigen Streptokokken-Bakterien infiziert wurden, zu einer deutlich erhöhten Sterblichkeit, da es die Anzahl der weißen Blutkörperchen senkte und die Bakterienmenge im Blut vermehrte. [133] In einem weiteren Experiment wurde bei Hunden durch Escheria-coli-Bakterien eine Blutvergiftung ausgelöst und ein solches Medikament verabreicht; alle Hunde starben. [134]

Daraufhin wurden diese Pflanzenöl-Medikamente aus der Ernährung schwerkranker Patienten verbannt, aber nicht aufgegeben: Die gleichen Produkte wurden dann gezielt zu dem Zweck vermarktet, die Immunabwehr bei Patienten nach einer Organtransplantation zu unterdrücken.

Doch auch wer linolsäurehaltige Pflanzenöle nicht als Medikament verabreicht bekommt, ist davon betroffen: Denn der Einsatz dieser Öle in der Ernährung des Menschen, in Form von Pflanzenölen und als Bestandteil von industriell hergestellten Nahrungsmitteln, hat dieselbe schädliche Wirkung auf das Immunsystem! [135]

Erinnern wir uns an die Kawymeno-Indianer im Dschungel Ecuadors, die trotz blutiger Verletzungen keine Wundinfektionen kennen. Sie nehmen nur sehr wenig Linolsäure auf, da sie an pflanzlicher Nahrung so gut wie kein Gemüse verzehren, sondern fast ausschließlich Früchte. Deren geringer Fettanteil liefert zwar ebenfalls Linolsäure, aber nur in sehr kleinen Mengen und häufig mit ausreichend Linolensäure, so dass es zu einem ausgeglichenen Omega-6- zu Omega-3-Verhältnis kommt. Auch die Aufnahme der Kawymenos an Fischölen dürfte gering ausfallen, da die Fische in warmen Binnengewässern nicht so viel davon aufweisen. Vielleicht sorgt der sehr niedrige Verzehr mehrfach ungesättigter Fettsäuren mit dafür, dass die Kawymeno so gut vor Infektionen geschützt sind?

6.5 Gestörte Entgiftungsfunktion der Leber

Die Leber ist das wichtigste Entgiftungsorgan des Körpers; sie ist in den Stoffwechsel von Proteinen, Kohlenhydraten und Fettsäuren eingebunden.

Die Leber produziert Gallensäuren zur Fettverdauung ebenso wie Gerinnungsfaktoren für das Blut und dient als Speicher für viele Vitamine und Mineralien.

Die Leber entgiftet den Körper, indem schädliche Substanzen an Glucuronsäure gebunden und damit wasserlöslich werden. So können sie über die Nieren mit dem Urin ausgeschieden werden. Die mehrfach ungesättigten Fettsäuren Linolsäure und Arachidonsäure hemmen diesen Entgiftungsprozess. [136] Das bedeutet, ein hoher Anteil dieser Fettsäuren in der Ernährung führt dazu, dass eine der wichtigsten Aufgaben der Leber – die Einleitung der Ausscheidung von Giften aus dem Körper – nur noch eingeschränkt funktioniert.

6.5.1 Gesättigte Fettsäuren schützen die Leber

Die Leber als wichtiges Steuer- und Regelorgan sendet keine Schmerzsignale aus, wenn ihre Funktion angegriffen wird. Eine Infektion mit Krankheitserregern, die bekanntesten darunter Hepatitisviren, wird in der Regel zügig bemerkt, da sie zu einer Gelbfärbung der Augen, später auch der Haut, der sog. Gelbsucht führt. So kann frühzeitig eine Behandlung eingeleitet werden.

Eine langfristige Schädigung durch Gifte wie z.B. Alkohol oder eine zu hohe Kalorienzufuhr wird dagegen lange nicht bemerkt. Beides führt zur Einlagerung von Fettsäuren in den Leberzellen, die dadurch zunehmend stärker in ihrer Funktion eingeschränkt werden. Am Ende dieser Schädigung steht eine Leberzirrhose: Stark geschädigte Bereiche der Leber vernarben und scheiden damit endgültig als funktionsfähige Teile aus. Auf diese Weise wird die Lebertätigkeit immer weiter eingeschränkt, womit zunehmend mehr Beschwerden einhergehen.

Bei genauer Betrachtung ergibt sich wiederum, dass die falschen Ernährungsempfehlungen der vergangenen Jahrzehnte auch das Problem der Lebererkrankungen verschlimmert haben: Die verteufelten gesättigten Fettsäuren üben nämlich eine starke Schutzwirkung gegen Leberschäden aus, die durch Gifte verursacht werden, während die hochgelobten mehrfach ungesättigten Fettsäuren das Krankheitsbild verschlimmern.

Im Tierversuch ergab sich, dass gesättigte Fettsäuren in Form von Rindertalg und Mittelkettigen Triglyzeriden (MCT) das Krankheitsbild von durch Alkohol ausgelösten Leberschäden deutlich bessern: Bei einem Tierversuch erhielten Ratten eine Ernährung mit 45 %igen Fettanteil in Form von Maiskeimöl (das enthält ca. 50 % der zweifach ungesättigten Linolsäure); durch gleichzeitige Gabe von Alkohol wurde eine Leberschädigung ausgelöst. Wurde das Maiskeimöl durch gesättigte Fettsäuren ersetzt, kam es mit steigender Zufuhr (bis zu 30 % am Gesamtfettanteil) zu immer ausgeprägteren Verbesserungen: Alle Anzeichen der Leberschädigung besserten sich, der oxidative Stress der Leberzellen und die die Leberverfettung (Steatose) nahmen ab. [137]

Der gleiche Effekt zeigte sich bei Ratten mit einer Leberschädigung, die keinen Alkohol erhielten. Bei einem Gesamtfettanteil der Ernährung von 70 % (entweder allein als hoch ungesättigtes Maiskeimöl oder Maiskeimöl in Verbindung mit gesättigten Fettsäuren aus Rindertalg und MCTs) kam es zu den gleichen Verbesserungen des Leberstoffwechsels, je höher der Anteil der gesättigten Fettsäuren ausfiel. Vor allem der bessere Schutz der Zellmembranen gegen freie Radikale, sowie eine verbesserte Funktion der Mitochondrien stachen hervor und die Steatose nahm immer mehr ab – die krankhaften Fetteinlagerungen in der Leber wurden also verstärkt abgebaut. [138]

Rindertalg enthält an gesättigten Fettsäuren 25 % Palmitinsäure, 9 % Stearinsäure, 4 % Myristinsäure und geringe Mengen an Laurinsäure (zusammen ca. 40 %) sowie an einfach ungesättigten Fettsäuren 36 % Ölsäure und 4 % Palmitoleinsäure (zusammen ca. 40 %). [139] Wie schon erwähnt, sind die gesättigten Fettsäuren sehr stabil und wenig oxidationsanfällig. Die einfach ungesättigten Fettsäuren sind ebenfalls recht stabil und üben sogar antioxidative Wirkungen aus. Die mehrfach ungesättigten Fettsäuren im Rindertalg (3 % Linolsäure und geringe Mengen Eicosen- und Linolensäure) fallen dagegen kaum ins Gewicht. [139] Mittelkettige Triglyzeride bestehen allein aus gesättigten Fettsäuren mit einer Kettenlänge von 6-12 Kohlenstoffatomen; sie finden sich in großen Mengen im Kokosöl und im sog. Neutralöl (auch MCT-Öl) genannt.

Beide Versuche zeigen deutlich, dass die unstabile Linolsäure neben den Störungen des Fettstoffwechsels in der Leber zu starken Oxidationsschäden an diesem Organ (in den Zellmembranen, Mitochondrien etc.) führt. Je höher der Anteil an stabilen gesättigten Fettsäuren und je niedriger der Anteil an Linolsäure in der Ernährung, desto geringer fallen die Schäden aus und die Leber heilt „von allein".

Eine Untersuchung aus dem Jahre 2001 ergab eine noch stärkere Schutzwirkung gesättigter Fettsäuren gegen alkoholbedingte Lebererkrankungen, wenn mehrfach ungesättigte Fettsäuren (vor allem Linolsäure, aber auch die sog. Fischöle EPA und DHA) aus der Ernährung verbannt wurden.

Bei Ratten, die entweder Palmöl (enthält 50 % gesättigte Palmitinsäure und 40 % der einfach ungesättigten Ölsäure) oder Mittelkettige Trigylceride (MCT) erhielten, kam es zu einer Umkehr (!) der alkoholbedingten Leberschäden: Obwohl die Versuchstiere weiter die gleiche Menge Alkohol erhielten, die zuvor zur Leberschädigung geführt hatte, verschwanden sowohl die Entzündungen als auch das krankhafte Bindegewebswachstum (Fibrosen) und das abgestorbene Gewebe (Nekrosen) in der Leber! [140]

Die Heilwirkung gesättigter Fettsäuren auf eine geschädigte Leber fällt also umso größer aus, je höher ihr Anteil in der Ernährung ist. Die Verabreichung von Fischölen und Alkohol dagegen führte zur stärksten Entzündungsreaktion und den größten Leberschäden: Es ergaben sich die höchsten Anstiege an Endotoxin (Bakteriengift), der Fettsäurenoxidation sowie der Aktivierung von Entzündungsmarkern wie NF-kappaB und TNF-alpha. [140]

Ein weiterer Hinweis darauf, dass auch die „guten" Fischöle in erhöhter Dosierung ausgesprochen negative Wirkungen zeigen! Hier ist in erster Linie die unstabile Natur der hoch ungesättigten Fischöle (DHA und EPA) für die Schäden verantwortlich: Beide oxidieren noch schneller, als die zweifach ungesättigte Linolsäure; daher fallen die Schäden an der Leber auch gravierender aus.

Gesättigte Fettsäuren schützen die Leber auch vor anderen Giften, wie z.B. Acetaminophen, dem Wirkstoff des Schmerzmittels Paracetamol. Olivenöl und Rindertalg milderten die Giftwirkung des Acetaminophens bei Ratten, während Maiskeimöl das Krankheitsbild verschlimmerte. [141] Somit zeigt sich, dass auch der Schutz der Leber gegen andere Gifte umso besser ausfällt, je höher der Anteil der gesättigten Fette in der Ernährung ist.

Bei der Betrachtung des Problems darf aber nicht vergessen werden, dass ein krankhafter Fettaufbau in der Leber auch durch eine kohlenhydratreiche Ernährung erfolgen kann (siehe dazu unter 7.5.3).

6.6 Krebs durch mehrfach ungesättigte Fettsäuren

Der Einfluss der westlichen Ernährung auf die Entstehung von Krebs beim Menschen wird heute nicht mehr bestritten. Eine hohe Linolsäurezufuhr führt auf vielen Wegen zu einer Entgleisung des Stoffwechsels, was durch hohe Kohlenhydrat- und Zuckermengen noch verschlimmert wird. Erste Hinweise auf die Rolle der Fette bei der Krebsentstehung sind schon ein halbes Jahrhundert alt.

Eine Ernährung mit vielen ungesättigten und wenig gesättigten Fettsäuren führte in einer Untersuchung von 1971 zu beinahe doppelt so vielen Todesfällen durch Krebs (31), wie eine Ernährung, bei der die pflanzlichen Fette durch tierische ersetzt worden waren (17). [142] Darüber hinaus führte bereits eine leichte Absenkung der täglich verzehrten Linolsäuremenge (30 % weniger) in einem Zeitraum von 4 Jahren zu deutlich weniger Krebserkrankungen (nur 2, gegenüber 12 in der Kontrollgruppe). [143] Das sind klare Hinweise darauf, dass Linolsäure auch bei der Entstehung von Krebs eine entscheidende Rolle spielt.

Doch nicht nur die Linolsäure wirkt über ihren entzündungsfördernden Metaboliten Arachidonsäure und ihre Oxidationsprodukte krebserregend.

Auch die noch stärker ungesättigten Fettsäuren, wie die sog. Fischöle DHA und EPA, sind durch Oxidation stark gefährdet. Ein zu hoher Verzehr von Fischölen – egal ob über fetten Fisch oder Supplements – verkehrt daher ihre positiven Wirkungen in das Gegenteil.

Im Tierversuch wurde eine fettarme Ernährung (5 % Sojaöl, dass etwa 2,5 % Linolsäure liefert) mit zwei anderen Diäten verglichen, die 20 % Fischöle bzw. 20 % Linolsäure enthielten. Drei Wochen nach der Transplantation von Krebszellen stellte sich heraus, dass in der Fischöl- und Linolsäuregruppe die Anzahl der Tumoren in der Leber und das Volumen der Krebszellen viel größer ausfiel als in der Gruppe, welche die fettarme Ernährung enthielt. Die Linolsäure-Ernährung führte zu 4-mal mehr Tumoren und das Volumen der Krebszellen war 500-mal größer. Die Fischöl-Ernährung führte sogar zu 10-mal mehr Tumoren und das Volumen der Krebszellen war 1000-fach erhöht! [144] Die noch stärker oxidationsgefährdeten Fischöle (Omega-3) beschleunigen also das Krebswachstum noch deutlicher als Linolsäure.

6.6.1 Gesättigte Fettsäuren schützen vor Krebs

Andererseits ist eine Schutzwirkung gesättigter Fettsäuren auch gegen Krebs gegeben: Es wurde nachgewiesen, dass Patienten, die an einer fortgeschrittenen Krebserkrankung litten, nur halb so viel von der gesättigten Stearinsäure in den Membranen ihrer roten Blutzellen aufwiesen wie gesunde Menschen. [145]

Die Beimengung von Stearinsäure zum Futter von Mäusen verzögerte den Ausbruch einer Krebserkrankung, was den Schluss nahelegt, dass der Verzehr dieser gesättigten Fettsäure die Verfügbarkeit bestimmter mehrfach ungesättigter Fettsäuren unterbindet, die zur Entwicklung eines Tumors nötig sind. [146] Darüber hinaus wurde nachgewiesen, dass die gesättigte Stearinsäure die Fähigkeit einiger Krebsarten zur Metastasenbildung hemmt. [147] (Metastasen sind Krebstumore, die sich – abgesetzt vom Ursprungstumor, an anderer Stelle im Körper bilden).

Wie bereits erwähnt, ist Stearinsäure ein Bestandteil im Fett von Wiederkäuern (Rinder, Schafe, Reh- und Rotwild). Stearinsäure kann im Körper auch aus der einfach ungesättigten Ölsäure hergestellt werden, einem weiteren Bestandteil im Fett von Wiederkäuern. Fleisch und Fett dieser Tiere – besonders wenn sie artgerecht ernährt werden – stellen somit eine gute, natürliche Krebsvorsorge dar. Dazu kommt, dass das Fleisch von Wiederkäuern hohe Mengen an konjugierter Linolsäure (CLA) liefert, die ebenfalls krebshemmend wirkt (siehe dazu unter 6.7). Die immer wieder geäußerte Auffassung, rotes Fleisch wäre krebserregend, trifft dagegen allein auf industriell, also durch Mast mit Getreide und Soja, erzeugte Fleischprodukte zu. Hier ist es vor allem der höhere Linolsäureanteil, der sich krebsfördernd auswirkt. Gleichzeitig enthalten diese Produkte deutlich weniger schützendes CLA, welches Wiederkäuer aus Grünfutter gewinnen.

6.6.2 Fettsäuren, die Krebs fördern

Wie stark ist die westliche Ernährung an der Entstehung von Krebs beteiligt? Das wird schon lange untersucht, doch die großen Verzehrstudien in der Bevölkerung ergeben kein eindeutiges Bild.

Das hat mehrere Gründe. So ist z.B. der Begriff einer „fettreichen Ernährung“ (engl. High-Fat-Diet) nicht genau definiert. Eine fettreiche westliche Ernährung liefert in der Regel wenig Omega-3-Fettsäuren, dafür aber zu viel Linolsäure (Omega-6). Das führt zu den beschriebenen, stark erhöhten Entzündungs- und Oxidationsvorgängen im Körper, was wiederum die Entstehung von Krebs begünstigt.

Eine fettreiche kohlenhydratarme Kost dagegen, die auf gesättigte und einfach ungesättigte Fettsäuren setzt und linolsäurereiche Pflanzenöle und verarbeitete Nahrungsmittel vermeidet, kann ebenfalls als „fettreiche Ernährung“ bezeichnet werden. Doch sie verhindert zuverlässig überschießende Entzündungs- und Oxidationsvorgänge im Körper und wirkt als guter Schutz vor Krebserkrankungen.

Darüber hinaus sorgt eine westliche Ernährung auch durch hohe Blutzuckerspiegel für vermehrte Oxidationsvorgänge (z.B. in den Mitochondrien der Zellen, siehe unter 7.3) und kann auf diesem Weg die Entstehung von Krebs fördern. Eine kohlenhydratarme Kost wirkt dem wiederum entgegen.

Wenn nicht unterschieden wird zwischen gesunder kohlenhydratarmer bzw. ketogener Ernährung und der Western Diet, kann es leicht zu widersprüchlichen Ergebnissen kommen.

Viele Tierversuche und nicht wenige Untersuchungen am Menschen weisen aber klar auf die schädliche Rolle der mehrfach ungesättigten Fettsäuren hin. Bereits um die Jahrtausendwende wurde festgestellt, dass höhere Zufuhren sowohl von Linolensäure (Omega-3), als auch von Linolsäure (Omega-6) das Risiko für Prostatakrebs erhöhten. [148]

Größere Aufmerksamkeit wurde der Linolsäure und ihren Stoffwechselprodukten gewidmet. Denn wichtige Signale zur Teilung und weiteren Ausbreitung einer Krebszelle werden durch die Arachidonsäure und die aus ihr entstehenden Stoffwechselprodukte (Metaboliten) vermittelt. Bei einer Western Diet sind diese entzündungsfördernden Signalmoleküle die vorherrschenden im Organismus, [149] da Arachidonsäure nicht nur mit der Nahrung aufgenommen, sondern auch aus ihrem Vorläufer Linolsäure gebildet wird.

Einige Krebsarten können die benötigten Signalmoleküle aus Arachidonsäure selbst herstellen, andere nutzen jene Signalmoleküle, die in umliegenden, noch gesunden Zellen entstehen. [149] Auch die Schwächung des Immunsystems, die durch Signalmoleküle aus der Arachidonsäure ausgelöst wird, trägt zur Entstehung und Ausbreitung des Krebses bei. [149] Linolsäure, bzw. die Signalmoleküle der daraus entstehenden Arachidonsäure, steigern darüber hinaus die Bildung neuer Blutgefäße (Angiogenese) bei Tumoren und fördern so wiederum das Wachstum und die Ausbreitung von Krebs. [150]

Eine ebenfalls bedeutende Rolle in der Krebsentstehung spielen sog. Zellgifte. Die unstabile Linolsäure ist im Körper einer hohen Oxidation ausgesetzt, bei der auch Malon-Dialdehyd anfällt. Dieses Zellgift entsteht auch aus Abbauprodukten im Stoffwechselweg der Arachidonsäure. Malon-Dialdehyd wirkt mutagen (erbgutschädigend) und krebserregend.

Die Zahl der Todesfälle durch Krebs in der Lunge, der weiblichen Brust, des Darms, der Bauchspeicheldrüse, der Prostata und anderen Krebserkrankungen hat in den letzten Jahrzehnten deutlich zugenommen. Das geht einher mit einem gesteigerten Linolsäureverzehr, der sich z.B. in Japan von 1960 bis 1975 um das 2,5-fache erhöht hat. [151] Dabei muss bedacht werden, dass es sich hier noch um eine vergleichsweise geringe Erhöhung der Linolsäurezufuhr handelt; trotzdem traten in Japan schon vermehrt Krebsfälle auf. Wenn man sich vor Augen hält, dass heute, beinahe ein halbes Jahrhundert später, in den westlichen Industrieländern noch deutlich größere Mengen Linolsäure zugeführt werden, dürften die Auswirkungen auf die Entstehung von Krebs weitaus größer sein.

Aus Tierversuchen hat sich ergeben, dass Pflanzenöle mit einem hohen Omega-6-Anteil die Krebsentstehung fördern, während Öle mit einem niedrigen Gehalt von Omega-6-Fettsäuren, bzw. mit einem ausgeglichenen Verhältnis von Omega-6- zu Omega-3 Fettsäuren, die Entwicklung von Krebs unterdrücken. [151]

Das lässt sich vor allem darauf zurückführen, dass Omega-3-Fettsäuren die Entzündungsvorgänge hemmen, die durch Omega-6-Fettsäuren ausgelöst werden. Andere Methoden, diese Entzündungen zu unterbinden, wie z.B. die Blockade der dafür verantwortlichen Gene, haben die gleiche Wirkung. Das weist klar darauf hin, dass die Hemmung der durch Omega-6-Fettsäuren ausgelösten Entzündungsvorgänge im Körper ausgesprochen nützlich zur Verhinderung der oben genannten Krebserkrankungen ist. [151] Die Menge der Omega-3-Fettsäuren darf aber nicht zu hoch ausfallen, sonst verkehrt sich ihre positive Wirkung – durch verstärkte Oxidationsvorgänge – in das Gegenteil.

Das alles sind deutliche Hinweise darauf, dass es die Western Diet ist, die mit ihrem falschen Fettsäurenverhältnis die Entstehung von Krebserkrankungen fördert. Eine Ernährung mit natürlichen Lebensmitteln, die wenig Linolsäure, dafür aber viele gesättigte und einfach ungesättigte Fettsäuren liefert, schützt dagegen vor Krebs.

6.6.3 Krebs durch schlechte Gene?

Es heißt oft, „schlechte" Gene seien verantwortlich für Krebs. Die Gene sind bei der Krebsentstehung aber weniger ausschlaggebend als häufig angenommen wird. Denn die Ablesung und Umsetzung der Erbinformation aus den Genen erfolgt immer in Abhängigkeit von der Umwelt (Epigenetik). Das bedeutet: Selbst bei „schlechten" Genen braucht es einen Auslöser in Form einer unpassenden Ernährung, Giften, oxidativen Schäden oder womöglich Infektionen, um diese Gene zu aktivieren.

Ein Beispiel kann dies gut verdeutlichen: Frauen mit einer Genabweichung für 5-Lipoxygenase (LOX), die den Stoffwechsel der Linolsäure verstärkt, sind besonders gefährdet, an Brustkrebs zu erkranken. Es konnte aber nachgewiesen werden, dass eine Krebserkrankung nur auftrat, wenn viel Linolsäure verzehrt wurde. Bei einer niedrigen Linolsäurezufuhr war bei diesen Frauen dagegen kein erhöhtes Risiko für Brustkrebs feststellbar. [152] Selbst bei einem Genfehler kann also eine bewusste Ernährung, d.h. der Verzicht auf die westliche Ernährung mit ihren hohen Linolsäuremengen, das Krebsrisiko auf das Niveau einer Person mit „guten" Genen senken.

6.6.4 Medikamente und Krebs

Auch Medikamente spielen eine Rolle bei der Entstehung von Krebs. Viele cholesterinsenkende Medikamente, darunter auch die so häufig verordneten Statine, erhöhen den Blutspiegel von Arachidonsäure. [153] Damit werden die von ihr ausgelösten entzündlichen Vorgänge ebenfalls verstärkt.

Darüber hinaus wurde in vier gut angelegten Doppelblind-Studien festgestellt, dass eine Senkung des Cholesterins das Risiko für eine Krebserkrankung erhöht. [94] Das ist vermutlich auf die schützende Rolle des Cholesterins zurückzuführen, welches krebserregende Substanzen binden und so unschädlich machen kann. [94] Die Empfehlung, mehrfach ungesättigte Pflanzenöle mit viel Linolsäure zu verzehren, um den Cholesterinspiegel zu verringern und seine weitere Senkung durch Medikamente wie z.B. Statine, kann also das Krebsrisiko erhöhen. [154]

Durch eine hohe Aufnahme von Linolsäure, kennzeichnend für die westliche Ernährung, sind für die Entstehung, das Wachstum und die Ausbreitung von Krebs optimale Bedingungen geschaffen. Eine gute Vorbeugung gegen Krebs und für seine Bekämpfung ist daher der weitgehende Verzicht auf arachidonsäurehaltige Lebensmittel, sowie auf Linolsäure, aus der im Körper ebenfalls Arachidonsäure entsteht.

Die Rolle der Linolsäure als Verursacher von Krebs ist nach Ansicht des Autors hinreichend belegt, um eine deutliche Warnung vor ihrem überhöhten Verzehr auszusprechen (zur täglich benötigten Menge siehe unter 4.4.2). Anders verhält es sich bei der Konjugierten Linolsäure (engl. Conjugated Linoleic Acid, CLA): Diese Form der Linolsäure schützt nicht nur vor Krebs, sie kann auch eine Krebsbehandlung unterstützen. [155]

6.7 Konjugierte Linolsäure (CLA)

Bei CLA handelt es sich um ein Isomer der Linolsäure. Ein Isomer ist ein Molekül, das dieselbe Art und Anzahl von Atomen aufweist, aber durch die veränderte „Faltung“ eine andere räumliche Form aufweist. Durch ihre veränderte Form übt CLA andere Wirkungen im Körper aus als die gewöhnliche Linolsäure.

CLA ist eine natürliche *trans*-Fettsäure, die im Gegensatz zu den künstlichen *trans*-Fetten, die in industriell verarbeiteten Nahrungsmitteln vorkommen, nicht schädlich, sondern ausgesprochen nützlich ist. Eine weitere *trans*-Fettsäure, die im Fett von Wiederkäuern in sehr geringer Menge vorkommt, ist die Elaidinsäure, die *trans*-Form der Ölsäure. Elaidinsäure entsteht aber in weitaus größeren Mengen bei der industriellen Härtung von Fetten (z.B. bei Margarine und Frittierfett). [156] Hier macht die Menge das Gift: Zuviel davon belastet den Organismus und sollte vermieden werden. (Zum Vorkommen von *trans*-Fettsäuren in Nahrungsmitteln siehe Exkurs 21 auf der folgenden Seite).

CLA liegt in mehreren Varianten vor; diese stärken das Immunsystem, wirken gegen Krebs und senken den Triglyzerid-, sowie den Blutzuckerspiegel. Dabei wirkt CLA in der Form *cis*-9, *trans*-11 (das Molekül hat eine *cis*-Doppelbindung am 9. und eine *trans*-Doppelbindung am 11. Kohlenstoffatom der Kette) gegen Krebserkrankungen der Brust, der Prostata, des Magen-Darm-Traktes, sowie von Lunge und Haut; *trans*-10, *cis*-12 CLA dagegen wirkt fettabbauend. [157] Darüber hinaus hat CLA im Tierversuch deutliche Wirkungen gegen Atherosklerose gezeigt. [158]

CLA ist vor allem im Fett und Fleisch von Wiederkäuern (Lamm, Rind, deren Milchprodukten und Käse, sowie Hirsch und Reh) enthalten. Das CLA im Milchfett besteht zu 92 % aus der krebshemmenden *cis*-9, *trans*-11 Variante, im Rinderfett liegen 78 % des CLA in dieser Form vor. [157] Pro Gramm Fett enthält Kuhmilch im Durchschnitt 4 mg CLA, Rinderfett etwa 3,5 mg.

Durch Weidehaltung lässt sich der CLA-Gehalt im Rinderfett aber um bis zu 550 % steigern. [157] Somit bildet artgerecht – durch Weidehaltung, bzw. Grünfütterung – erzeugtes Rindfleisch einen hervorragenden, unkomplizierten und nebenwirkungsfreien Schutz vor Krebs. Auch das Fett von Schafen enthält CLA; die höchsten Gehalte findet man in der Leber von Lämmern, wenn diese mit Milch aufgezogen werden. Fleisch und Milchprodukte von Tieren aus Weidehaltung liefern überdies deutlich mehr fettlösliche Vitamine wie Beta-Carotin, Vitamin A und Vitamin E.

Nicht nur CLA kommt im Fleisch und Fett von Wiederkäuern vor, sondern auch seine Vorstufe Vaccensäure. Diese Vaccensäure kann im menschlichen Körper ebenfalls zu einer Form von CLA umgebaut werden, der sog. Pansensäure (auch: Rindersäure). [159] Bis heute sind 28 verschiedene Formen von CLA identifiziert worden, wobei die Pansensäure mit 85 % und die *trans*-10,

Exk. 21 *trans*-Fettsäuren in Nahrungsmitteln

trans-Fettsäuren müssen auf dem Etikett ausgewiesen werden; die Bezeichnung lautet „pflanzliche Fette, z.T. gehärtet." In geringeren Mengen kommen sie in industriell erzeugten Speiseölen, in höheren in frittierten Gerichten vor. Vor allem aber sind sie in solchen Nahrungsmitteln zu finden, in denen die festen gesättigten Fettsäuren durch pflanzliche Fette – vor allem Soja-, Sonnenblumen-, Raps- und Maiskeimöl ersetzt wurden. Dafür müssen diese flüssigen Fette chemisch „gehärtet" werden, um eine feste Konsistenz anzunehmen. In vielen Keksen, Crackern und Plätzchen sind die traditionellen, natürlichen Fette wie Butter, Palm- oder Kokosöl durch billige *trans*-Fettsäuren ersetzt worden, auch Kaffeeweißer und Instantpuddings sind davon betroffen. [ak]

Durch strengere gesetzliche Vorschriften ist der Anteil an *trans*-Fettsäuren in industriell erzeugten Nahrungsmitteln in den letzten Jahrzehnten zurückgegangen. Doch manche Nahrungsmittel enthalten immer noch zuviel davon.

In Deutschland hat der Gehalt von *trans*-Fettsäuren in Margarine von 17-22 % in den Jahren 1995/96 auf unter 2 % im Jahr 2008 abgenommen. Margarine mit Öl aus nur einer Pflanze (z.B. Sonnenblumenöl) kann aber immer noch deutlich höhere Werte enthalten. [al]

Hohe Gehalte an *trans*-Fettsäuren finden sich in verarbeiteten Nahrungsmitteln, mit deutlichen Schwankungen. In Backwaren kommen zwischen 0,1- 32,7 %, in Süßwaren 0,0-37,6 % und in Kartoffelprodukten 0,1-15,2 % Transfettsäuren vor. Allein Fertiggerichte wie Pizza und Schnellgerichte wie Pommes frites tragen heute etwa 15 % zur Aufnahme von *trans*-Fettsäuren bei. [al]

ak Enig M: The Canadian Report on Trans Fatty Acids. Westen A. Price Foundation, March 30, 2009. https://www.westonaprice.org/health-topics/know-your-fats/the-canadian-report-on-trans-fatty-acids/

al Deutsche Gesellschaft für Ernährung (DGE): trans-Fettsäuren und ihr Einfluss auf die Gesundheit Teil 1 – Entstehung und Vorkommen. DGEinfo (05/2016) 66-68, sowie DGE: trans-Fettsäuren und ihr Einfluss auf die Gesundheit – Teil 2. DGEinfo (06/2016) 86-89. https://www.dge.de/wissenschaft/weitere-publikationen/fachinformationen/trans-fettsaeuren/

cis-12-Form mit 10 % am häufigsten vorkommen. [160] Werden Nutztiere aber mit Mais und Soja gefüttert, wie in der industriellen Tiermast üblich, so sinkt der Anteil an CLA in Fleisch und Milch dieser Tiere deutlich ab.

6.7.1 Wie entsteht CLA bei Wiederkäuern?

Wiederkäuer sind über ihr Grünfutter einer hohen Linolsäureaufnahme ausgesetzt. Doch die Natur hat sie mit einer schützenden Stoffwechsel-Eigenschaft versehen. Wiederkäuer müssen das relativ nährstoffarme Grünfutter optimal ausnutzen, daher verfügen sie über mehrere Vor-Mägen, in denen das Futter aufbereitet wird. Einer davon ist der sog. Pansen, in dem die Zellulose, welche das Gerüst der Pflanzen bildet, durch Bakterien aufgeschlossen wird.

Linolsäure, die von Wiederkäuern mit dem pflanzlichen Futter aufgenommen wird, ist aber für viele Pansenbakterien giftig. Daher wird sie im Körper der Tiere zur gesättigten Stearinsäure, sowie in kleineren Mengen zu CLA umgebaut. Dieser Vorgang wurde auch bereits als „Entgiftungsprozess" bezeichnet. [161] Denn wie Laborversuche ergeben haben, hemmt Linolsäure bei Bakterien den Zellstoffwechsel: Die Energiemenge (in Form von ATP) wird um zwei Drittel reduziert und das Acyl-Coenzym A, (eine Gruppe von Enzymen, die Fettsäuren verstoffwechseln) fällt um bis zu 96 % ab. [161]

Doch nicht nur Linolsäure (Omega-6), auch die stärker ungesättigten Fettsäuren der Omega-3-Klasse, wie die Fischöle DHA, EPA und die pflanzliche Linolensäure, hemmen das Wachstum der Pansenbakterien; das stärkste Gift ist EPA, gefolgt von DHA, Linolen- und Linolsäure. [162] Da Linolsäure aber in den größten Mengen im Futter der Tiere vorkommt, ist sie, in Summe gesehen, am schädlichsten.

Wir sehen erneut: Die Giftwirkung von Linolsäure erstreckt sich nicht nur auf den Menschen. Die noch stärkere Giftwirkung der Fettsäuren der Omega-3-Klasse bei Tieren wurde zuvor bei der Reaktion des Körpers auf bakterielle Gifte schon angesprochen. Daher ist auch für die menschliche Ernährung zu

Tab. 8 Omega-6- und Omega-3-Fettsäuren in Rindfleisch [d]

Fettsäure in g pro 100 g*	Hackfleisch	Kochfleisch (f)**	Bratenfleisch (f)	Schulter (Bug, mf)	Roastbeef****	Filet	Leber	Roulade (m)	Zunge
gesättigte Fettsäuren	6,24	9,10	5,51	3,72	1,89	1,75	1,34	1,87	5,72
einfach unges. Fettsäuren	6,50	9,44	5,73	3,89	1,98	1,74	0,59	1,82	7,30
mehrf. unges. Fettsäuren	0,55	0,80	0,54	0,40	0,22	0,18	0,78	0,21	1,29
C18:2n6 Linolsäure	0,31	0,46	0,31	0,24	0,13	0,11	0,20	0,12	1,00
C18:3n3 Linolensäure	0,19	0,28	0,16	0,10	0,05	0,04	0,07	0,04	0,29
C20:4n6 Arachidonsäure	0,01	0,03	0,04	0,04	0,03	0,03	0,16	0,04	0,00
C20:5n3 EPA	0,03	0,04	0,02	0,01	0,01	0,01	0,02	0,01	0,00
C22:6n3 DHA	0,00	0,00	0,00	0,00	0,00	0,00	0,03	0,00	0,00
Protein	20,50	19,00	18,90	19,60	22,50	21,20	19,20	20,60	16,00
Summe Omega-6	0,32	0,49	0,35	0,28	0,16	0,14	0,36	0,16	1,00
Summe Omega-3	0,22	0,32	0,18	0,11	0,06	0,05	0,12	0,05	0,29
Verhältnis n6:n3***	1,5:1	1,5:1	2:1	2,5:1	2,5:1	3:1	3:1	3:1	3,5:1

* Verzehrbarer Anteil, roh

** f = fett, mf = mittelfett, m = mager

*** Berechnung des n6:n3-Verhältnisses: n6 = Linolsäure + Arachidonsäure; n3 =EPA + DHA + Linolensäure

**** ohne Fettrand

Fleisch vom Rind wäre vom n6:n3-Verhältnis her zu empfehlen.

d Quelle: Bundeslebensmittelschlüssel (BLS), abgerufen über: Debinet – Deutsches Ernährungsberatungs- und Informationsnetz (www.ernaehrung.de), Institut für Ernährungsinformation, 72250 Freudenstadt.

empfehlen, es mit deren Zufuhr nicht zu übertreiben. Denn es ist nicht auszuschließen, dass die Omega-3-Fettsäuren – neben ihrer starken Neigung zur Oxidation – ebenfalls das Wachstum wichtiger Darmbakterien bei Menschen hemmen.

6.8 Beste Strategie der Fettversorgung

Beide Fettsäureklassen – Omega-3-Fettsäuren, wie auch die Omega-6-Fettsäuren – sind für den Menschen lebenswichtig. Vor allem die Omega-3-Fettsäuren EPA und DHA genießen heute einen guten Ruf: In der Medizin bzw. Ernährungswissenschaft ist man allgemein der Auffassung, dass eine hohe Zufuhr von Omega-3-Fettsäuren – um die negativen Effekte der Linolsäure auszugleichen – die optimale Strategie zur Vermeidung von Krebs ist. [67] Das ist auf den ersten Blick richtig: Je ausgewogener das Verhältnis von Omega-3- zu Omega-6-Fettsäuren ausfällt (am besten wäre 1:1), desto besser regulieren die Omega-3-Fettsäuren die Entzündungskaskade der Omega-6-Fettsäuren.

Doch für ein ausgewogenes Verhältnis der beiden Fettsäureklassen muss zuvorderst die Menge der täglichen Linolsäure-Zufuhr über die Nahrung begrenzt werden. Das bedeutet: Strenger Verzicht auf schädliche Pflanzenöle (d.h. auf alle Öle außer Kokosöl und in Maßen, Olivenöl) und möglichst keine verarbeiteten Nahrungsmittel mit zugesetzten pflanzlichen Fetten verzehren. Linolsäure ist in kleinen Mengen in beinahe allen tierischen und pflanzlichen Produkten enthalten; daher wird bei einer Ernährung mit natürlichen Lebensmitteln ausreichend Linolsäure zugeführt. Zum Gehalt von Omega-6- und Omega-3-Fettsäuren in Fleisch siehe die Tabelle 8 links und die Tabellen bis 13 auf den folgenden Seiten.

Kommt dann eine niedrige bis moderate Zufuhr von Omega-3-Fettsäuren hinzu (am besten über das Fleisch grasgefütterter Tiere, Bio-Eier und vielleicht etwas Fisch), stellt sich die natürliche Balance bei einer niedrigen Gesamtzufuhr beider Fettsäureklassen ein.

Tab. 9 Omega-6- und Omega-3-Fettsäuren in Schaffleisch* [d]

Fettsäure in g pro 100 g**	Lamm Leber	Lamm Nacken	Kotelett (mf)***	Filet (m)	Schaf Keule (f)	Lamm Brust	Hinterhaxe	Lamm Schulter
gesättigte Fettsäuren	1,64	5,55	6,27	1,34	6,74	9,88	5,29	1,82
einfach unges. Fettsäuren	1,30	5,66	6,71	1,46	7,34	10,76	5,76	1,98
mehrf. unges. Fettsäuren	0,78	0,64	0,81	0,18	0,90	1,32	0,70	0,24
C18:2n6 Linolsäure	0,22	0,37	0,49	0,11	0,56	0,81	0,44	0,15
C18:3n3 Linolensäure	0,13	0,18	0,17	0,03	0,17	0,24	0,13	0,04
C20:4n6 Arachidonsäure	0,19	0,06	0,12	0,03	0,15	0,22	0,12	0,04
C20:5n3 EPA	0,00	0,02	0,03	0,01	0,03	0,04	0,02	0,01
C22:6n3 DHA	0,09	0,00	0,00	0,00	0,00	0,00	0,00	0,00
Protein	20,38	18,60	18,27	20,40	17,91	16,30	18,91	19,80
Summe Omega-6	0,41	0,43	0,61	0,14	0,71	1,03	0,56	0,19
Summe Omega3	0,22	0,20	0,20	0,04	0,20	0,28	0,15	0,05
Verhältnis n6:n3****	2:1	2:1	3:1	3,5:1	3,5:1	3,5:1	3,5:1	4:1

* Nur die wichtigsten Fettsäuren aufgelistet

** Verzehrbarer Anteil, roh

*** f = fett, mf = mittelfett, m = mager

**** Berechnung des n6:n3-Verhältnisses: n6 = Linolsäure + Arachidonsäure; n3 = EPA + DHA + Linolensäure.

Fleisch vom Schaf wäre vom n6:n3-Verhältnis her zu empfehlen.

d Quelle: Bundeslebensmittelschlüssel (BLS), abgerufen über: Debinet – Deutsches Ernährungsberatungs- und Informationsnetz (www.ernaehrung.de), Institut für Ernährungsinformation, 72250 Freudenstadt.

Tab. 10 Omega-6- und Omega-3-Fettsäuren in Fisch* [d]

Fettsäure in g pro 100 g**	Hering	Lachs (Pazifik)	Thunfisch	Seelachs (Köhler)	Makrele	Zander	Lachs (Salm)	Forelle	Thunfisch***
gesättigte Fettsäuren	3,27	2,66	4,23	0,64	3,45	0,16	2,9	0,61	3,79
einfach unges. Fettsäuren	8,92	4,03	4,22	0,66	4,77	0,17	4,4	0,80	5,80
mehrf. unges. Fettsäuren	4,37	2,71	4,77	0,83	2,90	0,26	3,90	1,05	9,85
C18:2n6 Linolsäure	0,15	0,11	0,23	0,08	0,17	0,02	0,89	0,23	7,44
C18:3n3 Linolensäure	0,06	0,09	0,21	0,03	0,25	0,01	0,30	0,04	0,14
C20:4n6 Arachidonsäure	0,04	0,05	0,25	0,02	0,17	0,02	0,06	0,03	0,13
C20:5n3 EPA	2,04	0,75	1,38	0,24	0,64	0,08	0,84	0,14	0,73
C22:6n3 DHA	0,68	1,03	2,08	0,36	1,14	0,10	1,35	0,49	1,09
Protein	18,20	20,06	21,50	19,32	18,70	19,20	19,90	19,50	23,80
Summe Omega-6	0,19	0,16	0,48	0,10	0,34	0,04	0,95	0,26	7,57
Summe Omega-3	2,78	1,87	3,67	0,63	2,03	0,19	2,49	0,67	1,96
Verhältnis n6:n3****	1:14,5	1:11,5	1:7,5	1:6,5	1:6	1:5	1:2,5	1:2,5	4:1

* Nur die wichtigsten Fettsäuren aufgelistet

** Verzehrbarer Anteil, roh

*** Thunfisch Konserve in Öl, abgetropft: Enthält durch das Pflanzenöl viel Linolsäure

**** Berechnung des n6:n3-Verhältnisses: n6 = Linolsäure + Arachidonsäure; n3 = EPA + DHA + Linolensäure. Bei Fisch kommt es zu einer Umkehrung des n6:n3-Verhältnisses: Fisch liefert als einziges Lebensmittel mehr Omega-3- als Omega-6-Fettsäuren. Ein bis zwei Fischmahlzeiten pro Woche (z.B. 1x Thunfisch 150 g mit 5,5 g oder 2x 150 g Makrele mit 6,06 g Omega-3-Fettsäuren) können die geringen Gehalte in konventionellem Fleisch ausgleichen und so, über die Woche gerechnet, für ein besseres n6:n3-Verhältnis sorgen.

d Quelle: Bundeslebensmittelschlüssel (BLS), abgerufen über: Debinet – Deutsches Ernährungsberatungs- und Informationsnetz (www.ernaehrung.de), Institut für Ernährungsinformation, 72250 Freudenstadt.

Falsch wäre es aber, eine Western Diet mit ihren hohen Linolsäure-Mengen beizubehalten und größere Mengen Omega-3-Fettsäuren in Form von fettem Seefisch und/oder Supplements in Form von Fischöl-Kapseln bzw. Leinöl zu verzehren. Dann wird zwar das Verhältnis von Omega-3- zu Omega-6-Fettsäuren verbessert, doch es kommt zu gefährlichen Nebeneffekten.

Die Wirkung der Omega-3-Fettsäuren fällt nicht so deutlich aus wie erwartet, da die gleichzeitig hohe Zufuhr von Omega-6-Fettsäuren ihren Stoffwechsel behindert: Das Enzym Delta-6-Desaturase, welches für die Verstoffwechselung beider Fettsäureklassen benötigt wird, bevorzugt Omega-6-Fettsäuren: Je mehr Omega-6 vorhanden ist, desto stärker fällt die kompetitive Hemmung von Omega-3 aus. Darüber hinaus sind beide Fettsäuregruppen hoch ungesättigt und daher stark gefährdet durch Oxidation. Je mehr davon im Körper zirkuliert, desto höher fallen auch die Schäden durch ihre Oxidationsprodukte aus (oxidiertes Cholesterin, Malon-Dialdehyd, oxidativer Stress etc.).

Deshalb ist anzuraten, für ein ausgewogenes Verhältnis von Omega-3- zu Omega-6-Fettsäuren *wenig von beiden Fettsäureklassen zu verzehren.* So funktionieren sowohl die Entzündungsketten des Omega-6-Stoffwechsels, als auch die regulierenden Effekte des Omega-3-Stoffwechsels optimal, ohne dass es zu ausgeprägten Oxidationsschäden im Körper kommt.

Eine hohe Zufuhr der stabilen gesättigten und einfach ungesättigten Fettsäuren (über das Fleisch und Fett von Weidetieren und Wild, Butter und Butterschmalz, Kokosfett und – in Maßen – Olivenöl) schützt die mehrfach ungesättigten Fettsäuren zusätzlich vor Oxidation und es kommt zum Aufbau stabiler, voll funktionsfähiger Fettsäuren-Produkte im gesamten Körper – unbeschädigte Lipoproteine, stabile Zellgerüste, gut funktionierende Zellmembranen und Mitochondrien.

Das Fleisch und Fett von grasgefütterten Wiederkäuern enthält außerdem vergleichsweise hohe Mengen an CLA und dem Vorläufer Vaccensäure, die krebsverhindernd wirken. Die schützende Wirkung hoher Verzehrmengen von gesättigten und einfach ungesättigten Fettsäuren gegen die Entwicklung

Tab. 11 Omega-6- u. Omega-3-Fettsäuren in Puten-/Hühnerfleisch [d]

Fettsäure in g pro 100 g*	Pute Brust	Pute Schenkel	Hühnerleber	Suppenhuhn ***	Hühnerei	Brathähnchen ****	Brathähnchen Brust	Brathähnchen Schenkel
gesättigte Fettsäuren	0,37	1,43	1,61	6,63	2,71	2,78	0,21	3,67
einfach unges. Fettsäuren	0,25	0,96	0,79	6,71	3,79	3,67	0,28	3,41
mehrf. unges. Fettsäuren	0,31	1,25	1,16	5,64	1,54	2,60	0,17	2,64
C18:2 Linolsäure	0,18	0,80	0,49	4,07	1,33	2,10	0,14	2,04
C18:3 Linolensäure	0,01	0,03	0,01	0,18	0,08	0,12	0,01	0,08
C20:4 Arachidonsäure	0,05	0,17	0,15	0,85	0,06	0,23	0,01	0,33
C20:5n3 EPA	0,01	0,05	0,02	0,04	0,00	0,01	0,00	0,01
C22:6n3 DHA	0,04	0,14	0,06	0,46	0,08	0,11	0,00	0,09
Protein	19,90	16,50	22,10	18,50	11,85	19,90	23,55	18,15
Summe Omega-6	0,23	0,97	0,64	4,92	1,39	2,33	0,15	2,37
Summe Omega-3	0,06	0,22	0,09	0,68	0,16	0,24	0,01	0,18
Verhältnis n6:n3**	4:1	4,5:1	7:1	7:1	9:1	10:1	15:1	13:1

* Verzehrbarer Anteil, roh

** Berechnung des n6:n3-Verhältnisses: n6 = Linolsäure + Arachidonsäure; n3 = EPA + DHA + Linolensäure

*** Fleisch mit Haut

**** Brust mit Haut

Putenbrust und -schenkel wäre vom n6:n3-Verhältnis her in Maßen noch zu empfehlen; Fleisch vom Huhn sollte dagegen nicht so häufig verzehrt werden. Biologisch erzeugtes Geflügelfleisch weist ein um den Faktor 3 besseres n6:n3-Verhältnis auf! [am] (Bio-Eier vermutlich ebenfalls)

d Quelle: Bundeslebensmittelschlüssel (BLS), abgerufen über: Debinet – Deutsches Ernährungsberatungs- und Informationsnetz (www.ernaehrung.de), Institut für Ernährungsinformation, 72250 Freudenstadt.

am Kucheruk M, Midyk S, Zasekin D, et al: Comparison of fatty ccid content of organic and traditionally grown broiler chickens. Food Science and Technology 2019, December, 13(4).

von Krebs und ihre weiteren positiven Effekte (weniger starke Schockreaktion auf Gifte, Schutz der Leber etc.) wurde ja bereits angesprochen. So nutzt man die Fettsäuren in unserer Nahrung optimal für eine robuste Gesundheit und beugt degenerativen Erkrankungen zuverlässig vor.

6.8.1 Qualität der Nahrungsmittel

Ein Stück Fleisch kann nur die Nährstoffe liefern, welche das Tier im Laufe seines Lebens verzehrt hat. Besonders wichtig ist die Fütterung in den letzten Wochen vor der Schlachtung. Wenn das Tierfutter zu großen Teilen aus Mais- oder Sojaschrot besteht, wie in der industriellen Tierhaltung üblich, dann kann es nicht mit natürlichen Futterquellen konkurrieren. Dieses Fleisch wird zwar ähnliche Proteinmengen liefern wie bei einem natürlich ernährten Tier, doch sein Fettsäuren- und Mikronährstoffprofil (vor allem die Vielfalt an sekundären Pflanzenstoffen) fällt deutlich schlechter aus.

Besonders betroffen ist das amerikanische Rindfleisch; hier wird nicht nur genverändertes Soja und Mais gefüttert, es sind auch Wachstumshormone erlaubt. Rindfleisch aus Südamerika erfreut sich eines besseren Rufs, schließlich stehen in Brasilien und Argentinien noch große Weideflächen zur Verfügung. Allerdings sind auch diese Länder mittlerweile zu großen Produzenten von genverändertem Soja geworden. Dieser Soja wird dort in den letzten Wochen vor der Schlachtung in großen Mengen verfüttert, um das Gewicht der Tiere zu erhöhen.

In Deutschland wird ein Teil des Sojas zur Tierfütterung aus Übersee importiert; der Rest wird aus der EU bezogen. Gen-Soja in der Tierfütterung spielt zwar in Deutschland keine so große Rolle, doch kann es bei konventionell erzeugtem Rind- und Schweinefleisch nicht ausgeschlossen werden. In die EU wird nur wenig Mais eingeführt, das meiste wird selbst erzeugt. Doch in der Mast wird auch Mais verwendet, darunter können sich ebenfalls genveränderte Sorten befinden.

Tab. 12 Omega-6- und Omega-3-Fettsäuren in Schweinefleisch [d]

Fettsäure in g pro 100 g*	Leber	Nacken (Kamm, f)**	Gulasch (m)	Kotelett (mf)	Haxe (Eisbein, f)	Bauch (f)	Lende (Filet, m)	Hackfleisch
gesättigte Fettsäuren	1,72	6,19	6,50	3,80	5,84	15,59	0,77	9,75
einfach unges. Fettsäuren	0,59	7,20	7,24	4,54	6,84	17,15	0,90	10,33
mehrf. unges. Fettsäuren	1,46	1,21	1,42	0,8	1,24	2,64	0,16	1,19
C18:2n6 Linolsäure	0,46	0,86	0,85	0,55	0,91	1,89	0,10	1,01
C18:3n3 Linolensäure	0,02	0,25	0,26	0,15	0,21	0,43	0,02	0,08
C20:4n6 Arachidonsäure	0,49	0,05	0,19	0,06	0,06	0,18	0,02	0,03
C20:5n3 EPA	0,18	0,01	0,03	0,01	0,01	0,03	0,00	0,02
C22:6n3 DHA	0,21	0,00	0,00	0,00	0,00	0,00	0,00	0,02
Protein	21,20	19,15	17,49	20,50	19,06	13,87	22,00	19,00
Summe Omega-6	0,95	0,91	1,04	0,61	0,97	2,07	0,12	1,04
Summe Omega-3	0,41	0,26	0,29	0,16	0,22	0,46	0,02	0,12
Verhältnis n6:n3	2,5:1	3,5:1	3,5:1	4:1	4,5:1	4,5:1	6:1	8,5:1

* Verzehrbarer Anteil, roh
** f = fett, mf = mittelfett, m = mager
*** Berechnung des n6:n3-Verhältnisses: n6 = Linolsäure + Arachidonsäure; n3 = EPA + DHA + Linolensäure
Die Leber vom Schwein ist zu empfehlen; das Fleisch sollte nicht so häufig verzehrt werden, besonders Hackfleisch und Lende.

d Quelle: Bundeslebensmittelschlüssel (BLS), abgerufen über: Debinet – Deutsches Ernährungsberatungs- und Informationsnetz (www.ernaehrung.de), Institut für Ernährungsinformation, 72250 Freudenstadt.

Neben der Gen-Problematik ergeben sich bei konventionell erzeugtem, deutschem Fleisch ähnliche Probleme beim Fettsäuren- und Mikronährstoffprofil. Nach Daten des Bundeslebensmittelschlüssels (BLS) weisen konventionell erzeugtes Rind- und Lammfleisch recht gute Werte auf. Schweinefleisch, Pute und magere Teile anderen Geflügels sollte aber wegen der höheren Linolsäuregehalte schon weniger häufig verzehrt werden. Fette Teile von konventionell erzeugtem Geflügel wären vom Fettsäurenprofil her allerdings abzulehnen (siehe dazu die Tabellen 8, 9, 11 und 12). Wild (siehe Tabelle 13) und Fleisch aus Weidehaltung ist dagegen zu empfehlen (siehe Exkurs 11).

Eine Ausnahme bei den Fleischexportländern bildet Uruguay; in diesem Land ist man stolz darauf, seine Rinder allein durch Weidehaltung aufzuziehen. Deren Fleisch kann also empfohlen werden. Ebenso verhält es sich mit einheimischen Rindern, die durch Weidehaltung und im Winter mit Heu ernährt werden. Eine Fütterung mit Soja oder Mais wäre dagegen abzulehnen. Das Futter des Tieres lässt sich allerdings bei abgepacktem Fleisch im Supermarkt nicht nachvollziehen; hier wäre es besser, direkt beim Metzger oder beim Bauern zu kaufen, wo man sich über die Fütterung informieren kann. Schafe und Ziegen werden auch heute bei uns noch als Weidetiere gehalten; auch ihr Fleisch ist zu empfehlen.

Beim Fisch sieht es häufig trübe aus: Fast alle Speisefische werden heute in Aquakultur gehalten. Aus Kostengründen hat sich der Anteil an Fischmehl im Futter mittlerweile drastisch reduziert. Dafür wird schon länger pflanzliches Protein und Fett eingesetzt. Diese Fische werden also, wie konventionell gehaltene Nutztiere an Land, mit Getreide und Soja gemästet. Das bedeutet, auch sie enthalten jetzt pflanzliche Fette mit einem hohen Linolsäureanteil. Natürlich weisen diese Fische noch akzeptable Werte für Omega-3-Fettsäuren auf, aber ihr Fettsäuren- und Mikronährstoffprofil fällt wiederum deutlich schlechter aus, als das ihrer wild lebenden Verwandten. Fisch aus Wildfang ist heute bereits deutlich teurer als der gezüchtete; vom Mikronährstoffprofil wäre er aber zu empfehlen (siehe dazu Tabelle 10).

Tab. 13 Omega-6- und Omega-3-Fettsäuren in Wildfleisch [an]

	Fasan	Rotwild	Rehwild	Feldhase	Wildschwein
Verhältnis n6:n3*	2:1	2:1	2:1	4:1	13:1

An dieser Stelle keine Daten zum Wildfleisch aus dem Bundeslebensmittelschlüssel (BLS); [d] die dort aufgeführten Werte für Omega-3-Fettsäuren sind viel zu niedrig angegeben. Beim Reh (Fleisch mager, roh) ergibt sich ein n6:n3-Verhältnis von 6:1, bei der Wildente (Fleisch mit Haut, roh) von 15,5:1** (etwa so hoch, wie bei Zuchtgeflügel) und beim Wildschwein (Fleisch Durchschnitt, roh) von 37,5:1 (7- bis 8-mal so hoch, wie bei Schweinefleisch aus konventioneller Haltung).**

Daher an dieser Stelle Daten von Dr. Teresa Valencak vom Forschungsinstitut für Wildtierkunde und Ökologie der Veterinärmedizinischen Universität Wien. [an] In ihrer Untersuchung sind aber nicht die Gehalte der Fettsäuren pro 100 g ermittelt worden wie im BLS, sondern die Fettsäurengehalte der Phospholipide, die deutlich höher ausfallen. Aus diesem Grund sind sie hier nicht aufgeführt. Das n6:n3-Verhältnis kann aber zum Vergleich herangezogen werden.

Die auch bei Dr. Valencak recht hohen Werte für Omega-6-Fettsäuren beim Wildschwein ergeben sich u.a. daraus, dass sich das Schwarzwild auch von Mais und Weizen ernährt; diese liefern in ihrem Fettsäurenanteil große Mengen von Linolsäure.

Das Fleisch unserer Wildtiere ist, verglichen mit dem von Tieren aus konventioneller Haltung, ausgesprochen fettarm und weist ein optimales n6:n3-Verhältnis auf. Das Wildschwein fällt aus diesem Rahmen, doch auch sein Fleisch enthält mehr Nährstoffe als Zuchtfleisch, da es neben Getreide auch Grünfutter, Eicheln, Bucheckern und tierische Nahrung wie Käferlarven, Würmer, Schnecken frisst.

* Verzehrbarer Anteil, roh

** Berechnung des n6:n3-Verhältnisses: n6 = Linolsäure + Arachidonsäure; n3 = EPA + DHA + Linolensäure

an Valencak, T: Wildbret – Premiumprodukt dank „guter" Fettsäuren. (2013) Weidwerk 8, Jagdwirtschafts-, Förderungs- und Betriebsges. mbH, Wien.

d Quelle: Bundeslebensmittelschlüssel (BLS), abgerufen über: Debinet – Deutsches Ernährungsberatungs- und Informationsnetz (www.ernaehrung.de), Institut für Ernährungsinformation, 72250 Freudenstadt.

Exk. 22 Gute Gründe, nicht jeden Tag dasselbe zu essen

Primitive Völker nutzen viel mehr verschiedene Lebensmittel – vor allem pflanzlicher Art – als die Menschen in den zivilisierten Ländern. Das bringt bedeutende Vorteile:

1) Eine größere Vielfalt von Mikronährstoffen – Vitamine, Mineralien, Spurenelemente und sekundäre Pflanzenstoffe. Das führt über Synergie-Effekte zu einem besseren Immunstatus (siehe dazu unter 8.4).
2) Gleichzeitig wird die Entwicklung eines gesunden Mikrobioms im Darm gefördert, was die Abwehrkräfte weiter steigert (siehe dazu unter 9.1).
3) Die Menge von häufig verzehrten Lebensmitteln sinkt ab (d.h., man isst nicht jeden Tag dasselbe); so wird eine zu hohe Aufnahme von schädlichen Substanzen vermieden, die vielleicht zu Unverträglichkeiten führen würden.

6.8.2 Tipps für die tägliche Ernährung

Zunächst muss darauf hingewiesen werden, dass die üblichen Pflanzenöle, verarbeitete Lebensmittel und Fast Food, sowie Süßigkeiten und Knabberzeug weitestgehend gemieden werden sollten – am besten verzichtet man ganz darauf. Damit ist der wichtigste Schritt getan, um hohe Zufuhren von Linolsäure auszuschließen. Eine kohlenhydratarme Ernährung oder Intervallfasten helfen zusätzlich, überhand nehmende Oxidationsprozesse im Körper zu vermeiden und die Autophagie als körpereigenen Selbstheilungsprozess zu fördern.

Das Optimum wäre eine Ernährung mit dem Fleisch und Fett von Weidetieren oder Wild sowie Bio-Eiern. Bio-Butter und hochwertiges Oliven- sowie Kokosöl zählen ebenfalls zu dieser Spitzengruppe der empfehlenswerten Lebensmittel. Dann muss man sich um ein gesundheitsförderndes

Verhältnis von Omega-6- zu Omega-3-Fettsäuren keine Gedanken machen; nicht einmal der Verzehr von Fisch (mit seinen hohen Omega-3-Gehalten) ist vonnöten. Vergleichsweise wenige Menschen sind aber Jäger oder Bauern, die ihre Tiere auf der Weide halten. Wer diese optimalen Lebensmittel kaufen muss, der wird dafür tief in die Tasche greifen.

Bio-Fleisch ist ebenfalls gut, doch von der Fettsäurenqualität häufig etwas unter Weidehaltung und Wild anzusiedeln, da nicht wenige Bio-Landwirte ebenfalls mit Mais bzw. Soja füttern – auch wenn diese Futtermittel in den qualitativ hochwertigen Anbauverbänden (Demeter und Bioland) weitestgehend auf dem eigenen Hof in Bio-Qualität erzeugt werden müssen. Trotzdem sind biologisch erzeugtes Fleisch und Bio-Eier vom Omega-6- zu Omega-3-Verhältnis und Nährstoffgehalt immer noch deutlich höher einzustufen als konventionell erzeugtes Fleisch, bei dem der Einsatz von Kraftfutter die Regel ist. Bio-Fleisch ist aber ebenfalls sehr teuer und nicht viele Leute werden sich das jeden Tag erlauben können.

Wer weniger Geld ausgeben möchte, der kann auf magere Stücke von konventionell erzeugtem Fleisch zurückgreifen, die vergleichsweise niedrige Werte an Linolsäure aufweisen. Vor allem Rind- und Lammfleisch wäre zu empfehlen; fettes Schweinefleisch und Geflügel sollte – wegen des ungünstigen Omega-6- zu Omega-3-Verhältnisses – seltener verzehrt werden (siehe dazu die Tabellen 8 bis 13). Zusammen mit konventionell erzeugten tierischen Fetten (Butter, Schafsfett, Rindertalg) sowie Olivenöl, Kokosöl und Bio-Eiern (ein vergleichsweise günstiges Lebensmittel mit niedrigerem Linolsäuregehalt als konventionelle Eier) plus einigen Fischmahlzeiten pro Woche kann auch damit ein akzeptables Verhältnis von Omega-6- zu Omega-3-Fettsäuren bei einer relativ geringen Gesamtmenge erreicht werden. Statt Fisch als Quelle für Omega-3-Fettsäuren kann auch auf Leinöl als Nahrungsergänzung zurückgegriffen werden (siehe dazu die Exkurse 12 und 13).

Leber von Rind, Schaf, Schwein oder Wildtieren mit ihrem günstigen Omega-6- zu Omega-3-Verhältnis und sehr hohem Vitamingehalt sollte mindestens einmal pro Woche auf dem Speiseplan stehen.

Exk. 23 Linolsäure in Kosmetika und Körperpflegeprodukten

Der Biologe Raymond Peat weist darauf hin, dass die mehrfach ungesättigten pflanzlichen Öle auch durch die Haut aufgenommen werden; er wäscht sich die Hände jedesmal gründlich, wenn er damit in Berührung kommt. [ao] Demnach wäre die Verwendung dieser Öle in Kosmetika ebenfalls kritisch zu sehen.

Tatsächlich werden mehrfach ungesättigte Pflanzenöle mit hohem Linolsäureanteil in Hautlotionen und Cremes gern eingesetzt, weil sie billig sind und schnell in die Haut einziehen. Ein weiterer Faktor kommt bei diesen Produkten hinzu: Die oft gewählte Verpackung aus Plastik. Fettreiche Hautpflegeprodukte können die Weichmacher (welche östrogene Wirkungen ausüben) aus dem Plastik herauslösen; beim Auftragen auf die Haut gelangen diese in den Körper. Die immer noch vorkommende Konservierung von Hautpflegeprodukten mit Parabenen, denen ebenfalls östrogenartige Wirkungen zugeschrieben werden, verstärkt das Problem.

Eine gute Alternative zu herkömmlichen Hautlotionen und Cremes mit Pflanzenölen ist Kokosöl, das fast ausschließlich mittelkettige, gesättigte Fettsäuren enthält. Schonend kalt gepresst und in Bio-Qualität enthält es auch Antioxidanzien. Zur Hautpflege eingesetztes, natürliches Kokosöl wirkt darüber hinaus über die enthaltene Laurinsäure antibakteriell, antiviral und gegen Pilze. Wer einen Esslöffel davon ins Badewasser gibt, der kann nicht nur auf künstliche Badezusätze verzichten, sondern erspart sich auch das Eincremen nach dem Bad. Einfacher kann natürliche Hautpflege nicht sein.

ao Peat, R: Unsaturated Vegetable Oils: Toxic. Veröffentlicht 2006. http://raypeat.com/articles/articles/unsaturated-oils.shtml

Da alle Abschnitte vom Fleisch sehr ähnliche Nährwerte aufweisen, spricht nichts dagegen, auch günstige Fleischprodukte zu wählen: Hackfleisch sowie Gulasch oder Bratenfleisch (beides muss länger geschmort werden, schmeckt dann aber ausgezeichnet) sind ebenso nahrhaft wie ein teures Filetsteak. Das gilt auch für Wild oder Fleisch von Weidetieren; auch hier muss es nicht das Filet oder teures Fleisch von Rücken oder Keule sein.

Pflanzliche Lebensmittel (Gemüse, Salate, kohlenhydratarmes Obst und Beeren, Pilze, Kräuter und Wildkräuter sowie geringe Mengen Nüsse) können eine solche – auf tierischen Produkten basierende Ernährung – optimal ergänzen. Die Gehalte an Linolsäure in pflanzlichen Lebensmitteln (mit Ausnahme der meisten Nüsse; siehe dazu Tabelle 18) sind so gering, dass sie nicht ins Gewicht fallen (Näheres in Exkurs 27). Biologisch Angebautes wäre natürlich zu bevorzugen, doch sollte die Frische der Erzeugnisse hier im Vordergrund stehen: Konventionell angebautes, frisches Gemüse enthält mehr Nährstoffe, als welkes Bio-Gemüse (siehe dazu Kapitel 8).

*

KAPITEL 7

KOHLENHYDRATE IN DER WESTERN DIET

Die zweite große Veränderung, welche die westliche Ernährung mitbringt, ist eine sehr hohe Kohlenhydratzufuhr. Auch dieser Faktor führt zu Stoffwechselverschiebungen, die ernste gesundheitliche Schäden auslösen.

Bevor es Industriezucker gab, waren süße Nahrungsmittel kaum zu haben. Der Jäger und Sammler der Steinzeit konnte mit etwas Glück manchmal Honig erbeuten, wenn er ein Nest wilder Bienen plünderte. Aber die frühen Bienenvölker waren deutlich wehrhafter als unsere heutigen Exemplare, das ging wohl kaum ohne ernste Blessuren ab. Darüber hinaus gab es im Spätsommer und im Herbst Früchte zuhauf, aber auch diese unterschieden sich deutlich von den auf einen hohen Zuckergehalt gezüchteten Erzeugnissen, die wir heute im Supermarkt finden. Die Früchte früherer Pflanzen waren deutlich kleiner und recht bitter. Vergorene, also bereits im Verderb befindliche Früchte, dürften wohl neben dem seltenen Honig die einzige konzentrierte Zuckerquelle gewesen sein.

Wenn man der Evolutionstheorie folgt, waren unsere frühen Vorfahren Pflanzenfresser und damit zwangsläufig an Kohlenhydrate angepasst. Allerdings nicht an die hohen Kohlenhydrat- und Zuckermengen, die heute in den Industrieländern verzehrt werden! Die ersten Menschen haben sich vielleicht von Früchten und Wurzeln ernährt, doch diese dürften im Kohlenhydratgehalt deutlich niedriger gelegen haben. Die meiste Zeit seiner Existenz auf

Erden musste der Mensch daher (fast) ohne Zucker auskommen; sein Organismus ist perfekt darauf eingestellt.

7.1 Viel mehr Kohlenhydrate aus Getreide und Zucker

Der Verzehr von Getreide spielte bei den Steinzeitjägern keine große Rolle; der Getreideanbau, vor allem Gerste, wurde zunächst wohl eher zur Bierherstellung betrieben. Heute dagegen bildet eine Vielzahl von Getreideprodukten die Grundlage der Ernährung in den Industrieländern. Weltweit sind Mais und Reis die am häufigsten angebauten Getreidesorten, gefolgt vom Weizen, der in Europa am häufigsten angepflanzt wird. Weizenmehl hat pro 100 g, je nach Typ, einen Kohlenhydratgehalt von ca. 40-60 g (Vollkorn) bis 70 g (Feinmehl Typ 405). Andere Getreidesorten, wie z.B. Hafer oder Roggen, liegen ebenfalls in diesem Bereich.

Brot, Gebäck und Frühstücks-Cerealien (Cornflakes aus Mais weisen pro 100 g ca. 80 g Kohlenhydrate auf; Müsli, je nach Mischung etwas weniger), Pizza, Nudeln oder ein Fast Food mit orientalischem Fladenbrot (Döner, Falafel etc.) zählen heute zur regelmäßigen Ernährung vieler Leute.

So kommt es, dass Kohlenhydrate heute den Löwenanteil unserer Ernährung ausmachen. Der Tag beginnt mit Müsli, Brot oder Brötchen, häufig noch mit süßen Brotaufstrichen wie Marmelade oder Honig. Auch beim Mittagessen sind Kohlenhydrate vorherrschend, als Kartoffeln, Reis, Nudeln, Pizzateig oder Dönertaschen. Und abends kommt häufig dasselbe wie am Morgen auf den Tisch. Dazu müssen die vielen Zwischenmahlzeiten gezählt werden – Süßigkeiten, Kuchen oder süße Teilchen, Plätzchen, Kekse, Schokoriegel, Bonbons und die vielen gesüßten Getränke wie Fruchtsäfte, Cola oder Limonaden – jeweils mit vielen Kohlenhydraten bzw. Zucker in Form von Glucosesirup mit einem hohen Anteil an Fruchtzucker (Fructose). Die beliebten Energy-Drinks enthalten etwa so viel Zucker wie Cola, doch bei einigen Marken wurden Rekordwerte von fast 140 g Zucker pro Liter gefunden. [163]

Tab. 14 Zucker in verarbeiteten Nahrungsmitteln [ap]

Produkt	Kh, davon...	Zucker
Tomatensoßen (4 Produkte)	6,8 - 18,2 g	6,1 - 14,4 g
Ketchup (4 Produkte)	20,0 - 31,3 g	17,0 - 30,1 g
Barbecue-Soßen (4 Produkte)	40,0 - 50,8 g	38,0 - 41,5 g
Frühstücks-Cerealien (15 Produkte)	60,4 - 87,0 g	17,0 - 37,0 g
Joghurt (10 Produkte)	13,0 - 19,5 g	12,0 - 17,3 g
Softdrinks und Colagetränke (10 Produkte):	8,8 - 10,7 g	8,8 - 10,7 g
Softdrinks auf Tee-Basis (3 Produkte)	5,0 - 8,2 g	5,0 - 8,0 g
Softdrinks auf Kräuter-Basis (2 Produkte)	8,6 - 8,8 g	8,6 - 8,8 g

ap Daten aus: oV: Zucker in Lebensmitteln Wie viel drin ist – und wie Sie das rausfinden. Stiftung Warentest, 24.04.2017. https://www.test.de/Zucker-in-Lebensmitteln-Wie-viel-drin-ist-und-wie-Sie-das-rausfinden-5170484-5170805/

Exk. 24 Übergewicht durch Kohlenhydrate

Eine kohlenhydratreiche Ernährung, wie sie in den westlichen Industrieländern üblich ist, führt zu Übergewicht und Fettleibigkeit. Das geschieht durch einen einfachen Mechanismus im Körper des Menschen.

Fast alle Kohlenhydrate, die wir verzehren, werden im Körper zu Glucose aufgespalten. Diese Glucose erreicht das Blut sehr schnell und sorgt für einen Anstieg des Blutzuckerspiegels. Der Körper toleriert aber nur eine gewisse Höhe des Blutzuckers; was nicht sofort von den Zellen aufgenommen werden kann, muss in den Fettzellen eingelagert werden. Zur Regulierung des Blutzuckers wird daher das Hormon Insulin ausgeschüttet, das die überschüssige Glucose aus dem Blut entfernt.

Gleichzeitig hemmt Insulin aber auch das Hormon Glucagon, das für die Freisetzung von Fettsäuren aus den Fettzellen und deren Nutzung zur Energiegewinnung sorgt. Dieser Mechanismus ist durchaus sinnvoll, denn erst soll die nur begrenzt speicherbare Glucose verbraucht werden, dann erst die in großer Menge speicherbaren Fettsäuren. Ein hoher Insulinspiegel bedeutet also, dass die Nutzung des Körperfetts unterbunden wird; zusätzlich wachsen die Fettzellen weiter an, weil sie die überschüssige Glucose (welche in Fettsäuren umgewandelt wird) aufnehmen müssen.

Wie Abbildung 5 auf Seite 156 zeigt, folgt der Insulinspiegel im Blut dem Spiegel der Blutglucose – je mehr Kohlenhydrate verzehrt werden, desto mehr Insulin wird ausgestoßen. Wer also den ganzen Tag isst, neben den Hauptmahlzeiten immer wieder Snacks und Süßes verzehrt, der muss zwangsläufig an Körperfett zulegen. Erst wenn der Insulinspiegel tief abfällt, wird Glucagon aktiv und es kommt zum Abbau von Körperfett.

Dazu kommt der Zucker, der in selbst zubereitete Gerichte gestreut wird, wie in Kaffee oder Tee, Pudding bzw. sonstige Nachspeisen, Kuchen usw.

Es gibt noch mehr Zuckerquellen: In vielen verarbeiteten Produkten wird kein Zucker erwartet, trotzdem tragen sie zur täglichen Kohlenhydratüberflutung bei: Fruchtjoghurts, Tomatenketchup, Soßen und selbst Frückstücks-

Cerealien wie Cornflakes und Müsli sind häufig stark gesüßt (siehe dazu Exkurs 14 auf der vorangegangenen Seite). Und auch ungesüßte Fruchtsäfte liefern überreichlich Fruchtzucker, wenn zu viel davon getrunken wird.

7.2 Erhöhte Insulinspiegel und Insulinresistenz

Nicht wenige der heute noch als Jäger und Sammler lebenden Völker ernähren sich zwar auch überwiegend von kohlenhydratreichen Lebensmitteln, doch sie verzehren kein Getreide und so gut wie keinen Zucker. Ein weiterer Grund, warum eine kohlenhydratreiche Ernährung bei ihnen nicht zu Fettleibigkeit und Zivilisationskrankheiten führt, ist vermutlich darin zu suchen, dass sie nur wenige oder gar nur eine große Mahlzeit am Tag verzehren. Dadurch kommt es jeden Tag zu längeren Phasen mit einem niedrigen Blutzucker- und Insulinspiegel, was sich ausgesprochen positiv auf den Stoffwechsel und die Gesundheit auswirkt. Das Intervallfasten führt zu ähnlichen Effekten.

Der hohe Kohlenhydratverzehr in Form von Getreideprodukten und Zucker in den Industrieländern führt dagegen zu hohen Insulinspiegeln und einer verbreiteten Insulinresistenz: Das Insulin wirkt nicht mehr wie zuvor, sodass die Bauchspeicheldrüse immer mehr davon produzieren muss, um erhöhte Blutzuckerspiegel zu senken. Langfristig führt eine Insulinresistenz zur Zuckerkrankheit, dem verbreiteten Diabetes Typ II.

Ein im Tagesverlauf erhöhter Insulinspiegel führt aber auch dazu, dass die Nutzung von Körperfett als Energielieferant unterbunden wird; denn es ist ja stets genug Energie in Form von Blutzucker vorhanden. Die Folge ist eine Gewichtszunahme bis hin zur Fettleibigkeit (siehe dazu Exkurs 24 und Abbildung 5 auf der folgenden Seite).

Bereits 1998 wurde festgestellt, dass in den USA die Fettleibigkeit zugenommen hatte, obwohl insgesamt weniger Fett verzehrt wurde. [109] Das sprach klar gegen die These, ein hoher Fettverzehr führe zur Fettleibigkeit. Doch es wurde weiterhin an der Empfehlung festgehalten, weniger Fett zu

Abb. 5 Blutglucose, Insulin bei kohlenhydratreichen Mahlzeiten [aq]

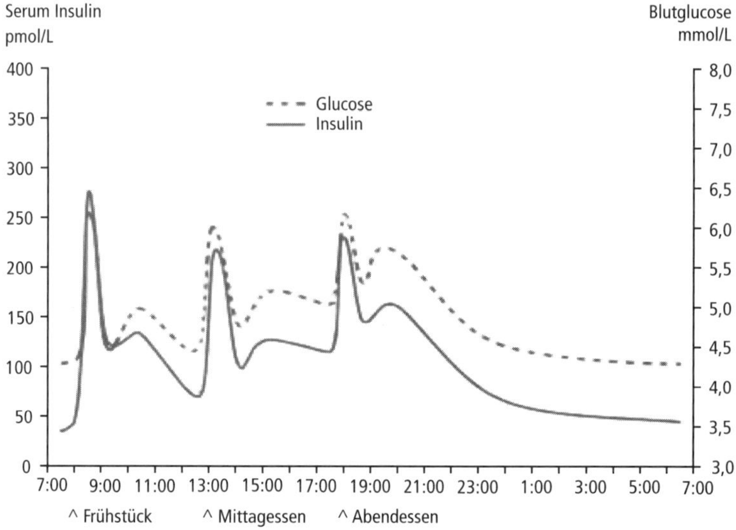

Blutglucose (gestrichelte Linie) und Insulin (durchgezogene Linie) nach drei kohlenhydratreichen Hauptmahlzeiten. Sowohl Glucose, als auch Insulin bleiben nach der zweiten und dritten Mahlzeit länger erhöht als nach der ersten. Durch mehrere kohlenhydratreiche Mahlzeiten baut sich ein „Insulinsockel“ auf, der den tiefen Abfall des Insulins nach der letzten Mahlzeit verzögert. Damit wird die effektive Fettverbrennung bis in die späten Nachtsunden verzögert.

Hier handelt es sich allerdings um ein geschöntes Modell, denn wer verbringt den Tag nur mit drei Hauptmahlzeiten? Wenn man die bei vielen Leuten zur Gewohnheit gewordenen Snacks und gesüßten Getränke ebenfalls einrechnen würde, dann fiele der Insulinspiegel im Tagesverlauf eigentlich gar nicht mehr ab – mit allen sich daraus ergebenden Nachteilen.

aq Grafik modifiziert, in Anlehnung an Daly ME: Acute effects on insulin sensitivity and diurnal metabolic profiles of a high-sucrose compared with a high starch diet. Am J Clin Nutr. 1998; 67(6): S. 1186-1196.

verzehren und besonders die gesättigten Fette zu meiden, weil diese das Cholesterin erhöhen und damit das Risiko für Herz-Kreislauferkrankungen steigern würden.

Bei weniger Fett in der Ernährung muss zwangsläufig der Anteil der Kohlenhydrate erhöht werden, um satt zu werden. Doch gerade der gesteigerte Verzehr von Tafelzucker (ein Zweifachzucker aus Glucose und Fructose) und Fructose (auch als Iso-Glucose bezeichnet bzw. in sog. High Fructose Corn Sirup enthalten) führt zu nachteiligen Veränderungen der Blutfette (Triglyzeride und Cholesterin), was wiederum das Herz-Kreislaufsystem schädigt. [164] Darüber hinaus führt ein gesteigerter Verzehr von Tafelzucker und Fructose zu erhöhten Spiegeln beim Blutzucker, bei Insulin und Harnsäure (was zur Gicht führt); später auch zur Insulinresistenz (und damit zur Entwicklung von Diabetes), einer nicht-alkoholischen Fettleber und Störungen der Blutgerinnung. Letztlich führt eine Ernährung, die viel Tafelzucker und Fructose enthält, zu einem dreimal so hohen Risiko, an einer Herz-Kreislauferkrankung zu versterben! [164]

Traditionell lebende Völker, die der westlichen Ernährung nicht ausgesetzt sind, weisen dagegen durchgängig niedrige Insulinspiegel, eine ausgezeichnete Insulinsensitivität (also das Gegenteil einer Insulinresistenz) und eine robuste Gesundheit auf. Erst mit dem Wechsel zu einer westlichen Ernährung kommt es auch bei diesen Völkern zu einem dramatischen Anstieg der gleichen Zivilisationskrankheiten. [165] Wechseln andererseits Menschen in den westlichen Industrieländern zu einer „Steinzeit"-Ernährung zurück, verbessert sich die Glucosetoleranz (und damit Insulinwerte und Insulinsensitivität) innerhalb kurzer Zeit. [166] Es liegt also auf der Hand, die Ursache für die Zivilisationskrankheiten in der westlichen Ernährung zu suchen.

Wie eine Untersuchung von 229 Jäger- und Sammlergesellschaften auf der ganzen Welt ergab, [20] weisen die Kohlenhydratlieferanten in ihrer Ernährung (mit Ausnahme von Honig) durchweg nur einen geringen Einfluss auf den Blutzucker- und Insulinspiegel auf. Der höhere Protein- und Fettanteil in der traditionellen Ernährung hat ebenfalls nur einen geringen Einfluss auf

Insulin und Blutzucker. Die hohe Kohlenhydratmenge in der Western Diet hat aber auch auf einem anderen Feld gravierende Folgen: Sie erzeugt oxidativen Stress im Körper.

7.3 Verstärkte Oxidationsprozesse durch Glucose

Die meisten der verzehrten Kohlenhydrate werden im Körper zu Glucose aufgespalten, die schnell das Blut erreicht. Ein anhaltend hoher Blutzuckerspiegel durch kohlenhydratreiche Mahlzeiten blockiert, wie bereits erwähnt, nicht nur den Fettabbau. Er sorgt auch dafür, dass Oxidationsschäden in den Mitochondrien der Zellen überhand nehmen. Im Laufe der Jahre führt das nicht nur zu Schäden an vielen Organen, sondern auch zu einer beschleunigten Alterung. Das ist ein deutlicher Hinweis darauf, dass unser Körper für hohe Kohlenhydratmengen nicht geschaffen ist.

Der Blutzuckerspiegel muss für eine Schädigung der Mitochondrien nicht einmal besonders hoch ausfallen: Schon ein moderater Anstieg („mild increase" im Original) führt zu mehr Sauerstoffradikalen, dadurch zu einer Funktionsstörung und einer „Schwellung" der Mitochondrien (ein Anwachsen um bis zu 50 %). Es ist bekannt, dass dieser Effekt dem Absterben von Nervenzellen vorausgeht. [167]

Die Giftwirkung der Glucose („glucotoxicity" im Original) kann verhindert werden, wenn die Entstehung der Sauerstoffradikale blockiert wird [167] – ein eindeutiger Hinweis, dass genau sie für die Schäden verantwortlich sind. Heute weiß man, dass Glucose den Anfall von Sauerstoffradikalen in den Mitochondrien immer erhöht, egal ob in der Zelle viel oder wenig Glucose angeliefert wird. [168]

7.4 Glucose und Herz-Kreislauferkrankungen

Die Rolle der Fette, besonders der unstabilen Linolsäure, bei der Entstehung von Entzündungen (die auch das Herz-Kreislaufsystem betreffen) wurde bereits angesprochen. Doch bei der Western Diet kommt ein weiterer Faktor hinzu: Große Kohlenhydratmengen, darunter vor allem die Zucker Glucose und Fructose.

Bei einem hohen Kohlenhydratverzehr dient die im Körper daraus entstehende Glucose als Hauptenergielieferant. Bislang wurden Herz-Kreislauferkrankungen stets auf Übergewicht und eine zu fettreiche Ernährung zurückgeführt. Tatsächlich hat sich mittlerweile herausgestellt, dass nicht das Fett dafür verantwortlich ist, sondern vor allem die Kohlenhydrate – auch die langkettigen – die im Körper überwiegend in Glucose umgewandelt werden und in das Blut gelangen.

Ein Übermaß an Kohlenhydraten führt zum Übergewicht, denn ein hoher Blutzuckerspiegel durch zu viel Glucose führt zu einem anhaltend hohen Insulinspiegel, der die Fettverbrennung ausschaltet. Da ein Kalorienüberschuss bei einer westlichen Ernährung mit ihrem hohem Kohlenhydratverzehr leicht erreicht wird, wird auch mehr Fett gespeichert – so stellt sich auf beiden Wegen eine Gewichtszunahme ein. Übergewicht ist also nicht per se die Folge eines hohen Fettverzehrs, sondern eines hohen Kohlenhydratverzehrs und es ist nicht die Ursache für Schäden am Herz-Kreislaufsystem.

Diese Schäden entstehen durch gehäufte Oxidations- und Entzündungsprozesse, die durch große Mengen Glucose (und durch oxidierte Fettsäuren) ausgelöst werden. Das ist in den letzten Jahren in vielen wissenschaftlichen Untersuchungen zweifelsfrei erwiesen worden.

Die bei der Verstoffwechselung von Glucose zur Energiegewinnung anfallenden Sauerstoffradikalen tragen entscheidend zu den vielfältigen Organschäden bei. Eine große Übersichtsstudie kam zu dem Schluss: „Zusammengefasst legen die Daten nahe, dass Einfachzucker Atherosklerose, Bluthochdruck, Gefäßerkrankungen am Herzen und im gesamten Gefäßsystem, Herzmuskelschwäche, Herzversagen und Herzrhythmus-Störungen auslösen.“ [169]

Welchen verheerenden Einfluss ein hoher Kohlenhydratverzehr und daraus resultierend, ein hoher Glucosespiegel im Blut auf die Entstehung

Tab. 15a Blutglucose und ischämische Herzerkrankungen

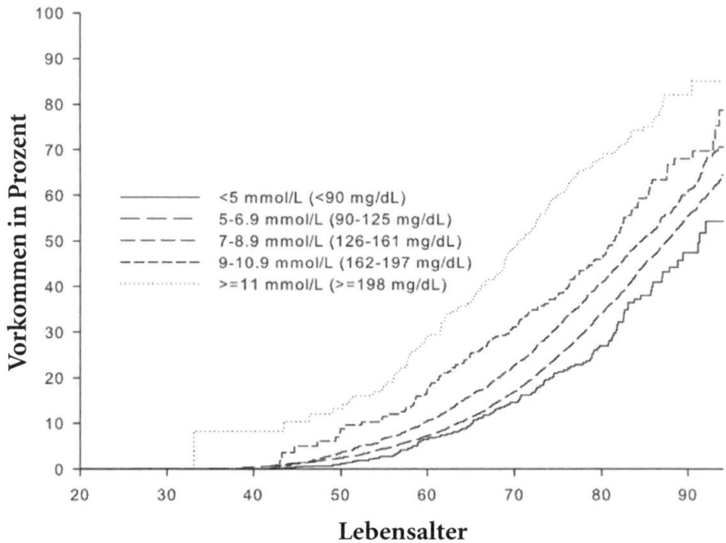

Grafik entnommen (Bezeichnungen angepasst) aus [ar]

Der Glucosespiegel im Blut, bestimmt von der Menge der täglich verzehrten Kohlenhydrate, löst Herzererkrankungen aus – bis hin zum Infarkt! Sowohl das Risiko für die sog. ischämische Herzerkrankung (die Mangelversorgung des Herzens mit Sauerstoff, siehe Grafik oben) als auch für einen Herzinfarkt (siehe Grafik rechts) steigt mit zunehmendem Glucosespiegel im Blut schrittweise an, wie Benn et al [ar] eindrucksvoll nachgewiesen haben. Die Forschergruppe kam zu dem Schluss: „Erhöhte Glucosespiegel sind an sich [„per se“ im Original] verantwortlich für die Entwicklung einer ischämischen Herzerkrankung und den Herzinfarkt!“ [ar]

In ihrer großen Studie wurden alle Probanden aussortiert, die eine ischämische Herzerkrankung aufwiesen bzw. schon einen Herzinfarkt erlitten hatten. Übrig blieben 16.318 Probanden, die über 35 Jahre beobachtet wurden. Es stellte sich heraus, dass die Anzahl der Fälle von ischämischer Herzerkrankung (Grafik oben) und Herzinfarkt (Grafik rechts) immer weiter zunahmen,

Tab. 15b Blutglucose und Herzinfarkt

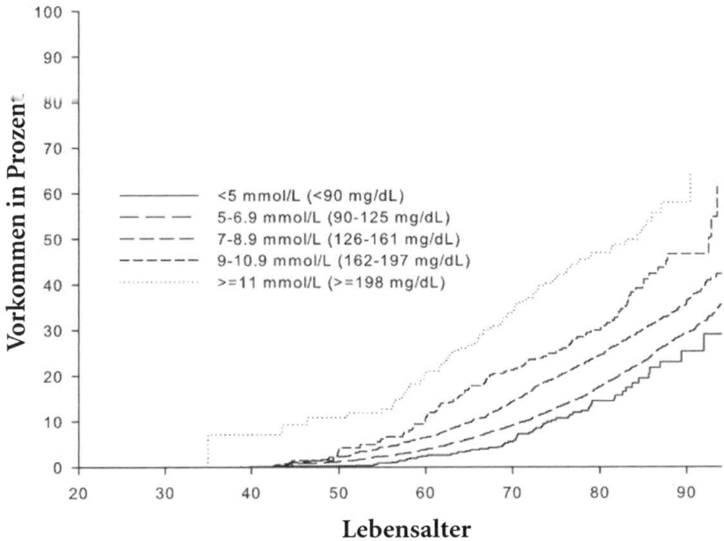

Grafik entnommen (Bezeichnungen angepasst) aus [ar]

je höher der Glucosespiegel im Blut ausfiel. [ar] Die waagerechte Achse zeigt jeweils das Alter der Probanden und die senkrechte Achse die Anzahl der Krankheitsfälle in Prozent.

Je mehr Kohlenhydrate verzehrt werden und je höher der Blutglucosespiegel, desto eher treten Herzerkrankungen auf. Beim höchsten Wert (über 11 mmol/L bzw. über 198 mg pro Deziliter Blut) trifft es schon junge Leute im Alter ab 35 Jahren: Hier treten bereits bei 9 % ischämische Beschwerden auf und bei 8 % kommt es zum Infarkt. Dagegen ist das Risiko für eine Herzerkrankung bei einem Blutglucosewert von unter 5 mmol/L bzw. unter 90 mg pro Deziliter Blut am geringsten. Hier kommt es erst im Alter von 63 Jahren (8 % ischämische Herzerkrankungen) und 74 Jahren (9 % Herzinfarkt) zu ähnlich vielen Krankheitsfällen.

ar Benn M, et al: Nonfasting Glucose, Ischemic Heart Disease, and Myocardial Infarction. J Am Coll Cardiol. 2012 Jun 19; 59(25): S. 2356-2365.

einer Sauerstoffmangelversorgung des Herzens (Ischämie) haben und die Rolle eines hohen Blutglucosespiegels als Auslöser für einen Herzinfarkt zeigen die Tabellen 15a und 15b auf den vorangegangenen Seiten.

7.5 Fructose als problematischer Zucker

Die schädlichen Wirkungen der Glucose in der Western Diet sind schon länger bekannt. Die Rolle der Fructose (Fruchtzucker) dagegen ist erst in den letzten Jahren eingehender untersucht worden.

Bislang galt Fruchtzucker als der „gute" Zucker, der selbst beim Diabetiker den Blutzuckerspiegel nicht ansteigen lässt und ohne Bedenken verzehrt werden kann. Doch wie bei der Linolsäure mit ihrer cholesterinsenkenden Wirkung kommt auch in diesem Fall eine positive Eigenschaft zusammen mit vielen negativen. Der Körper des Menschen kennt Fruchtzucker zwar seit Urzeiten aus reifen Früchten, doch nicht in den Mengen, wie er heute über eine westliche Ernährung zugeführt wird.

7.5.1 Bluthochdruck

Bluthochdruck ist ein wichtiger Anzeiger für Schäden im Herz-Kreislaufsystem. Dass die Erkrankung auf einen hohen Kohlenhydratverzehr zurückgeführt werden kann, zeigt sich beim Zuckerkranken am deutlichsten: 25 % der Menschen mit Typ-I Diabetes und 80 % der Menschen mit Typ-II Diabetes leiden unter hohem Blutdruck.

Verantwortlich gemacht werden dafür Fructose und Glucose, die im Tierversuch bei Hunden und Ratten mit steigender Dosis Bluthochdruck auslösen. [169] Fructoseverzehr erhöht auch den Blutdruck beim Menschen, wie anhand junger Erwachsener nachgewiesen wurde. Dafür genügte schon ein Softdrink, der 60 g Zucker enthielt. Durch Glucose allein kam es nicht zu einem Blutdruckanstieg, doch die Mischung von Glucose und Fructose erhöhte den Blutdruck. [170] Dazu muss bemerkt werden, dass auch der gewöhnliche Tafelzucker zu Bluthochdruck beiträgt: Dabei handelt es sich nämlich um einen Zweifachzucker (Disaccharid), der je ein Molekül Glucose und ein Molekül Fructose enthält.

7.5.2 Fettleibigkeit und metaboles Syndrom

Ein hoher Verzehr von Fruchtzucker ist mitverantwortlich für die Zunahme von Fettleibigkeit in der Gesellschaft. Besonders mit sog. Iso-Glucose gesüßte Getränke (Cola, Limonaden, Eistee, Energydrinks) führen dazu, dass diese Extra-Kalorien „unbemerkt" aufgenommen werden. Ein hoher Konsum von Fruchtsäften (auch ohne Zuckerzusatz) kann sich durch den enthaltenen Fruchtzucker ebenfalls nachteilig auswirken. Wie in einer Untersuchung [171] festgestellt wurde, steigerte eine hohe Aufnahme von Fruchtzucker das Risiko für die Entwicklung von Übergewicht und Störungen im Fettstoffwechsel, erhöhten Blutzuckerspiegeln sowie Bluthochdruck. Das gleichzeitige Auftreten dieser Krankheitssymptome hat die Wissenschaft „Metaboles Syndrom" getauft.

Durch eine Studie, die 2.369 gesunde Teilnehmer über durchschnittlich 6,7 Jahre begleitete, wurde herausgefunden: Je höher der Fruchtzuckeranteil in der Ernährung ausfiel, desto mehr Herz-Kreislauferkrankungen traten auf. Eine Zunahme dieser Krankheiten fand sich besonders häufig bei einem hohen Verzehr von Fruchtzucker, der westlichen Nahrungsmitteln zugesetzt war, doch nicht bei alleiniger Aufnahme von Fruchtzucker aus natürlichen Lebensmitteln wie z.B. Obst oder Honig, solange ein gesundes Maß nicht überschritten wurde. [172]

7.5.3 Nichtalkoholische Fettleber

Fruchtzucker stört den Leberstoffwechsel, indem die Lipogenese angeregt (es werden mehr Fettsäuren gebildet) und gleichzeitig die Verstoffwechselung dieser Fettsäuren gebremst wird; die Fettsäuren werden im Lebergewebe eingelagert. Dadurch kommt es zu einer sog. Fettleber, [173] die früher als Anzeichen von Alkoholmissbrauch galt. Heute ist die durch Fruchtzucker ausgelöste „nichtalkoholische“ Fettleber zu einer neuen Volkskrankheit geworden. Eine solche Schädigung der Leber hat viele negative Auswirkungen, unter anderem auch die Entstehung der Alzheimer-Krankheit (siehe oben).

7.5.4 Harnsäure und Gicht

Fruchtzucker führt darüber hinaus zu einer gesteigerten Herstellung von Purin im Körper, was zu Harnsäure abgebaut wird. Gleichzeitig hemmt Fruchtzucker aber die Ausscheidung von Harnsäure über die Nieren, was das Problem verschlimmert. Hohe Harnsäurespiegel im Körper führen zur Gicht. Bei dieser Krankheit werden Harnsäurekristalle in den Gelenken eingelagert, was zu schmerzhaften Bewegungseinschränkungen führt. Bereits ein mit Fructose gesüßtes Getränk pro Tag erhöht bei gesunden Menschen das Risiko, an Gicht zu erkranken, um 45 %! [174]

Ursprünglich galt die Harnsäure als Antioxidans. Tatsächlich wirkt sie in einigen Geweben auf diese Weise. Doch Harnsäure führt auch zur Bildung von Sauerstoffradikalen, [175] stößt die Bildung von weiteren freien Radikalen auf anderen Stoffwechselwegen an [169] und kann das LDL-Cholesterin oxidieren. [176] Somit bilden Fruchtzucker und Linolsäure eine gefährliche Kombination, die zu einer starken Schädigung des LDL-Cholesterins führt, mit allen daraus erwachsenden Konsequenzen: Vermehrtes Auftreten von Atherosklerose, Herzerkrankungen, Alzheimer und Krebs.

7.6 Krebszellen und Glucose

Der Krebs nutzt Traubenzucker (Glucose) als Hauptlieferanten von Energie. Um besonders viel davon aufnehmen zu können, verfügen Krebszellen über mehr Insulinrezeptoren als normale Zellen. Im Fall von Brustkrebs können das sechsmal mehr dieser Rezeptoren sein. [177] Doch die Transportkapazitäten für Glucose liegen bei Krebszellen noch deutlich höher: Zahlreiche Tumoren können sogar 20- bis 30-mal mehr Glucose aufnehmen als gesunde Zellen. [178] Glucose dient dem Krebs nicht nur als Energielieferant, sie erhöht auch die Proliferation (von lat. „Nachwuchs"), also die Vermehrung von Tumorzellen.

Wie stark die Entstehung und das Fortschreiten einer Krebserkrankung mit hohen Glucosespiegeln im Blut zusammenhängt, darauf wurde in einer Übersichtsarbeit der deutschen Wissenschaftler Klement und Kämmerer hingewiesen. [179] Die meisten Kohlenhydrate aus der Nahrung werden im Körper zu Glucose umgebaut, die über das Blut zu den verschiedenen Geweben transportiert wird.

Ein Tumor kann mit großen Glucosemengen sehr schnell wachsen. Weniger Glucose und, daraus folgend, ein niedriger Insulinspiegel, hemmen dagegen das Wachstum von Krebszellen deutlich. [180] Daher wurde schon früher empfohlen, die Gabe von Insulin und insulinähnlichen Substanzen (z.B. bei Diabetikern) streng abzuwägen, da sie das Risiko für eine Krebserkrankung erhöhen. [181]

Der Abbau von Glucose (Glycolyse), besonders durch die Umwandlung von Glucose in Milchsäure (Lactat), ist in Krebszellen stark erhöht. Die Glycolyse stellt die bevorzugte Art der Energiegewinnung in der Krebszelle dar und nur sie garantiert ihr rasches Wachstum und ihre Vermehrung. Störungen in der Glucosezufuhr – z.B. durch Kohlenhydratverzicht – nehmen den Krebszellen das wichtigste Substrat für ein schnelles Wachstum. Durch den Verzicht auf Kohlenhydrate kommt es zur Ketose, bei der aus Fettsäuren gebildete, sog. Ketone den überwiegenden Anteil der Energieversorgung übernehmen. Eine Krebszelle kann Ketone aber – wenn überhaupt – nur in sehr geringen Mengen zur Energieversorgung nutzen; so wird ihr Wachstum deutlich gehemmt.

In der Ketose wird auch das aufbauende Enzym mTOR blockiert, was den Glucosestoffwechsel der Krebszelle auf anderen Wegen stört: Ein hoher Spiegel von mTOR leitet nämlich den Übergang zur Glycolyse mit ihren hohen

Energiemengen ein. Darüber hinaus ist mTOR auch direkt für die Hochregulation der Glycolyse verantwortlich – von der Aufnahme der Glucose in die Zelle bis hin zur Bildung von Lactat. [182]

Das bedeutet, die Ketose hemmt den für die Krebszelle so wichtigen Glucosestoffwechsel auf mehreren Wegen. Das erklärt die gute Wirkung einer kohlenhydratarmen Ernährung mit tiefen, ketogenen Phasen bei Krebs.

7.6.1 Glucose für den Aufbau von Fettsäuren

Selbst wenn über die Nahrung reichlich Fette zugeführt werden, steigern viele Krebsarten in ihren Zellen den Neuaufbau von Fettsäuren (Lipogenese), um Bausteine für ihr weiteres Wachstum zu gewinnen. Dafür regeln Krebszellen die Produktion eines Enzyms namens Fettsäuren-Synthase hoch, dass die Herstellung von gesättigten und einfach ungesättigte Fettsäuren anstößt, die in die Membranen (die Außenhüllen) neuer Krebszellen eingebaut werden. Ein interessanter Aspekt dabei ist die Tatsache, dass Krebszellen diese stabilen Fettsäuren offenbar deswegen bevorzugen, weil sie weniger anfällig sind für Oxidation und ein robustes Zellgerüst bilden. [183]

Die Lipogenese in Krebszellen ist allerdings eng an den Glucosestoffwechsel gebunden. [184] Erst durch die Glycolyse, die rasende Verstoffwechslung von Glucose, die typisch ist für eine Krebszelle, entstehen die Bausteine zur Herstellung von Fettsäuren. Eine weitgehende Unterbindung der Glucosezufuhr durch eine kohlenhydratarme Ernährung entzieht den Krebszellen daher nicht nur ihr bevorzugtes Energiesubstrat, sondern hemmt auch den Neuaufbau von Fettsäuren, die neben ihrer Funktion als Baumaterial auch als Ersatz-Energieträger dienen können.

Einige Krebsarten nutzen allerdings auch Fettsäuren, die über das Blut transportiert werden. [185] Bei ihnen hemmt eine kohlenhydratarme Ernährung ebenfalls die Energieproduktion und damit das Wachstum, doch nicht in so hohem Maße.

7.7 Kohlenhydratverzehr deutlich einschränken

Kohlenhydrate in jeder Form – egal ob Vollkornprodukt oder Zucker – sind kein optimaler Makronährstoff für den Körper. Es empfiehlt sich, weitgehend darauf zu verzichten. Die Energieversorgung kann viel problemloser über Fette in der Ernährung bestritten werden. Dafür wird einfach die Fettmenge erhöht und die Menge der Kohlenhydrate gesenkt. Selbst das Gehirn muss nicht über die Nahrung mit Kohlenhydraten versorgt werden; die insgesamt 50-70 g Kohlenhydrate, die bestimmte Hirnzellen und einige Gewebe täglich brauchen, können problemlos aus Fetten und Proteinen im Körper hergestellt werden.

Aufgrund der geschilderten Nachteile empfiehlt es sich, nicht nur auf Zucker sowie gesüßte Getränke und Speisen zu verzichten, sondern den Kohlenhydratverzehr generell zu begrenzen. Das mag manchen Menschen als zu starke Einschränkung erscheinen, schließlich muss man dann auf vieles verzichten. Wer aber begriffen hat, worum es geht, der meidet einfach ein Gift, dass sich in der Menge ähnlich schwer kontrollieren lässt, wie die Anzahl der Zigaretten beim Raucher.

Zuletzt ein Wort zu Süßigkeiten, Keksen, Schokoladenriegel und -tafeln usw. Wenn Sie die Etiketten dieser süßen Sachen einmal studieren, werden Sie nicht nur viel Zucker darin finden, sondern fast immer auch Begriffe finden wie „pflanzliche Fette“ und „z.T. gehärtet“. Erstere enthalten viel von der schädlichen Linolsäure, beim Zweiten handelt es sich um künstliche Transfette, die ebenfalls gesundheitsschädlich sind. Bei allen diesen Produkten handelt es sich um industriell gefertigte Nahrungsmittel – typisch für die Western Diet.

Die beliebten Snacks wie Kartoffelchips, in Öl geröstete Nüsse und ähnliche Produkte liefern nicht nur viele Kohlenhydrate, sondern auch große Mengen pflanzliches Fett mit hohem Linolsäureanteil. Diese Produkte besitzen einen Suchtfaktor; man kann nicht gut aufhören, davon zu essen, wenn man erst einmal angefangen hat. Am besten kauft man sie gar nicht erst ein, dann kommt man auch nicht in Versuchung. Letztlich sind auch Süßigkeiten, gesüßte Getränke und Snacks typische Bestandteile der westlichen Ernährung, die uns krank macht.

Eine kohlenhydratarme (d.h. weniger als 50-100 g pro Tag) oder gar ketogene Ernährung (d.h. weniger als 30-50 g Kohlenhydrate pro Tag) mit natürlichen Lebensmitteln ist der beste Weg, um die industrielle Nahrung zu vermeiden und gesund zu bleiben. Mit mehr Fett und tierischen Produkten (Fleisch, Eier und etwas Fisch), sowie viel Gemüse, etwas Obst, unbehandelten Nüssen und Kräutern kommt eine solche Ernährung dem Makronährstoffprofil der Steinzeitjäger in unseren Breiten nahe. (Der Autor hat zur ketogenen Ernährung zwei Bücher verfasst; „Die optimierte Keto-Diät – neue Leistungsernährung für den Kraftsport" sowie „Abnehmen und heilen mit der optimierten Keto-Diät", beide erschienen im Novagenics-Verlag, Arnsberg.)

Wenn man die Kohlenhydratmenge nicht so stark beschränken möchte, gibt es einen Weg, um den Blutzuckerspiegel im Tagesverlauf zumindest stärker abzusenken: Intervallfasten. Durch eine „Fastenphase" von 14-18 Stunden pro Tag (oder ein bis zwei Fastentagen pro Woche) gelingt es ebenfalls, von den Vorteilen eines längerfristig gesenkten Blutzuckerspiegels zu profitieren. Wenn man dabei wiederum auf natürliche Lebensmittel setzt und Getreide sowie Zucker weitgehend vermeidet, ähnelt das einer kohlenhydratbasierten Ernährung wie bei den Inselbewohnern aus der Kitava-Studie.

Beide Ernährungsformen – kohlenhydratarm bzw. Intervallfasten – können durchaus langfristig zur Anwendung kommen. Sie führen im Tagesverlauf zu Insulinspiegeln, die deutlich niedriger ausfallen als bei einer „normalen" Ernährung mit vielen Kohlenhydraten und verarbeiteten Produkten. Das entlastet die Bauchspeicheldrüse (die jetzt weniger Insulin produzieren muss), erlaubt eine gute Fettverbrennung und schont die antioxidative Kapazität des gesamten Organismus. Damit ist man vor unseren Zivilisationskrankheiten gut geschützt.

*

KAPITEL 8

PFLANZLICHE NAHRUNGSMITTEL

Oben haben wir die Rolle der Kohlenhydratlieferanten aus Getreide und Zuckern bereits angesprochen, die durch ihre hohe Verzehrmenge zu gesundheitlichen Schäden führen. Im Folgenden soll die Versorgung mit Vitaminen, Mineralien, Spurenelementen und weiteren Mikronährstoffen, vor allem aus der großen Gruppe der sog. sekundären Pflanzenstoffe betrachtet werden.

8.1 Wie steht es um die Ackerböden?

Von Zeit zu Zeit taucht in den Medien die Frage auf, ob unsere Feldfrüchte noch genügend Mikronährstoffe enthalten, da der Boden durch die jahrelange, intensive Landwirtschaft mittlerweile arm an Nährstoffen sei. Wie steht es also um unsere Ackerböden? Für die Beantwortung dieser Frage muss etwas weiter ausgeholt werden.

Pflanzen holen sich die für ihr Wachstum benötigten Mineralstoffe – vor allem Stickstoff, Phosphor und Kalium – aus dem Boden. Wenn die Pflanze blüht und danach abstirbt, gelangen diese Mineralstoffe durch Zersetzungsprozesse des Pflanzenmaterials wieder in den Boden zurück. Auf Ackerflächen ist dieser natürliche Kreislauf allerdings unterbrochen, da die reifen Feldfrüchte mit der Ernte abtransportiert werden. Der Mineralstoffgehalt der Böden sinkt also mit der Zeit immer weiter und der Ertrag pro Hektar ebenfalls.

Tab. 16 Fettsäuren in Nüssen und Samen* [d]

Fettsäure in g pro 100 g**		Macadamia	Pistazie	Haselnuss	Cashew	Mandel	Erdnuss	Pecan	Paranuss	Walnuss
gesättigte Fettsäuren		10,5	5,3	6,1	9,3	4,1	9,1	5,6	16,7	6,5
einfach unges. Fettsäuren		57,2	50,7	34,6	28,8	30,5	22,7	46,4	21,7	11,7
mehrf. unges. Fettsäuren		2,7	6,3	7,6	8,6	10,3	14,4	16,0	28,8	51,6
C4:0	Buttersäure	0,5	0,0	0,0	0,0	0,0	0,0	0,0	0,0	0,0
C6:0	Capronsäure	0,0	0,0	0,0	0,0	0,0	0,0	0,0	0,0	0,0
C8:0	Caprylsäure	0,0	0,0	0,0	0,0	0,0	0,0	0,0	0,0	0,0
C10:0	Caprinsäure	0,1	0,0	0,0	0,0	0,0	0,0	0,0	0,0	0,0
C12:0	Laurinsäure	0,0	0,0	0,1	0,0	0,0	0,1	0,0	0,0	0,0
C14:0	Myristinsäure	0,7	0,0	0,1	0,0	0,0	0,2	0,0	0,0	0,0
C16:0	Palmitinsäure	5,8	3,6	4,8	4,7	3,2	5,1	3,9	9,8	4,6
C18:0	Stearinsäure	1,5	1,5	1,0	4,1	0,9	1,3	1,5	6,5	1,8
C16:1	Palmitoleinsäure	15,1	0,1	0,4	0,2	0,3	0,0	0,1	0,2	0,1
C18:1	Ölsäure	39,6	50,4	33,9	28,6	30,2	22,1	46,1	21,4	11,5
C18:2	Linolsäure	1,7	6,3	7,4	8,6	10,3	13,9	15,2	28,7	41,6
C18:3	Linolensäure	1,0	0,1	0,2	0,1	0,0	0,5	0,8	0,1	10,1
C20:4	Arachidonsäure	0,0	0,0	0,0	0,0	0,0	0,0	0,0	0,0	0,0
C20:5n3	EPA	0,0	0,0	0,0	0,0	0,0	0,0	0,0	0,0	0,0
C22:6n3	DHA	0,0	0,0	0,0	0,0	0,0	0,0	0,0	0,0	0,0

* Nur die wichtigsten Fettsäuren aufgelistet, daher ergibt die Summe pro Nuss keine 100 g

** Ohne Schale; man beachte die mehrfach ungesättigten Fettsäuren (Zeile 3 der Liste): Macadamias sind wegen des günstigen Omega-6- zu Omega-3 Verhältnisses (1,7:1) zu empfehlen, alle anderen Nüsse sollten (in kleinen Mengen) seltener verzehrt werden.

d Quelle: Bundeslebensmittelschlüssel (BLS), abgerufen über: Debinet – Deutsches Ernährungsberatungs- und Informationsnetz (www.ernaehrung.de), Institut für Ernährungsinformation, 72250 Freudenstadt.

Deshalb werden schon seit Jahrtausenden tierische und menschliche Fäkalien als Dünger in der Landwirtschaft eingesetzt. Der deutsche Forscher Alexander von Humboldt brachte 1806 erste Proben von Guano aus Südamerika nach Deutschland. Dabei handelt es sich um die Exkremente von Seevögeln, die auf Kalksteinklippen abgebaut werden. Dieser Guano erwies sich als optimaler Dünger, sodass ab der Mitte des 19. Jahrhunderts in Europa große Mengen davon importiert wurden. Auch Salpeter wurde als Stickstoffquelle aus Südamerika bezogen.

8.2 Die Erfindung des Kunstdüngers

Dem deutschen Chemiker Justus von Liebig glückte 1840 der Nachweis, dass anorganische Mineralien die Exkremente als Dünger ersetzen können. Doch bis zur Entwicklung der ersten „Kunstdünger" sollte noch einige Zeit vergehen. Erst der deutsche Chemiker Fritz Haber schuf Anfang des 20. Jahrhunderts die Voraussetzungen dafür, als es ihm gelang, aus Wasserstoff und Stickstoff Ammoniak herzustellen. Das 1910 patentierte Haber-Bosch-Verfahren, die Stickstoffgewinnung aus der Luft, erlaubte erstmals die großindustrielle Herstellung von Ammoniak als Stickstoffvorläufer; 1918 erhielt Haber dafür den Nobelpreis.

Kaum jemand weiß, dass die Entdeckung Fritz Habers als bedeutendste wissenschaftliche Erfindung des letzten Jahrhunderts gilt – „...wichtiger als Flugzeuge, Nukleartechnik, Raumfahrt oder Fernsehen." [186] Der ungeheure Anstieg der Bevölkerung auf der Erde von 1,6 Milliarden zu Anfang des 19. Jahrhunderts auf 7,8 Milliarden Menschen im Jahre 2020 wäre ohne das Haber-Bosch-Verfahren nicht möglich gewesen. [186]

Doch Kunstdünger ist nicht die Lösung aller Probleme in der Landwirtschaft. Schon bald nach Einführung der neuen Düngemittel zeichnete sich ab, dass dem Boden durch eine Mischung von Mineralstoffen nie alle Substanzen zurückgegeben werden können, die ihm ein fortwährender Anbau von Feldfrüchten entzieht. Und der übermäßige Einsatz von Stickstoff als Düngemittel, auch über Exkremente, führt dazu, dass ein großer Anteil davon sich als „Austrag“ in Form von steigenden Nitratkonzentrationen im Grundwasser wiederfindet. Verbrennungsprozesse durch Kraftwerke und Verkehr führen über Stickoxide in der Luft ebenfalls zu einem vermehrten Stickstoffeintrag in die Böden. Allerdings hat diese Belastung in den letzten Jahrzehnten durch schärfere gesetzliche Höchstgrenzen deutlich abgenommen.

Einer Verarmung des Bodens an Nährstoffen wird in der europäischen Landwirtschaft traditionell mit der sog. Fruchtfolge begegnet; wenn die Pflanzen jedes Jahr wechseln, wird der Boden geschont. Ein Problem sind allerdings mehrjährige Monokulturen, so z.B. beim nährstoffhungrigen Mais, dessen Anbau in Deutschland aufgrund der hohen Förderung als Biomasse für die Bauern sehr lukrativ ist. Auch Roggen wird z.T. jahrelang nacheinander angepflanzt. Das führt nicht nur zu verstärktem Wachstum von resistenten Ackerunkräutern und Schadinsekten, denen dann mit höherem Herbizid- und Pestizideinsatz begegnet werden muss. Dem Boden werden auch mehr Nährstoffe entzogen, als mit der traditionellen Fruchtfolge.

Ein weiterer Grund, warum viele Bauern zu einem intensiveren und den Boden stärker belastenden Anbau übergehen, ist finanzieller Natur. Der ungeheure Kostendruck, der durch die günstiger produzierenden Großbetriebe und durch die harten Einkaufskonditionen des Handels auf den mittleren und kleinen Agrarbetrieben lastet, erzwingt nicht selten die Flächen eher schädigende Anbaumethoden. Dazu kommen Umwelteinflüsse, auf die der Landwirt keinen Einfluss hat, wie z.B. das Wetter: Wind und Regen führen zur Erosion der sehr fruchtbaren, oberen Bodenschicht (Humus), was die Erträge ebenfalls herabsetzt.

Böden, die wenig Nährstoffe enthalten oder die eine ungünstige Nährstoffverteilung aufweisen, bringen natürlich Pflanzen hervor, die ihrerseits einen geringeren Nährwert als Tierfutter oder als Lebensmittelgrundlage für den Menschen aufweisen. Wenn man sich auf die Suche nach Belegen für eine Nährstoffverarmung der Ackerböden macht, findet man beschwichtigende Quellen; der Gehalt an Vitaminen und Mineralstoffen werde ständig geprüft und es seien keine Veränderungen festzustellen. Doch so einfach ist es nicht.

Andrea Beste führt in Ihrer Untersuchung [187] über den Zustand der Böden in der Europäischen Union (EU) an: „Das Joint Research Centre ... der EU-Kommission hat für die EU 27 [27 Länder] für 2015 Bodenabtragswerte von 2,46 Tonnen pro Hektar und Jahr berechnet. Für Deutschlands Ackerflächen gibt diese Studie 1,75 Tonnen allein für Erosion durch Wasser an." Darüber hinaus führten „...enge Fruchtfolgen, intensive einseitig stickstofflastige Düngung und ein hoher Pflanzenschutzmitteleinsatz sowie das Fehlen von organischem Material..." [187] (wir erinnern uns, große Teile der Pflanzen werden bei der Ernte oder beim Mähen einer Wiese entfernt) zu einer weiteren Abnahme der Humusschicht. Selbst die Düngung mit Exkrementen (Gülle) helfe "...aufgrund ihres geringen Kohlenstoffgehaltes im Vergleich zum Stickstoffgehalt ... nur wenig beim Humusaufbau." [187]

Das hat gravierende Folgen, wie Andrea Beste weiter ausführt: „Nach einer Auswertung der Bundesanstalt für Geowissenschaften und Rohstoffe (BGR) aus dem Jahre 2008 enthalten 4 % der Böden in Deutschland weniger als 1 % Humus, 30 % haben 1-2 % Humus. Gehalte von 2-4 % treffen auf 47 % der Böden zu; 4-8 % Humus sind in 15 % der Böden vorhanden." [187] Als Lösung des Problems plädiert sie für ein besseres Bodenmanagement, das den Kohlenstoffgehalt regelmäßig auffüllt und eine gute Humusbildung ermöglicht. Das führe auf die Dauer auch zu besseren Erträgen ohne großen Einsatz von Kunstdünger. [187]

Denn der fruchtbare Humus, die dunkle obere Bodenschicht, enthält die meisten Mineralien, Eiweiße und Stickstoff. In dieser Schicht zersetzen Bakterien und Pilze das abgestorbene Pflanzenmaterial, aber auch tote Tiere und Kleinstlebewesen und düngen so den Boden auf natürliche Weise.

8.2.1 Kunstdünger als Ursache für abnehmenden Mikronährstoffgehalt

Dem Humusverlust der Böden kann mit regelmäßiger Ausbringung von Kunstdünger nur unzureichend begegnet werden. Denn keine Mischung von künstlich hergestellten Stoffen kann das fein austarierte Nährstoffgleichgewicht ersetzen, das die Natur über den Humus erzeugt.

So kommt es, dass z.B. die Düngung mit dem Mineralstoff Phosphor zwar dessen Gehalt in einer Pflanze steigert. Doch durch die gleichzeitig überproportionale Zunahme an Pflanzenmasse sinkt der Gehalt an anderen Mineralstoffen pro 100 g Trockenmasse. Die Pflanze wird größer und kräftiger, sie trägt mehr Frucht und enthält auch mehr Phosphor, doch sie enthält pro Gewichtsanteil weniger der anderen Mineralstoffe, als eine ungedüngte Pflanze. Der Einsatz von Kunstdünger führt also zu einem „Verdünnungseffekt" beim Mineralstoffgehalt der Pflanzen. [188]

Vergleichende Analysen mit Daten der Jahre 1930 bis 2004 aus den USA und England ergaben, dass sich dieser Effekt beim Gemüse derart auswirkt, dass Verluste besonders bei Calcium mit 17 % und Kupfer mit 80 % auftraten. Auch der Proteingehalt von 43 Gemüsesorten nahm im Durchschnitt um 6 % ab und der Vitamingehalt sank um 15-38 % (ermittelt wurden die Werte von Vitamin A und C, sowie B1, B2, B3). [188] Die Mineralstoffe im Weizen in den USA haben seit der Mitte des 19. Jahrhunderts um bis zu 50 % abgenommen. [189] Weniger Mineralstoffe in Nutz- und Futterpflanzen wirken sich natürlich auch auf tierische Lebensmittel aus: Der Gehalt an Magnesium verringerte sich von 1940 bis 1991 im Fleisch von Nutztieren um 15 % und im Käse um 26 %. [190]

Nun könnte man argumentieren, dass die häufig großtechnische Landwirtschaft in den USA mit ihrem hohen Dünger- und Pestizideinsatz nicht mit europäischen Anbaumethoden vergleichbar ist. Doch eine Untersuchung aus Finnland [191] zeigte ähnliche Resultate. Mineralstoffe und Spurenelemente von Getreide, Früchten und Gemüse aus den 1970er Jahren wurden mit Werten aus den 2000er Jahren verglichen. Dabei ergab sich, dass vor allem der Gehalt an Zink, Eisen und Kupfer um bis zu 25 % abgenommen hatte. Die Forscher kamen zu dem Schluss, dass die Versorgung des Menschen mit Mineralstoffen und Spurenelementen heute abgesunken ist, obwohl die Menschen mehr Gemüse und Früchte als früher verzehren!

Unterschiedliche Nährstoffgehalte sind zwar schon in den Genen angelegt; eine Brokkolipflanze kann z.B. mehr eines Spurenelements enthalten, als eine Pflanze aus dem gleichen Saatgut, die neben ihr wächst. Doch der durch Kunstdünger ausgelöste Verdünnungseffekt der Nährstoffe bei Getreide und Früchten sowie – besonders ausgeprägt – beim Gemüse, gilt heute als nachgewiesen: Mit zunehmender Masse einer Pflanze sinkt ihr Gehalt an Vitaminen, Mineralien und Spurenelementen ab.

Darüber hinaus werden heute vielfach neue, speziell auf einen hohen Gewichtsertrag gezüchtete Sorten von Getreide oder anderen Nahrungspflanzen eingesetzt, die wiederum einen geringeren Gehalt an Mikronährstoffen aufweisen als die alten Sorten.

8.3 Weniger Mikronährstoffe durch Chemikalien und Anbauweise

Der in der konventionellen Landwirtschaft häufige Einsatz von Pestiziden, Herbiziden und Fungiziden (Chemikalien gegen Schadinsekten, Unkräuter und Pilze) erlaubt der Pflanze, ihre Abwehr einzuschränken und eingesparte Kräfte in das Wachstum zu stecken. Entsprechend bildet sie weniger Abwehrsubstanzen aus der großen Gruppe der sog. sekundären Pflanzenstoffe.

Ein weiterer Umstand senkt den Gehalt an sekundären Pflanzenstoffen in den Feldfrüchten noch weiter: Da auf einem Feld viele gleiche Pflanzen (z.B. Weizen) eng nebeneinanderstehen, können die Nachbarpflanzen mithelfen, Fraßschädlinge (z.B. Insekten) von einer Pflanze zu vertreiben. Schließlich produzieren sie alle dieselben Abwehrstoffe. Die Nähe zu gleichen Pflanzen ermöglicht der einzelnen Pflanze also, ihre Produktion an Abwehrsubstanzen ebenfalls zu verringern. Die eingesparte Energie wird wiederum in das Wachstum gesteckt. [22] Anders sieht es aus, wenn die Pflanze allein zwischen anderen Arten wächst: Hier muss sie ihre Produktion von Abwehrsubstanzen steigern, um sich zu schützen.

Der Anbau von Kulturpflanzen in Form einer Mischbepflanzung ergibt also deutlich mehr sekundäre Pflanzenstoffe im geernteten Produkt und damit einen größeren Ernährungsnutzen für den Menschen. Doch dem steht die technisierte Landwirtschaft gegenüber, die auf ausgedehnte Monokulturen setzt. Daher enthalten Nutzpflanzen aus einem solchen Anbau weniger sekundäre Pflanzenstoffe.

8.4 Sekundäre Pflanzenstoffe

Erst in den letzten Jahrzehnten wurden zunehmend mehr Untersuchungen zur Wirkung von Polyphenolen, Carotinoiden, Glucosinolaten und weiteren Substanzen durchgeführt, welche die vielfältigen schützenden und gesundheitsfördernden Wirkungen von sekundären Pflanzenstoffen offenbart haben (siehe dazu Exkurs 25). Dabei wurde ermittelt, dass sekundäre Pflanzenstoffe wie z.B. Quercetin (das u.a. in Äpfeln und Zwiebeln vorkommt) etwa dreimal so stark antioxidativ wirkt wie Vitamin C, während Epicatechin (u.a. in Äpfeln und grünem Tee) und Procyanidin (u.a. in Äpfeln) etwa die doppelte antioxidative Kapazität von Vitamin C aufweist. [192]

Doch die wahre antioxidative Kapazität dieser Substanzen liegt noch deutlich höher; sie ergibt sich erst in Kombination mit anderen Vitaminen und sekundären Pflanzenstoffen im Darm des Menschen. In einer Studie [193] wurde für den Darm eine fast 8-mal höhere antioxidative Wirkung ermittelt, als in den Laborversuchen mittels Standardtests der Einzelsubstanzen!

Heute wird die Anzahl von sekundären Pflanzenstoffen auf 100.000 geschätzt, wovon 5.000-10.000 in der Ernährung des Menschen bedeutsam sind. [194] Es muss allerdings angemerkt werden, dass dazu auch Protease-Hemmer, Phytoöstrogene und Lektine zählen, die im Körper des Menschen auch nachteilige Wirkungen zeigen (siehe Exkurs 25 auf Seite 178).

8.5 Mikronährstoffe in pflanzlichen Nahrungsmitteln heute

Die oben geschilderten Entwicklungen führen dazu, dass unser Getreide, Obst und Gemüse heute wirklich weniger Nährstoffe enthält als früher.

Das betrifft nicht nur wichtige Mineralien und Spurenelemente, wie Calcium, Eisen, Kupfer und Zink, sondern auch Vitamine und die so wichtigen sekundären Pflanzenstoffe. Dazu kommen die langen Wege von der Ernte bis auf den Tisch des Verbrauchers, die vor allem den Gehalt an Vitaminen und sekundären Pflanzenstoffen verringern; Mineralien sind hiervon ebenfalls, aber weniger betroffen.

Heutige Nahrungspflanzen werden primär auf Größe, d.h. Gewicht hin gezüchtet. Denn mehr Gewicht bringt dem Bauern und Händler mehr Gewinn. Auch das Aussehen wird optimiert; schöne und äußerlich perfekte Früchte und Gemüse werden eher gekauft als kleine und wenig ansehliche Produkte. Dem wichtigsten Kriterium aber, dem Nährstoffgehalt, wird in der Regel keine Bedeutung beigemessen.

Die lange Züchtung von den ursprünglich kleinen und häufig bitteren wilden Früchten, Beeren und Gemüsen hin zu unseren heutigen Erzeugnissen hat dazu geführt, dass der früher hohe Gehalt an Mikronährstoffen deutlich abgenommen hat, während die Energiemenge (d.h. Kohlenhydrate) enorm gesteigert wurde. Damit wird pro Apfel oder Kohlkopf natürlich eine bessere Sättigung erreicht, doch sie liefern nur noch einen Bruchteil der wichtigen Vitamine, Mineralien und sekundären Pflanzenstoffe. Verluste durch die modernen Anbaumethoden verringern den Nährstoffgehalt noch weiter.

All das gibt wiederum eine Antwort auf die eingangs gestellte Frage, warum die Menschen heute zwar satt werden, aber trotzdem so viele krank sind. Sie sind im wahrsten Sinne des Wortes „fehlernährt“. Das gilt selbst für jene Menschen, die sich, wie empfohlen, mit viel Obst und Gemüse ernähren. Und die Menschen, deren Ernährung einen hohen Anteil an industriell hergestellten Nahrungsmitteln enthält, sind noch weitaus schlimmer dran.

8.6 Strategien für die Versorgung mit pflanzlichen Nährstoffen

Was kann man unternehmen, um sich trotzdem bestmöglich mit Vitaminen, Mineralien und sekundären Pflanzenstoffen zu versorgen? Auf einzelne

Exk. 25 Sekundäre Pflanzenstoffe

Neben Vitaminen und Mineralien enthalten Pflanzen eine Vielzahl weiterer chemischer Verbindungen, die als „sekundäre Pflanzenstoffe“ bezeichnet werden. „Sekundär“ deshalb, weil man sich zunächst auf die Erforschung der Vitamine konzentriert hatte. Wie man heute weiß, sind die Wirkungen dieser Substanzen keinesfalls zweitrangig, sondern z.T. unverzichtbar für die Gesunderhaltung des Menschen. Manche von ihnen, besonders einige der Abwehrstoffe gegen Fraßfeinde, haben allerdings auch schädliche Wirkungen. Je nach Struktur und Funktion lassen sich die sekundären Pflanzenstoffe in folgende Gruppen einteilen:

Glucosinolate: Aus diesen Verbindungen werden die sog. Senföle gebildet; sie kommen in Pflanzen aus der Familie der Kreuzblütler vor, also in allen Arten von Kohl, in Meerrettich und Senf. Senföle dienen der Pflanze zur Abwehr von Fraßschädlingen; beim Menschen wirken sie antibakteriell und krebshemmend.

Polyphenole: Eine große Gruppe von Substanzen; dazu zählen Phenolsäuren und Phenole, Flavonoide und Anthocyane. Die Flavonoide und Anthocyane dienen als Farbstoffe in den Pflanzen. Die Polyphenole wirken antioxidativ, antithrombotisch (wirken der Zusammenballung von Blutplättchen entgegen), immunstärkend, entzündungshemmend, antibiotisch und krebshemmend.

Carotinoide: Eine weitere Gruppe von Farbstoffen, sie wirken antioxidativ, entzündungshemmend und immunstärkend. Carotinoide dienen im Körper auch als Vorstufe zur Bildung von Vitamin A.

Sulfide: Diese Schwefelverbindungen sind für den starken Geruch von Zwiebelgewächsen verantwortlich. Sie weisen antibiotische, antioxidative und antithrombotische Wirkungen auf.

Monoterpene: Terpene sind Hauptbestandteile von ätherischen Ölen; sie sind z.B. für den Geruch von Citrusgewächsen verantwortlich. Sie wirken entspannend, antibiotisch und krebshemmend.

Saponine: Der Name leitet sich von lat. „Seife“ (sapo) ab; da sie mit Wasser Schaum bilden. Die Saponine sind Bitterstoffe mit krebshemmender, antibiotischer und antifungaler Wirkung (d.h., sie wirken gegen Pilze).

Exk. 25 Sekundäre Pflanzenstoffe, Fortsetz.

Protease-Hemmer: Diese Verteidigungsstoffe der Pflanzen gegen Fraßfeinde kommen vor allem in Getreide und Bohnen vor; sie hemmen die Proteinverdauung. Ihnen werden zwar auch entzündungshemmende und antioxidative Fähigkeiten zugeschrieben, doch in Summe sind sie eher negativ einzuschätzen wegen ihrer Beeinflussung des Proteinstoffwechsels.

Phytoöstrogene: Pflanzliche Hormone als Abwehrstoffe, die den Östrogenen beim Menschen ähneln. Entsprechend können sie östrogenartige Wirkungen zeigen, was sich wachstumsfördernd auf bestimmte Krebsarten auswirken kann und die Effekte des Testosterons beim Mann vermindert. Ihnen werden zwar auch antioxidative und immunmodulierende Wirkungen zugeschrieben, doch in Summe sind sie eher negativ zu sehen.

Phytosterole und Lektine: Beide wirken als Abwehrstoffe gegen Fraßfeinde. Phytosterole (auch Phytosterine genannt) ähneln dem Cholesterin, daher werden ihnen cholesterinsenkende Eigenschaften zugeschrieben. Wegen ihrer testosteronhemmenden Wirkung (Testosteron ist das männliche Geschlechtshormon) sind sie kritisch zu sehen. Lektine sind Abwehrstoffe, welche die Klumpungsneigung (Thrombose) des Blutes fördern. Sie können auch den Darm aufschließen und Fremdeiweißen den Übertritt ins Blut ermöglichen, was zu allergischen Reaktionen und Autoimmunkrankheiten führt.

Chlorophyll, Phytinsäure, Oxalsäure: Alle drei zählen ebenfalls zu den sekundären Pflanzenstoffen, sind aber keiner Gruppe zugeordnet. Chlorophyll bildet den grünen Pflanzenfarbstoff; es wirkt antioxidativ und kann Gerüche neutralisieren. Phytinsäure wirkt ebenfalls antioxidativ, doch sie dient auch als Abwehrstoff: sie bildet mit Mineralien (Eisen, Zink, Magnesium) unlösliche Komplexe und behindert so ihre Aufnahme im Darm des Fraßfeindes. Oxalsäure (als Bitterstoff u.a. in Rhabarber, Spinat und Nüssen bekannt), ein weiterer Abwehrstoff, ist in höheren Mengen giftig und bildet mit Calcium das unlösliche Calciumoxalat. Das behindert nicht nur die Calcium-Aufnahme beim Menschen, sondern kann auch zu Nierensteinen und ernsten Nierenschäden führen.

pflanzliche Lebensmittel mit bekannt hohem Vitamingehalt zu setzen, ist nicht der beste Weg (siehe dazu Exkurs 26). Besser wäre eine mehrgleisige Strategie: Eine große Auswahl an Lebensmitteln, der gezielte Verzehr und eine spezielle Zubereitung.

Als Erstes sollten sie Ihren Obst und Gemüseverzehr ausweiten. Das bedeutet nicht unbedingt, in Summe mehr davon zu essen, sondern mehr *verschiedene* pflanzliche Nahrungsmittel zu wählen. Viele Menschen leben nämlich allein nach ihren Vorlieben. Wer schon immer gern Tomaten gegessen hat, der kauft in der Regel viel davon. Wer gerne Blumenkohl isst, der legt auch dieses Gemüse öfter in den Einkaufskorb. Das sollten Sie sich abgewöhnen. Kaufen sie neben Tomaten immer auch andere Gemüse wie Gurken, Paprika, Radieschen, Rettich und öfter einmal einen Salat. Alle diese Produkte lassen sich „kalt" verzehren, zum Frühstück ebenso wie als Beilage zu warmen Gerichten. Selbst ein Butterbrot kann man mit einigen Salatblättern und einigen Gurkenscheiben unter der Wurst- oder Käseauflage sowie mit einer halben Paprika dazu verzehren.

Dasselbe gilt für Gemüse, die gekocht werden: Es gibt so viele Kohlsorten, die alle ähnlich schmecken. Der feine Spitzkohl ist nach wenigen Minuten schon gar, der festere Spitzkohl, Blumenkohl und Brokkoli brauchen nur wenig länger. Die längste Garzeit erfordert der Rotkohl, doch auch der sollte nicht verschmäht werden. Weitere Gemüse wie Kürbis, der in vielen Sorten verfügbar ist sowie Rüben und Karotten sollten ebenfalls nicht fehlen.

Und statt immer nur grüne Blattsalate wie Eisberg- oder Eichblattsalat zu wählen, können solche Salate mit weniger gängigen Sorten gemischt werden: Endivien-, Rucola, Chicoree-, Feld- oder Wildkräutersalate sorgen nicht nur für mehr Geschmack; sie fügen dem Salat auch mehr und andere sekundäre Pflanzenstoffe hinzu. Kräuter und Gewürze ergänzen diese Auswahl an pflanzlichen Lebensmitteln. Petersilie, Schnittlauch, Minze, Dill, Liebstöckel, Thymian, Rosmarin, Oregano und weitere Kräuter können in Töpfen auf dem Balkon oder im Haus auf der Fensterbank gezogen werden: Zu jeder Mahlzeit können davon einige Zweige abgeschnitten und mit verzehrt werden.

Exk. 26 Hoher Vitamingehalt und „Superfoods"

Durch jahrzehntelange Werbung sind wir darauf geprägt, beim Einkaufen Produkte mit einem hohen Gehalt an einem bestimmten Vitamin (z.B. das Vitamin C in Säften) zu bevorzugen. Viele verarbeitete Produkte werben mit zugesetzten Vitaminen, wie z.B. Energieriegel oder Milchprodukte. Doch wenn nicht ein Mangel an genau diesen Vitaminen vorliegt (was bei uns wirklich selten vorkommt), bringen hohe Dosen einzelner Vitamine wenig. Im Gegenteil: Sie stören das komplexe Zusammenspiel aller Vitamine und sekundären Pflanzenstoffe im Körper. Das Argument „wichtige Vitamine" sollte Ihre Kaufentscheidung also nicht beeinflussen. Viel bedeutender sind frische, natürliche Produkte, die eine Vielzahl von Mikronährstoffen in ausgewogener Menge liefern.

Sog. Superfoods liegen ebenfalls im Trend. Hier gilt dasselbe: Nicht die große Menge eines Nahrungsmittels (Chiasamen o.ä.) ist wirklich gesund, sondern der Verzehr einer Vielzahl von natürlichen Lebensmitteln, die sich in ihren Inhaltsstoffen ergänzen.

Der Vorteil einer abwechslungsreichen Versorgung mit Gemüse, Salaten und Kräutern liegt darin, dass man viele verschiedene Quellen für Vitamine, Mineralien und sekundäre Pflanzenstoffe nutzt. Erinnern wir uns daran, dass erst die Kombination dieser Stoffe in Magen und Darm des Menschen die wahre antioxidative Kraft entfaltet! Dann wird klar, warum eine große Auswahl für die Gesundheit besser ist, als immer nur die Lieblingsprodukte zu verzehren. Primitive Völker sind sich dessen noch bewusst, wie oben bereits erwähnt: Sie nutzen in ihrer Ernährung viel mehr verschiedene Lebensmittel als wir im zivilisierten Westen.

Dasselbe gilt für Obst und Beeren. Statt vorrangig auf Trendfrüchte wie Bananen oder Papayas zu setzen, sollten wir uns daran erinnern, dass die Menschen in unseren Breiten früher auch ohne diese Importe gut gelebt haben. Wir haben hier so viele Sorten Äpfel, Birnen, Pflaumen und Kirschen zur Verfügung, die neben Vitamin C auch unzählige sekundäre Pflanzenstoffe liefern. Himbeeren, Brombeeren, Erdbeeren, Heidelbeeren, Preiselbeeren und Stachelbeeren sind heute frisch oder als Tiefkühlkost das ganze Jahr über verfügbar; wer jeden Tag eine Handvoll einer anderen Beerenfrucht verzehrt, trägt auch damit zu einer guten Versorgung mit pflanzlichen Mikronährstoffen bei.

Man muss Obst und Beeren nicht unbedingt im Supermarkt kaufen. Es gibt immer mehr Bauern, die anbieten, gegen eine Gebühr z.B. Beeren oder Obst selbst zu ernten. So kommt man nicht nur zu Bewegung an der frischen Luft, sondern auch vergleichsweise günstig zu wertvollen Lebensmitteln, die kühl bzw. eingefroren längere Zeit gelagert werden können.

8.6.1 Mikronährstoffe, nicht Kohlenhydrate sind entscheidend

Bei der Auswahl von Obst, Beeren und Gemüse sollte darauf geachtet werden, nicht zu süße Produkte zu wählen bzw. nicht zu viel davon zu verzehren: Heutige Züchtungen von Weintrauben, Birnen und Pflaumen enthalten viel Zucker, der zur Überversorgung mit Kohlenhydraten beiträgt und den Blutzuckerspiegel hochtreibt. Bei den Äpfeln sollten auch die eher bitteren Sorten gewählt werden, die in der Regel mehr sekundäre Pflanzenstoffe enthalten.

Wer viel Obst und Gemüse verzehrt – am besten zu jeder Mahlzeit etwas davon – der wird auch weniger „Sättigungsbeilagen“ benötigen. Von den bekannten Kohlenhydratträgern wäre die Kartoffel vorrangig zu empfehlen, weil sie pro 100 g relativ wenig Kohlenhydrate (etwa 20 g) aufweist. Dabei handelt es sich zwar um „schnelle“ Kohlenhydrate, die den Blutzuckerspiegel zügig ansteigen lassen. Doch letztlich kommt es darauf nicht an: Die Gesamtmenge der Kohlenhydrate pro Tag muss im Auge behalten werden. Je weniger davon, desto niedriger fällt der Blutzuckerspiegel im Tagesverlauf aus. Brot, Müsli und Nudeln liefern je 100 g etwa den dreifachen Kohlenhydratgehalt (bis zu 60 g); Reis sogar noch mehr (bis zu 80 g).

Exk. 27 Pflanzliche Lebensmittel und ihre Fettsäuren

Die sehr kohlenhydratreichen Getreideprodukte, auch aus den alten Sorten (wie z.B. Dinkel und Einkorn) sowie Reis sollten nicht in großen Mengen verzehrt werden. Dabei spielt es auch keine Rolle, ob es sich um Weißmehlprodukte oder Vollkornerzeugnisse handelt bzw. biologisch oder konventionell angebaut. Die Nachteile von großen Kohlenhydratmengen in der Ernährung wurden oben bereits angesprochen. Vollkornprodukte enthalten obendrein recht hohe Mengen an Phytinsäure, Lektinen und anderen pflanzlichen Abwehrstoffen, die sich in der Schale befinden. Darüber hinaus enthalten alle Getreide im Fettanteil Linolsäure; die Vollkornvarianten mehr als Weißmehlprodukte (Linolsäureanteil z.B. pro 100 g Vollkornmehl bei Roggen 0,7 g, bei Weizen 1,0 g und bei Dinkel 1,4 g). [d] (Nüsse siehe Tabelle 6.)

Gemüse, kohlenhydratarme Früchte, Beeren, Salate und Kräuter sind dagegen uneingeschränkt zu empfehlen. Ihr Fettanteil ist in der Regel so gering, dass ihre Linolsäureanteile kaum ins Gewicht fallen; z.T. liefern sie sogar mehr Linolensäure. Spitzkohl enthält pro 100 g nur 0,07 g Linolsäure und 0,07 g Linolensäure (ein n6:n3-Verhältnis von 1:1), Feldsalat 0,06 g Linolsäure und 0,14 g Linolensäure (1:2,3), Blumenkohl 0,03 g/0,11 g (1:3,6). Auch Sauerkirschen enthalten pro 100 g Linolsäure (0,08 g) und Linolensäure (0,07 g) etwa zu gleichen Teilen; bei Heidelbeeren ist es ähnlich (pro 100 g sind es 0,22 g Linolsäure und 0,15 g Linolensäure), pro 100 g Apfel sind es 0,20 g/ 0,04 g (5:1). Eine Ausnahme bildet die recht fettreiche Avocado, die pro 100 g schon 1,41 g Linolsäure bei nur 0,10 g Linolensäure enthält; das ergibt ein ungünstiges Verhältnis von 14:1. Avocados sollten daher nicht so häufig auf dem Speisplan stehen. [i]

Zuletzt sei darauf hingewiesen, dass das viel gepriesene Rapsöl kein gutes Öl zum Kochen und Braten ist. Es enthält zwar weniger Linolsäure und deutlich mehr Linolensäure als die anderen pflanzlichen Öle, was zu einem besseren Omega-6- zu Omega-3-Verhältnis führt. Diese hoch ungesättigten Fettsäuren dürfen aber keinesfalls erhitzt werden, sonst oxidieren sie sofort!

d Quelle: Bundeslebensmittelschlüssel (BLS), abgerufen über: Debinet – Deutsches Ernährungsberatungs- und Informationsnetz (www.ernaehrung.de), Institut für Ernährungsinformation, 72250 Freudenstadt.

Wer auf Brot nicht verzichten möchte, sollte sich daran erinnern, woher der Begriff „Butterbrot“ stammt: Eine Scheibe Brot, dick bestrichen mit Butter und vielleicht eine ordentliche Portion Käse oder Aufschnitt dazu. So sättigt eine Scheibe Brot besser als drei Scheiben mit dünn darüber gekratzter Fettauflage und hauchdünnem Belag. Denken Sie immer daran: Nicht Fett macht „fett“, sondern die Kohlenhydrate.

8.6.2 Enthalten Bio-Lebensmittel mehr Nährstoffe?

Biologisch erzeugte Lebensmittel weisen tatsächlich Vorteile gegenüber konventionell erzeugten auf. Die Gründe dafür liegen einerseits im Verzicht auf Kunstdünger, was ein ausgewogeneres Mikronährstoffprofil ermöglicht. Andererseits führen die Anbaumethoden in der biologischen Landwirtschaft zu höheren Mikronährstoffgehalten.

In einer Untersuchung aus Italien [195] wurde nachgewiesen, dass Bio-Tomaten 29-57 % mehr Vitamin C enthielten, als gleiche Sorten, die konventionell angebaut wurden. Ihr Gehalt an Phenolen (eine Gruppe der sekundären Pflanzenstoffe) lag durchschnittlich sogar um 139 % höher. Den Grund dafür sahen die Forscher im vermehrten Stress, vor allem oxidativen Stress, dem die Bio-Pflanzen ausgesetzt waren, sodass sie mehr Antioxidantien bildeten. [195]

Eine weitere Untersuchung ergab ebenfalls einen höheren Phenolgehalt in Bio-Tomaten und eine größere Aktivität der wasserlöslichen Antioxidantien (Vitamin C, Phenole und Flavonole) als in konventionell angebauten Tomaten. [196]

In einer dritten Studie [197] wiesen frische Bio-Tomaten wiederum einen höheren Gehalt an Vitamin C, Carotinoiden und Polyphenolen auf als die konventionell angebauten. Wurden beide Sorten püriert, lagen die Bio-Tomaten im Vitamin-C- und Polyphenolgehalt immer noch über den konventionell angebauten, doch im Carotinoidgehalt waren schon keine Unterschiede mehr nachzuweisen. Nach der Trocknung – einem weiteren Verarbeitungsschritt – fanden sich auch bei den sekundären Pflanzenstoffen Lycopin und Naringenin keine Unterschiede mehr zwischen beiden Anbau-Formen. [197] Das sind deutliche Hinweise darauf, dass auch bei Bio-Produkten mit jedem Verarbeitungsschritt Mikronährstoffe verloren gehen und deswegen unverarbeitete Produkte immer vorzuziehen sind.

Die Frage, ob sich die höheren Gehalte an Vitaminen und sekundären Pflanzenstoffen beim Menschen auswirken, ist im Rahmen der Krebsforschung geklärt worden. Beim Einsatz eines Extrakts aus Erdbeeren gegen Brustkrebs- und Darmkrebszellen ergab sich, dass biologisch angebaute Früchte die Vermehrung der Krebszellen stärker hemmten als konventionell angebaute. [198] Die Forscher führten das auf den höheren Gehalt der Bio-Erdbeeren an sekundären Pflanzenstoffen zurück, sowie auf eine mögliche synergetische Wirkung ihres Vitamin C mit anderen Substanzen. (Eine Synergie ergibt sich, wenn das Ergebnis höher ist, als die Summe aller Teile.)

8.6.3 Sekundäre Pflanzenstoffe – mehr als Antioxidanzien

Die Wirkungen von sekundären Pflanzenstoffen erstrecken sich nicht nur auf die Neutralisierung von oxidierten Substanzen, welche die Zellen schädigen, sondern auch auf die Förderung der Apoptose (der gewollte Zelltod einer defekten Zelle), die Hemmung des entzündungsfördernden COX-2-Stoffwechselweges und die Hemmung von sog. Onkogenen (Gene, deren übermäßige Aktivierung Krebs auslöst). All das senkt das Krebsrisiko [199] (siehe dazu den Exkurs 28 auf der nächsten Seite).

Bei einer Untersuchung von Extrakten aus 10 verschiedenen Früchten und Beeren (Hagebutte, Heidelbeere, schwarze Johannisbeere, schwarze Aroniabeere, Apfel, Sanddorn, Pflaume, Preiselbeere, Kirsche und Himbeere) ergab sich wiederum, dass die stärkste krebshemmende Wirkung nicht durch einzelne Substanzen ausgelöst wurde, sondern durch die synergetische Wirkung verschiedener Stoffe wie Vitamin C, Carotinoide und Anthocyane. Die stärkste Krebshemmung stellte sich auch nicht immer ein bei den Extrak-

Exk. 28 Kurkuma – Krebsbekämpfung auf vielen Wegen

Beim Curcurmin, einem der Wirkstoffe des Gelbwurzes (Kurkuma), sind mehrere Wirkungswege gegen Krebs nachgewiesen: Es kann die Ausbreitung einer ganzen Reihe von Krebsarten unterdrücken, die krebsfördernden Transkriptionsfaktoren NF-Kappa-B, AP-1 und Egr-1 herunterregeln, ebenso wie die Ausprägung der entzündungsfördernden Stoffwechselwege von COX2, LOX, NOS, MMP-9, uPA, TNF und von Chemokinen und Adhesionsmolekülen auf der Zelloberfläche sowie Cyclin D1. Darüber hinaus regelt Curcumin Wachstumsfaktoren herunter, die dem Krebs ebenfalls zugute kommen, wie EGFR und HER2 und es hemmt Enzyme wie die c-Jun-N-Terminal-Kinase, Tyrosin-Kinase und Serin-/Threonin-Kinase. Obendrein ist Curcumin ein starkes Antioxidans und es wirkt entzündungshemmend. [as]

Das alles leistet nur eine Substanz, die bereits gut untersucht ist – eine synergetische Wirkung mit anderen sekundären Pflanzenstoffen ist da noch nicht einmal berücksichtigt.

as Aggarwal BB, Kumar A, Bharti AC (2003): Anticancer potential of curcumin: preclinical and clinical studies. Anticancer Res; 23(1A): S. 363-398.

ten mit der höchsten Dosis einer Substanz (Vitamin C) oder Stoffgruppe (Anthocyane). [199]

Das unterstreicht die Bedeutung einer Versorgung mit Vitaminen und sekundären Pflanzenstoffen über viele verschiedene Früchte, Beeren, Gemüse und Gewürze! So können die Synergie-Effekte der unzähligen Einzelsubstanzen (die vermutlich niemals in Gänze aufgeklärt werden können) am besten genutzt werden.

Jahrzehntelang sind wir darauf getrimmt worden, „gesunde“ Nahrungsmittel nach ihrem Vitamingehalt auszuwählen. Natürlich sind Vitamine wichtig, doch sie sind nur ein Baustein in Pflanzen, der erst in Kombination mit anderen Vitaminen und vielen sekundären Pflanzenstoffen im menschlichen Körper positive Wirkungen entfaltet. [200] Deshalb können Vitamintabletten zwar akute Vitaminmängel beheben. Doch sie können niemals so umfassend wirken, wie eine Ernährung, die auf viele verschiedene pflanzliche Lebensmittel baut (siehe dazu auch Exkurs 29 auf der folgenden Seite).

So wurde bereits nachgewiesen, dass die Kombination pflanzlicher Lebensmittel aus verschiedenen Gruppen (z.B. Früchte mit Hülsenfrüchten) häufiger eine synergetische antioxidative Wirkung erzielte, als die Kombination von Produkten der gleichen Gruppe (Früchte mit Früchten). [201] Beim Vergleich der Wirkungen verschiedener Gruppen pflanzlicher Lebensmittel auf die Vermehrung von Brustkrebszellen wurde entdeckt, dass die Kombination von Zwiebeln und Weintrauben den Brustkrebs stärker hemmte, als der Extrakt aus einer Pflanze allein. Dabei war aber nicht die antioxidative Wirkung ausschlaggebend, sondern ein noch unbekannter Wirkmechanismus. [202]

Das Fleisch von Wild und Weidetieren ergänzt eine vielfältige pflanzliche Kost perfekt, indem es – neben Protein und Fett – ebenfalls einen breiten Mix von Mikronährstoffen liefert. Diese stammen aus den vielen verschiedenen Pflanzen, die diese Tiere verzehrt haben und die sich in ihrem Gewebe anreichern. Denn das Rind auf der Weide wählt seine Futterpflanzen mit Bedacht aus; im Stall ist es auf die monotone Fütterung angewiesen. Hirsche, Wildschweine, Hasen und besonders die Rehe sind sehr wählerisch, was ihr Grünfutter angeht. Diese Wildtiere können sogar durch „Arzneipflanzen“ Krankheiten und Parasitenbefall selbst kurieren, wie z.B. Wildschweine mit Adlerfarn.

8.6.4 Optimale Nährstoffnutzung

Müssen für einen optimalen Schutz vor Erkrankungen unbedingt teure Bio-Lebensmittel verzehrt werden? Biologisch angebaute Früchte und Gemüse sind mit ihren höheren Gehalten an Mikronährstoffen bestimmt eine gute Versicherung.

Exk. 29 Wie sinnvoll sind hohe Dosierungen einzelner Substanzen?

Das Problem aller Studien, welche die gleichzeitige Wirkung von mehreren Substanzen ermitteln, liegt darin, festzulegen, welche Beteiligung am Ergebnis den einzelnen Stoffen zuzuordnen ist. Es lässt sich zwar eine Gesamtwirkung messen (z.B. ein besserer antioxidativer Schutz der Zellen), doch wie genau diese zustande kommt, kann oft nicht mehr zuverlässig festgestellt werden. Doch muss man das eigentlich wissen?

Für die Gesamtwirkung, z.B. eine antioxidative Wirkung, ist es unerheblich, welchen Anteil die verschiedenen Substanzen daran haben. Seit Jahrtausenden setzen Menschen erfolgreich Heilpflanzen (die viele verschiedene Wirkstoffe enthalten) gegen Verletzungen und Krankheiten ein. Erst mit dem Aufkommen der Pharmaindustrie, die Medikamentenforschung zur Gewinnung von Patenten betreibt, ist das anders geworden: Um ein Patent für einen Wirkstoff (und den finanziellen Gewinn daraus) beanspruchen zu können, muss nachgewiesen werden, was neu und deswegen schutzwürdig daran ist.

Deshalb finden sich unzählige Studien zu den Wirkungen von Einzelsubstanzen, doch nur wenige, die Kombinationen von mehreren Stoffen bzw. Extrakte aus Pflanzen oder sogar Mischungen aus den Extrakten verschiedener Pflanzen untersuchen. Es liegen von einzelnen Stoffen (wie z.B. Vitamin C) deshalb so viele Ergebnisse vor, weil sie einfach zu messen sind, da im Versuchsaufbau immer nur ein Faktor verändert wird. Das betrifft z.B. die Dosis: Je mehr Vitamin C verabreicht wird, desto stärker die antioxidative Wirkung.

Wer die ungeheure Anzahl solcher Studien ansieht, muss den Eindruck gewinnen, allein die Gabe hoher Dosierungen von Vitamin C (oder einer anderen Substanz) könne einen antioxidativen Schutz bei bestimmten Erkrankungen bieten. Doch die antioxidative Wirkung durch Synergieeffekte, welche eine breit gefächerte Versorgung mit vielen verschiedenen Substanzen bietet, wird deutlich höher ausfallen.

Dazu kommt, dass der Körper eigentlich immer versucht, ein Stoffwechsel-Gleichgewicht (Homöostase) einzuhalten. Hohe Dosierungen einzelner Substanzen stören dieses Gleichgewicht und können im schlimmsten Fall die erwünschte Wirkung in ihr Gegenteil verkehren.

Exk. 29 Wie sinnvoll sind hohe Dosierungen..., Fortsetz.

Der Schluss daraus kann also nur lauten, nicht allein große Dosen Vitamin C (oder einer anderen Substanz) als wichtiges Antioxidans einzunehmen, sondern vielmehr Zitrusfrüchte, besser noch regelmäßig verschiedene Früchte, auch aus anderen Gruppen (Äpfel, Beeren) zu verzehren. Das liefert nicht nur Vitamin C aus vielen Quellen, sondern auch unzählige andere Substanzen, welche die Wirkung von Vitamin C im Körper fördern. Und das geschieht, ohne die Homöostase zu stören, also genau so, wie die Natur es für uns vorgesehen hat.

Man kann es auch anders betrachten: Eine größere Menge von konventionell angebauten pflanzlichen Nahrungsmitteln – etwa 130-150 % – würden ungefähr die gleiche Menge an Mikronährstoffen liefern, wie 100 % Bioprodukte. Wer gleichzeitig auf eine große Vielfalt achtet, der muss auch mit konventionell erzeugten Lebensmitteln keine Mängel an Mikronährstoffen befürchten.

Darüber hinaus kann durch bestimmte Vorgehensweisen, die nachfolgend erläutert werden, der Mikronährstoffgehalt von pflanzlichen Lebensmitteln besser ausgenutzt werden. Damit lässt sich auch mit günstigeren, konventionell angebauten Produkten eine höhere Aufnahme von Mikronährstoffen erreichen.

Um die Vitamine, Mineralien und sekundären Pflanzenstoffe in pflanzlichen Lebensmitteln optimal nutzen zu können, ist nicht nur eine breite Auswahl nötig. Auch die Frische der Erzeugnisse ist ungemein wichtig. Denn die moderne Lebensmittel-Logistik mit z.T. langen Lagerzeiten und Transportwegen sowie manchmal zu hohen Temperaturen (z.B. in der Auslage beim Lebensmittelhändler) führt dazu, dass auf dem Weg zum Verbraucher bereits viele Mikronährstoffe verloren gehen. Die folgenden Hinweise können dabei helfen, vom Verzehr dieser Lebensmittel bestmöglich zu profitieren.

8.6.5 Viele verschiedene Lebensmittel einkaufen

In den westlichen Industrieländern steht uns eine beinahe unübersehbare Palette an Nahrungsmitteln zur Verfügung, doch nur die wenigsten Leute nutzen dieses breite Angebot aus. Traditionell lebende Völker verzehren viel mehr verschiedene pflanzliche Lebensmittel als wir. Den Löwenanteil bei uns machen die großen Kohlenhydratträger aus, wie Getreideprodukte und Kartoffeln, gefolgt von Snacks und Milchprodukten. Frisches Gemüse, Früchte, Beeren, Kräuter und Nüsse kommen dagegen häufig zu kurz.

Fleisch, Eier und Fisch sowie gesunde Fette und Öle sättigen deutlich besser als Kohlenhydrate. Wer mehr davon verzehrt und auf die üblichen Kohlenhydratträger als „Sättigungsbeilage“ verzichtet, der kann mehr von den anderen pflanzlichen Lebensmitteln zuführen. Diese enthalten deutlich weniger Kohlenhydrate, dafür aber viel mehr wichtige Mikronährstoffe.

Kaufen Sie also viele verschiedene Gemüse, Beeren, Kräuter und Nüsse ein. An Früchten sollten sie solche wählen, die relativ arm an Kohlenhydraten sind. Der Idealfall wäre, jeden Tag ein anderes Gemüse und eine andere Frucht sowie andere Beeren und Kräuter zu verzehren. So können die vielen Mikronährstoffe in den verschiedenen Pflanzen sich am besten ergänzen und es wird eine umfassende Versorgung gewährleistet. Exkurs 30 zeigt eine weitere Möglichkeit der Versorgung mit pflanzlichen Mikronährstoffen.

Es erfordert natürlich mehr Zeit, jeden Tag Mahlzeiten mit frischen Zutaten auf den Tisch zu bringen. Doch Kühlschrank und Kühltruhe erleichtern die Sache erheblich: Wer stets etwas größere Mengen kocht – die Zubereitung von Gemüse dauert bei einer größeren Menge nur unwesentlich länger – der kann einen Teil sofort verzehren und den Rest portioniert kühl stellen oder einfrieren. So kommt man zu einer verzehrfertigen Portion Gemüse an anderen Tagen. Gefriergut muss nur mit etwas Wasser in einen Topf mit Deckel gegeben werden und ist bei geringer bis mittlerer Hitze in wenigen Minuten aufgetaut und erwärmt.

Kräuter können aus dem Garten oder vom Blumentopf auf der Fensterbank frisch abgeschnitten werden und Beeren portionsweise aus dem Kühl-

Exk. 30 Heilkräutertees als Quelle für sekundäre Pflanzenstoffe

Einen bedeutenden Beitrag zur Versorgung mit Antioxidanzien und sekundären Pflanzenstoffen können Tees leisten. Grüner Tee ist bekannt für seine Vielzahl von hochwirksamen Inhaltsstoffen, welche die antioxidativen Systeme des Körpers stärken und sogar bei der Vermeidung von Krebserkrankungen eine wichtige Rolle spielen können.

Darüber hinaus können wir in Europa über eine Fülle von heimischen Heilpflanzen und Wildkräutern verfügen, die ebenfalls Linderung bei vielen Beschwerden versprechen und z.T. erstaunliche Heilwirkungen zeigen. Man sollte sich aber von dem Gedanken trennen, Tees nur vorübergehend zur Behandlung von Krankheiten einzusetzen und stattdessen beginnen, Tees regelmäßig zur Gesunderhaltung einzusetzen. Dabei sollte dasselbe Konzept zum Einsatz kommen, wie bei der Ernährung: So abwechslungsreich wie möglich. Es ergibt also Sinn, den Tag z.B. mit grünem Tee zu beginnen, mittags einen Brennnesseltee zu wählen und am Abend Thymiantee oder Kamillentee. Gewöhnen Sie sich an, beim Nachkaufen immer mindestens eine neue Teesorte zu wählen, um weitere Pflanzen kennenzulernen.

Eine gute Bezugsquelle für Heilpflanzen zur Teezubereitung sind die Apotheken; hier werden hochwertige Kräuter aus kontrolliertem, schadstofffreiem Anbau relativ preisgünstig auch in kleinen Mengen abgegeben. Es besteht zudem die Möglichkeit, sich vom Apotheker ohne Aufpreis individuelle Mischungen von Heilkräutern für die Teezubereitung fertigen zu lassen.

schrank oder der Tiefkühltruhe entnommen werden. Wer noch einige Nüsse dazu gibt, erhält eine Mahlzeit aus vielen verschiedenen Komponenten.

Wer sich bei Frühstück, Mittag- und Abendessen weitgehend an diese Regel hält, der nimmt deutlich mehr pflanzliche Mikronährstoffe und Ballaststoffe auf als jemand mit einer Western Diet.

8.6.6 Frische Waren kaufen

Bei der Auswahl pflanzlicher Lebensmittel sollte zuvorderst darauf geachtet werden, frische Produkte einzukaufen. Zwar überstehen manche (z.B. Kartoffeln) auch eine längere Lagerung, ohne viele Nährstoffe einzubüßen. Doch die weitaus meisten Pflanzen verlieren wichtige Mikronährstoffe nach der Ernte recht schnell. Wer Gemüse, Früchte, Beeren und Kräuter aus dem eigenen Garten ernten kann, der verfügt über die bestmögliche Versorgung mit frischen Produkten. An zweiter Stelle wäre der Bezug vom Bauern in der Nähe bzw. vom Wochenmarkt zu nennen – auch hier hat man es weitgehend selbst in der Hand, die Erzeugnisse so frisch wie möglich zu bekommen.

Wer im Supermarkt kaufen muss, der sollte dafür einen Händler wählen, der einen hohen Umschlag an Waren aufweist. Die großen Discounter z.B. verkaufen solche Mengen an Lebensmitteln, dass die meisten täglich mit frischen Produkten beliefert werden. In kleineren Läden, welche die Waren oft länger im Kühlraum vorrätig halten müssen, ist darauf zu achten, dass pflanzliche Lebensmittel in der Auslage mittels Besprühen mit Wasser vor einem schnellen Welken bewahrt werden; auch das bremst den Abbau von Mikronährstoffen.

Pflanzliche Lebensmittel können vor dem Kauf ganz einfach auf Frische geprüft werden: Das Produkt darf keine welken Blätter aufweisen bzw. einen vertrockneten Eindruck machen. Die Schnittstelle (da wo die Frucht vom Wurzelstock oder Zweig abgeschnitten wurde) sollte frisch und nach Möglichkeit, feucht sein. Vertrocknete bzw. verfärbte Schnittstellen weisen auf ein höheres Alter hin; das Produkt hat also schon viele Nährstoffe verloren.

8.6.7 Dunkle Farben wählen

Dunkle Farben sind Anzeichen für einen hohen Gehalt an sekundären Pflanzenstoffen. Die Farbstoffe mit ihrer hohen antioxidativen Kapazität schützen die Pflanze vor der UV-Strahlung der Sonne. Ein dunkelroter Apfel hat viel Sonnenbestrahlung abbekommen, er hat deshalb mehr Anthocyane gebildet

Exk. 31 Salat aufbewahren

Salat sollte nach Möglichkeit schnell verzehrt werden. Wer Salate einige Tage im Kühlschrank aufbewahren muss, der sollte ein unteres Fach wählen, wo die Temperatur am niedrigsten ist. Es ist darüber hinaus zu empfehlen, den Salat vor dem Kühlen vorzubereiten: Die Blätter unter kaltem Wasser waschen, in einer Salatschleuder gut trocknen, in kleinere Stücke reißen und in eine verschlossene Plastiktüte geben. Die Luft sollte vorsichtig herausgedrückt werden, ohne die Blätter zu quetschen. Die zerrissenen Blätter simulieren Insektenfraß, was zur Bildung von mehr Phenolen führt (die Menge steigt bis auf das Vierfache); [at] diese sekundären Pflanzenstoffe sind auch für den Menschen sehr gesund.

Wenn jetzt noch mit einer Nadel einige kleine Löcher in die Tüte gestochen werden, kann ein begrenzter Luftaustausch stattfinden, ohne viel Feuchtigkeit zu verlieren. [au] Trotzdem sollte der Salat schnell, innerhalb von ein bis zwei Tagen verzehrt werden, bevor durch Welkprozesse vermehrt Wirkstoffe abgebaut werden.

Letztlich ist es nicht mehr Aufwand, wenn der Salat so vorbereitet wird. Man hat lediglich einen Teil der Zubereitung vorweggenommen; die so behandelten Salatblätter können gleich angerichtet werden.

at Kang HM, Saltveit ME: Antioxidant capacity of lettuce leaf tissue increases after wounding. J Agric Food Chem. 2002 Dec 18;50(26): S. 7536-7541.
au Robinson, J: Eating on the Wild Side. S. 23. Little, Brown and Co., New York 2013.

als ein gelber bzw. grüner, der im Schatten gewachsen ist. Beim Salat ist es ähnlich: Je dunkler die Rot- bzw. Brauntöne, desto mehr Anthocyane enthält er. Der überwiegend braunrote Eichblattsalat liefert also mehr Mikronährstoffe, als ein grüner Blattsalat und der rote Radicchio zusätzlich die wertvollen Bitterstoffe, die aus den anderen Salaten herausgezüchtet wurden. Auch violette Möhren, eine alte Züchtung, die immer öfter in den Läden auftaucht, enthalten viel mehr Mikronährstoffe, als die orange Variante.

Exk. 32 Allicin im Knoblauch besser nutzen

Im Knoblauch ist sehr viel Alliin enthalten, eine schwefelhaltige Aminosäure, aus der mithilfe eines Enzyms das hochwirksame Allicin gebildet wird. Das geschieht, wenn die Knoblauchzehe verletzt wird, etwa durch Quetschen, Schneiden oder Kleinhacken. Doch dieses Enzym ist hitzeempfindlich: Wenn die Knoblauchstückchen sofort dem Brat- oder Kochgut hinzugefügt werden, kann nur wenig Allicin gebildet werden, da das aktivierende Enzym durch Hitze abgebaut wird.

Besser ist es, den gehackten oder geschnittenen Knoblauch für zehn Minuten ruhen zu lassen; dann ist die Bildung von Allicin abgeschlossen. Werden die Knoblauchstücke jetzt dem Kochgut zugegeben, können die gesundheitsfördernden Wirkungen des Allicins voll ausgenutzt werden. [au]

au Robinson, J: Eating on the Wild Side. S. 51. Little, Brown and Co., New York 2013.

Ein Blattsalat mit dunkelgrüner Farbe (Anzeichen für einen hohen Carotinoidgehalt) weist mehr Mikronährstoffe auf als z.B. Eisbergsalat mit seiner hellgrünen Farbe. Das gilt auch für Grünkohl und Spinat als dunkelgrünes Blattgemüse, bzw. für Obst und Beeren: Kräftige Farben sind den blasseren Farben vorzuziehen. Diese Produkte enthalten mehr der wichtigen Farbstoffe als Pflanzen, deren Blätter eng zusammengewachsen und daher vor Licht gut geschützt waren; wie z.B. der Chinakohl (zur Aufbewahrung von Salat siehe Exkurs 31 auf der vorangegangenen Seite). Für Kräuter wie Schnittlauch, Petersilie, Dill, Rosmarin und Thymian gilt die Farbenregel ebenfalls: Je dunkler, desto mehr schützende Farbstoffe enthalten sie.

8.6.7.1 Ausnahmen von der Farbenregel

Bei manchen Kohlgewächsen wie z.B. Blumen-, Weiß- oder Spitzkohl kann die Farbenregel nicht angewendet werden. Doch die darin enthaltenen Senföle sind ebenfalls wichtige sekundäre Pflanzenstoffe, die regelmäßig zugeführt werden sollten.

Bei Zwiebeln, Schalotten und Knoblauch ist es ähnlich: Ihre Schwefelverbindungen sowie der gelbe Farbstoff Quercetin aus der Gruppe der Polyphenole und das Allicin (früher „Lauchöl" genannt) üben beim Menschen starke Schutzwirkungen aus. Allicin kann als ein pflanzliches Breitbandantibiotikum mit erweiterten Wirkungen gelten: Es hemmt das Wachstum einer großen Zahl von Bakterien, Viren und Pilzen (darunter auch Candida albicans). Darüber hinaus entfaltet es antivirale Wirkungen [203] (siehe dazu auch Exkurs 32).

Quercetin ist ein starkes Antioxidans und es schützt gegen eine Reihe von Erkrankungen, wie z.B. Knochenentkalkung (Osteoporose), einige Arten von Krebs, Lungen- und Herzkrankheiten [204] sowie Diabetes und Magenerkrankungen (Helicobacter pylori) und es weist starke antibakterielle, antifungale, entzündungshemmende und immunstärkende Wirkungen auf. [205]

Die wirksamere Form von Quercetin findet sich bei Zwiebeln und Schalotten zu mehr als 80 % in den trockenen Schalen. Das Fruchtfleisch der Zwiebel enthält dagegen nur 0,8 % davon. [205] Wenn unsere Großmütter die Zwiebelschalen in der Suppe oder Brühe mitkochten, war das eben nicht nur „für die dunkle Farbe", sondern diese Methode lieferte viel mehr Quercetin.

Allerdings wird in Mund und Verdauungstrakt ein Teil des weniger wirksamen Quercetins aus dem Fruchtfleisch der Zwiebel in die hochwirksame Form umgewandelt. [205] Fett sowie Pektin aus Apfelschalen steigern im Verdauungstrakt die Verfügbarkeit von Quercetin. [205] Backen oder Braten von Zwiebeln erhöht ebenfalls die Verfügbarkeit von Quercetin, während Kochen sie vermindert. Trotzdem ist zu raten, zumindest bei Suppen und Schmorgerichten Zwiebel- bzw. Schalottenschalen in einem Netz oder verknoteten Teefilter mitzukochen und vor dem Verzehr zu entfernen.

Quercetin ist auch in Äpfeln, vielen Beeren, Kohlgemüse, in Tomaten, Kapern und Weintrauben, in vielen Nüssen sowie in Tee und Wein enthalten.

Jene Sorten von Zwiebelgewächsen, die den wilden Formen noch am meisten ähneln, enthalten deutlich mehr Mikronährstoffe als die gezüchteten. Frühlingszwiebeln weisen z.B. bis zu 140-mal mehr davon auf (besonders die grünen Teile des Stängels) als weiße Zwiebeln; Schnittlauch enthält pro Gramm mehr Mikronährstoffe auf als rote Zwiebeln. [206]

Rüben (Rote Bete, Pastinaken, Mairübchen etc.) sind ebenfalls gute Quellen für Mikronährstoffe. Sie haben bis zu 9-mal mehr Antioxidanzien als Tomaten und 50-mal mehr als orangefarbene Karotten. [206] Mit Fett gekocht oder gebraten erhöht sich die Aufnahme der sekundären Pflanzenstoffe im Körper.

Alle Arten von Kohl sind wegen der enthaltenen Glycosinolate, die in Senföle umgewandelt werden, ebenfalls zu empfehlen; am nährstoffreichsten sind Grünkohl und Rosenkohl. Rotkohl enthält 6-mal mehr Antioxidantien als Weiß- oder Spitzkohl. [206] Allerdings kosten Transport und Lagerung viele Inhaltsstoffe; am stärksten gefährdet ist der Brokkoli, der am schnellsten an sekundären Pflanzenstoffen verliert (71-80 % der Glucosinolate und 59-62 % der Flavonoide bis zur Ankunft im Supermarkt). [207]

8.7 Zitrusfrüchte

Zitrusfrüchte wie Apfelsinen, Nektarinen, Zitronen, Limonen und Limetten sind zwar nicht in unseren Breiten heimisch, doch werden diese schon so lange importiert, dass sie für viele Menschen aus der Ernährung nicht mehr wegzudenken sind. Dazu hat auch ihr recht hoher Gehalt an Vitamin C beigetragen; schließlich soll dieses Vitamin Erkältungskrankheiten vorbeugen bzw. kurieren. Doch Zitrusfrüchte enthalten darüber hinaus auch viele sekundäre Pflanzenstoffe, die der Gesundheit förderlich sind.

Sie liefern eine ganze Reihe von Substanzen, die antioxidative, antientzündliche, der Alterung entgegenwirkende und krebshemmende Wirkungen aufweisen wie die Vitamine A und E, Flavonoide wie Naringenin, Hesperedin, Apigenin, Nobiletin, Tangeretin und Quercetin, [208] Coumarine und weitere Phenole, Limonoide, Carotinoide, Terpene sowie den Ballaststoff Pektin, [209] der ebenfalls antioxidativ wirkt.

Insgesamt sind bereits mehr als 170 Antioxidanzien in Zitrusfrüchten gefunden worden. Dabei wurde klar, dass sie vor allem den Phenolverbindungen ihre antioxidative Kapazität verdanken und nicht dem Vitamin C. [209] Durch ihre sekundären Pflanzenstoffe üben Zitrusfrüchte zusätzlich antimikrobielle, antiallergene, das Herz und Nervensystem schützende sowie leberschützende Wirkungen aus. [208]

Daher sind Zitrusfrüchte zu empfehlen; sie sollten neben vielen anderen pflanzlichen Produkten regelmäßig verzehrt werden.

8.8 Hülsenfrüchte

Hülsenfrüchte wie Erbsen, Linsen und Bohnen liefern ebenfalls sekundäre Pflanzenstoffe, darunter antioxidative Phenolverbindungen. Doch sie enthalten auch viele Lektine; diese Verbindungen kommen zwar in fast allen Pflanzen vor, doch meist in geringen Anteilen. Die Lektine zählen zu den pflanzlichen Abwehrstoffen, die im Körper des Menschen zu unerwünschten Nebenwirkungen führen können. Die wohl schädlichste Eigenschaft von Lektinen liegt darin, dass sie die Darmwand „öffnen" können und so Fremdeiweißen den Übertritt ins Blut ermöglichen. In der Folge kommt es zu Allergien und weitreichenden Entzündungen im Körper, die Multiple Sklerose, Rheuma und Gelenkentzündungen begünstigen können. [210]

Die weitaus höchsten Lektin-Gehalte weist die Sojabohne auf, die zusätzlich auch Phytoöstrogene als weitere, potente Abwehrstoffe enthält. Soja-Produkte sind starke Allergene und können das Hormongleichgewicht beim Menschen stören; sie sollten nicht so häufig auf dem Speiseplan stehen (siehe dazu auch unter 9.3). Auch Erdnüsse zählen zu den Bohnen; wegen ihres hohen Lektingehaltes zählen sie ebenfalls zu den starken Allergenen.

Alle Hülsenfrüchte sind zudem reich am Abwehrstoff Phytinsäure, der Mineralstoffe (Zink, Eisen, Magnesium) binden kann und so ihre Verfügbarkeit im Darm einschränkt. Als weiteren Abwehrstoff enthalten sie Protease-Inhibitoren (die erst durch Kochen weitgehend inaktiviert werden), welche die Proteinverdauung hemmen. Diese Substanzen entfalten zwar auch einige positive Eigenschaften (Phytinsäure wirkt z.B. auch als Antioxidans), [211] doch in der Summe sollten Hülsenfrüchte wegen der vielen Abwehrstoffe nicht so häufig verzehrt werden.

Lektine, Phytinsäure und Enzymhemmer sind bei Hülsenfrüchten vor allem in der Schale zu finden; geschälte Produkte enthalten also deutlich weniger von diesen Anti-Nährstoffen. Allerdings darf nicht vergessen werden, dass sich große Anteile der wichtigen Phenolverbindungen ebenfalls in der Schale befinden, geschälte Hülsenfrüchte weisen deshalb weniger davon auf. [212] Hülsenfrüchte mit Schale wie Erbsen und Linsen werden vor dem Kochen traditionell eingeweicht; diese Prozedur verbessert die Verträglichkeit, denn sie entfernt einen Teil der Phytinsäure.

Als Ergänzung einer gesunden Ernährung sind Hülsenfrüchte in Maßen zu empfehlen: Wegen ihres hohen Gehalts an Anti-Nährstoffen sollten sie allerdings nicht zu häufig verzehrt werden. Wie in anderen Fällen gilt auch hier: Die Dosis macht das Gift.

Wer unter Allergien oder Autoimmunkrankheiten leidet, der kann versuchen, Hülsenfrüchte eine Zeit lang zu meiden, um festzustellen, ob sich eine Besserung der Beschwerden ergibt. Für Getreideprodukte, besonders solche aus dem vollen Korn, gilt dasselbe: Wie die Hülsenfrüchte enthalten sie ebenfalls hohe Anteile dieser Anti-Nährstoffe in der Schale.

8.9 Wildkräuter

Die wilden Vorfahren unserer heutigen Kulturpflanzen wiesen deutlich höhere Gehalte an Vitaminen, Mineralien und sekundären Pflanzenstoffen auf. Im Laufe der Zeit wurde ihr Wirkstoffgehalt, darunter viele wertvolle Bitterstoffe, durch Züchtung immer weiter verringert, während ihr Ertrag gesteigert und der Geschmack (häufig mit höherem Zuckergehalt) „verbessert“ wurde.

Deshalb können gezüchtete Pflanzen gegen Wildkräuter nicht bestehen, die sehr viel mehr Mikronährstoffe liefern. Allerdings ist die Unterscheidung zwischen essbaren und giftigen Pflanzen nicht immer einfach. Wie bei den Pilzsammlern ist daher zu empfehlen, sich über essbare Wildkräuter zunächst eingehend zu informieren, bevor man sich daran begibt, diese zu sammeln. Dafür gibt es mittlerweile eine Reihe guter Bücher mit erklärenden Fotos bzw. Seminare, in denen erfahrene Leute ihr Wissen vermitteln. Zwei Wildkräuter, die kaum zu verwechseln sind, können aber hier empfohlen werden: Löwenzahn und Brennnessel.

8.9.1 Löwenzahn

Der Löwenzahn wächst so ziemlich überall auf Brachflächen, Wiesen und in Gärten. Löwenzahnblätter sind viel nährstoffreicher als Spinat: Sie enthalten insgesamt achtmal mehr Antioxidantien, fünfmal mehr Vitamin K und E, dreimal so viel Carotinoide und doppelt so viel Calcium. Die bitteren Löwenzahnblätter weisen etwa 40-mal so viele Antioxidanzien auf wie der Eisbergsalat, dem alle Bitterstoffe weggezüchtet wurden. [206]

Der Löwenzahn enthält viele Anthocyane, Vitamin C und Carotinoide (Beta-Carotin, Lutein, Violaxanthin). [213] Darüber hinaus Saponine, Flavonoide (Rutin, Quercetin), Catechine, Triterpene und Alkaloide sowie Phenolverbindungen (Luteolin-, Cholorogen- und Cichoriensäure). [214] In einer früheren Untersuchung wurden in Löwenzahnblättern die hormonähnlichen Substanzen Sitosterol, Stigmasterol und Campesterol gefunden, was in einer aktuellen Studie allerdings nicht bestätigt werden konnte. [214]

Löwenzahnblätter entfalten antioxidative, antientzündliche und antibakterielle Wirkungen, darunter auch gegen Staphylococcus aureus (ein multiresistenter Krankenhauskeim), Salmonella thypi und aboni (die beide eine Salmonellenvergiftung auslösen) sowie Klebsiella pneumoneae (einen Erreger der Lungenentzündung) und Escheria coli (die Darmprobleme hervorrufen können).

Darüber hinaus wurden krebshemmende Effekte (bei Brust- und Leberkrebs), leberschützende Effekte (gegen Gifte und sehr effektiv gegen die Entwicklung einer Fettleber; die Löwenzahnblüte schützt darüber hinaus gegen Leberzirrhose) sowie antivirale Wirkungen (gegen den Erreger des Gelbfiebers) nachgewiesen. Obendrein hemmen Löwenzahnblätter den entzündungsfördernden Stoffwechselweg des Tumor-Nekrose-Faktor-alpha. [214]

Alle Teile der Pflanze sind essbar; die Blätter, die Wurzeln, der Stängel und die Blüte. Die jungen (kleineren) Löwenzahnblätter sollten bevorzugt gesammelt werden; sie sind weniger bitter. Vor dem Verzehr sollten die Pflanzenteile kalt abgespült und in einer Salatschleuder getrocknet werden. Sie können andere Salate gut ergänzen, bzw. allein verzehrt werden. Ältere Blätter können kurz mit heißem Wasser überbrüht werden, um einen Teil der Bitterstoffe zu deaktivieren.

8.9.2 Brennnessel

Die Brennnessel ist ebenso weit verbreitet wie der Löwenzahn. Ihre Blätter enthalten Phenole (Kaffeesäure, Cholorogensäure, Zimtsäure, Syringasäure, Quercetin, Kämpferol und Rutin), Terpene (Linalool und Eugenol) Carotinoide (Lutein, Lycopen, Beta-Carotin, Neoxanthin und Violaxanthin), Flavonoide (Catechin und Epicatechin), Linolensäure (Omega-3), die krebshemmende konjugierte Linolsäure (CLA) und die immunstärkende, gesättigte Laurinsäure. [215] Zusammen ergeben diese Verbindungen eine starke entzündungshemmende, antimikrobielle und antioxidative Wirkung.

Die antibakterielle Wirkung eines Extraktes aus Brennesselblättern hemmt sogar gefährliche Keime wie Staphylococcus aureus, Klebsiella pneumoniae, Salmonella enterica, Enterococcus faecalis, Listeria monocytogenes und Shigella flexneri. [215] Darüber hinaus wirken Extrakte aus Brennnesselblättern blutzuckersenkend und sie können die Betazellen der Bauchspeicheldrüse regenerieren, was dem Diabetiker ebenfalls zu Gute kommt. Auch leberschützende Eigenschaften der Brennnessel wurden nachgewiesen. [215]

Man pflückt junge Blätter und frische Triebe der Brennnessel am besten mit Handschuhen, um sich nicht zu verbrennen. Blüten und Früchte sollten nicht verzehrt werden, sie enthalten Substanzen, welche die Nieren reizen können. [215]

Die Zubereitung ist denkbar einfach: Nach kurzem Überbrühen mit heißem Wasser sind die Brennhärchen inaktiviert und Blätter und Triebe können entweder in einer Suppe, als Pesto oder wie Spinat verzehrt werden. Blätter und Triebe können aber auch getrocknet werden. Nach der Trocknung können sie gefahrlos verzehrt werden, weil die Brennhärchen auf diese Weise ebenfalls außer Gefecht gesetzt werden.

Wildkräuter sind also eine wertvolle Ergänzung des Speiseplanes, wie diese beiden Vertreter zeigen. Zudem kosten sie nichts, außer vielleicht etwas Mühe, sie im Garten oder bei einem Spaziergang einzusammeln.

8.10 Obst und Gemüse: Entfernung von Pestiziden

Obst und Gemüse wird in den westlichen Industrieländern streng auf Rückstände von Pflanzenschutzmitteln kontrolliert und es sind Grenzwerte festgelegt worden. Andererseits ist es unbestritten besser, so wenig wie möglich von diesen Pflanzenschutzmitteln aufzunehmen.

Gewöhnlich wird Obst und Gemüse vor dem Verzehr unter fließendem Wasser gewaschen und dann mit einem Tuch oder Küchenpapier trocken gerieben. Auch Produkte, die ohne Schale verzehrt werden, sollten abgewaschen werden, da beim Schneiden und Schälen Rückstände in das Fruchtfleisch gelangen können. Abwaschen entfernt zwar Staub und oberflächlich anhaftende Partikel, doch die eventuell vorhandenen Rückstände von Pflanzenschutzmitteln nur etwa zur Hälfte. [216]

Eine bessere Reinigungswirkung gegen Pflanzenschutzmittel bietet eine andere Vorgehensweise, die allerdings auch aufwendiger ist. Eine aktuelle Studie hat ergeben, dass Natrium-Bicarbonat (Kaiser-Natron bzw. Backsoda) dafür besser geeignet ist als fließendes Wasser: 10 g davon auf einen Liter

Wasser (also eine 1%-prozentige Lösung) reichten aus, um in einem 12- bis 15-minütigen Bad mit dieser Natronlösung die Pestizide Thiabendazol und Phosmet von der Schale von Äpfeln zu entfernen. [217] Allerdings wurde festgestellt, dass 20% des Thiabendazols und 4,4% des Phosmet durch die Schale gedrungen waren; diese Rückstände liessen sich nur durch das Schälen der Äpfel entfernen. [217]

Beim Apfel, wie bei den meisten anderen Früchten und Gemüsen, befindet sich aber der Großteil der Antioxidantien bzw. sekundären Pflanzenstoffe in und direkt unter der Schale. Es ist daher eher zu empfehlen, sich mit dem 15-minütigen Natronbad zufriedenzugeben, was 80-95% der Pestizide entfernt. Nach dem Bad werden die Produkte mit Wasser gründlich abgespült und trocken gerieben. Die Früchte sollten erst vor dem Verzehr so behandelt werden, da die Schutzfunktion der Schale beeinträchtigt werden kann; so würden bei längerer Lagerung zu viele Nährstoffe verloren gehen.

Abschließend lässt sich festhalten: Eine vielfältige Versorgung mit frischen pflanzlichen Lebensmitteln führt zu einer optimalen Zufuhr an Vitaminen, Mineralien und Mikronährstoffen wie Spurenelementen und sekundären Pflanzenstoffen. Das und ein weiterer Faktor der pflanzlichen Lebensmittel – ihr stabiles Zellgerüst – führen auch zu einem gesunden Mikrobiom. Darauf soll im Folgenden eingegangen werden.

*

KAPITEL 9

WEITERE PROBLEMFELDER DER WESTERN DIET

9.1 Das Mikrobiom

Bakterien sind kleinste Lebewesen, die überall auf der Erde anzutreffen sind. Bakterien finden sich in der Luft, im Boden, im Wasser ebenso wie in und auf den Lebensmitteln, die wir verzehren.

Es existieren unzählige Arten von Bakterien und sie sind in der Lage, sich an alle möglichen Verhältnisse anzupassen. Es handelt sich bei ihnen um einzellige Lebewesen, die im Gegensatz zu Tieren und Pflanzen aber keinen Zellkern aufweisen. Die Erbsubstanz der Bakterien befindet sich als sog. Bakterienchromosom frei im Zellplasma. Obwohl schon sehr viele Bakterien klassifiziert worden sind, ist davon auszugehen, dass vermutlich 95-99 % aller Bakterienarten noch gar nicht entdeckt worden sind.

Auch der Mensch hat Bakterien – sogar unglaublich viele. Die Menge der Bakterien, die den Menschen innen und außen (z.B. auf der Haut) besiedeln, ist so groß, dass sie die Anzahl aller Zellen des Körpers um den Faktor 10 übersteigt. [218] Diese Bakterien leben von uns, d.h. von der Nahrung, die wir verzehren und von Abfallstoffen des Körpers. Dafür versorgen sie uns mit Eigenschaften, die der Mensch bisher nicht entwickelt hat. Anders ausgedrückt: Die Gene dieser Bakterien ergänzen die des Menschen und steuern seinen Stoffwechsel ebenso, wie die eigenen. Denn das Genom, also die gesamte Anzahl der Bakteriengene, ist nach Schätzungen 100-mal größer als das Genom des Menschen. [219] Die Kombination von Menschen- und Bakteriengenen ergibt einen „Superorganismus" [218] mit unglaublichen Fähigkeiten.

Unser Darm beherbergt eine große Zahl an Bakterien, die nicht nur lästige Mitesser sind, sondern den Stoffwechsel in vielfältiger Weise steuern. Neben den Bakterien finden sich im Darm des Menschen auch Bakteriophagen (Phagen; Bakterien fressende Organismen) und Viren, Pilze, Archaeen (auch Urbakterien genannt) sowie Protozoen (Urtierchen oder Amöben; Kleinstlebewesen, die sich mit Geißeln fortbewegen können). Die Gesamtheit all dieser Mikroorganismen (Mikroben), die den Darm besiedeln, wird „Mikrobiom" genannt.

9.1.1 Aufgaben des Mikrobioms

Unsere Nahrung liefert Energie und Nährstoffe; doch wie viel davon im Körper wirklich aufgenommen wird, das hängt vom Mikrobiom in unserem Darm ab. Darüber hinaus werden die vielfältigsten Aufgaben vom Mikrobiom gesteuert: Die Synthese von Vitaminen, [220] die Unschädlichmachung von Giften, krebserregenden Substanzen [221] und Schwermetallen, [222] die Fähigkeit zur Reparatur und Erneuerung der Darmschleimhaut, [223] selbst unser Verhalten, [224] die kognitiven Fähigkeiten (Aufmerksamkeit, Merkfähigkeit) und das Schmerzempfinden. [224]

Bei so weitreichenden Wirkungen des Mikrobioms kann es nicht verwundern, dass auch unser Immunsystem in entscheidender Weise durch die Darmbakterien gesteuert wird. Denn im Darm befinden sich sowohl krankmachende als auch neutrale und sogar gesundheitsfördernde Bakterienstämme.

Wird ein Gleichgewicht zwischen „guten" und „schlechten" Bakterien erreicht, so ist der Mensch gesund. Gewinnen die „guten" Darmbakterien die Überhand, kommt es sogar zu einer starken Immunität gegen Krankheitserreger. Doch wenn die „schlechten" Bakterien in der Überzahl sind, wird die

Immunabwehr entscheidend geschwächt. Dann können Erkrankungen eher ausbrechen und ihre Behandlung wird deutlich erschwert. Deshalb ist ein gesundes Mikrobiom im Darm so wichtig für unsere Gesundheit.

9.1.2 Auswirkungen der Western Diet auf das Mikrobiom

Unsere Nahrung (vor allem die pflanzlichen Bestandteile) liefert den Bakterien im Darm die Materialien für ihre Erhaltung und ihr Wachstum. Es ist aber wichtig, was verzehrt wird, denn die Zusammensetzung unserer Nahrung beeinflusst selektiv bestimmte Bakterienstämme im Darm. [225] So wird entweder das Wachstum von „guten“ oder von „schlechten“ Bakterien gefördert. Vereinfachend können wir schon einmal vorausstellen, dass naturbelassene Lebensmittel wie Fleisch und Fett von Tieren aus Weidehaltung bzw. Wild, vor allem aber Gemüse, Kräuter, Beeren und Früchte eher die „guten“ Bakterien fördern.

Hochverarbeitete, industriell hergestellte Nahrungsmittel, die typisch sind für die Western Diet (Softdrinks, Fertiggerichte, Snacks wie Schokoriegel etc.) fördern dagegen eher das Wachstum der „schlechten“ Bakterien. Dabei ist die Menge an industriellen Nahrungsmitteln, die täglich verzehrt werden, viel höher als gemeinhin angenommen: In Frankreich werden im Durchschnitt der täglichen Kalorienmenge 29,1 % davon zugeführt (bei uns dürfte der Anteil ähnlich hoch liegen), in Australien 40 % und in den USA sogar 57,9 %. [225] Auch in den Entwicklungsländern werden zunehmend mehr industriell verarbeitete Nahrungsmittel verzehrt. So entsteht ein Problem, denn diese künstlichen Nahrungsmittel ersetzen einen großen Teil der traditionellen Ernährung mit naturbelassenen Lebensmitteln.

Industriell hergestellte Nahrungsmittel bestehen zumeist aus Stoffen, die aus traditionellen Lebensmitteln extrahiert wurden (Öle, Fette, Zucker, Stärke und Proteine) sowie Substanzen, die zusätzlich verändert wurden (chemisch gehärtete Fette) bzw. synthetischen, im Labor erzeugten Verbindungen (Geschmacksverstärker, Lebensmittelfarben und andere Zusätze). [226]

Exk. 33 Western Diet und das Immunsystem

Vor einigen Jahren gelang der Nachweis, dass die Western Diet den NLRP3-Stoffwechselweg, einen Teil des Immunsystems, aktiviert. [av] Das menschliche Immunsystem reagiert auf die westliche Ernährung mit ihren hohen Kohlenhydrat- und Linolsäure-Mengen sowie den hohen Anteil von industriell verarbeiteten Produkten wie auf eine bakterielle Infektion. Über die andauernde Reizung durch diese Ernährung wird es auch zunehmend aggressiver. Das begünstigt die Entstehung von degenerativen Erkrankungen wie z.B. Artherosklerose und Diabetes. [aw]

Die Aktivierung von NLRP3 kann durch die Ketose, sprich Kohlenhydratverzicht, aufgehoben werden: Ein Hinweis darauf, das die hohen Kohlenhydratmengen bei der Western Diet eine wichtige Rolle bei der Aktivierung des NLRP3-Stoffwechselweges spielen.

av Christ A, et al: Western Diet Triggers NLRP3-Dependent Innate Immune Reprogramming. Cell 2018, Jan 11; 172(1-2): S. 162-175.
aw Latz E: Fast food makes the immune system more aggressive in the long term. Institute for Innate Immunity and German Center for Neurodegenerative Diseases (DZNE), Universität Bonn, 11. Januar 2018.

Industriell hergestellte Nahrungsmittel liefern deshalb vor allem die Makronährstoffe Protein, Kohlenhydrate (darunter viel Zucker) und Fett (vielfach pflanzliche Fette mit hohem Linolsäureanteil und chemisch gehärtete Fette). Doch sie enthalten – wenn überhaupt – nur einen Bruchteil der Vitamine, Mineralien und sekundären Pflanzenstoffe, die in echten Lebensmitteln vorkommen. Wenn aber ein knappes Drittel der Nahrungsmenge so gut wie keine Mikronährstoffe enthält, kann das nicht ohne Auswirkungen auf die Gesundheit bleiben. Doch es ergeben sich noch schwerwiegendere Folgen (siehe auch Exkurs 33).

Es kommt durch industriell hergestellte Nahrungsmittel sehr schnell zu einer Veränderung des Mikrobioms, was sich in vermehrten Entzündungen und Stoffwechselstörungen äußert. Durch eine Ernährungsumstellung können diese Veränderungen teilweise wieder rückgängig gemacht werden. Doch es besteht Grund zu der Annahme, dass ein langjähriger Verzehr dieser künstlichen Nahrungsmittel und der so verursachte Verlust an wichtigen Bakterien im Darm sogar epigenetische Veränderungen nach sich zieht: Es kommt durch Anpassung an die neue Ernährung zu einer Veränderung der Erbsubstanz und diese Änderungen können u.U. an die nächste Generation weitergegeben werden! [227] Das würde bedeuten, dass durch die Western Diet hervorgerufene Schäden auch an unsere Kinder vererbt werden, denen vielleicht so die Möglichkeit genommen wird, bestimmte gutartige Bakterien im Darm beherbergen zu können.

Ein wichtiger Aspekt ihrer Schädlichkeit scheint zu sein, dass industriell verarbeitete Nahrungsmittel ihre Nährstoffe „frei" enthalten; sie sind nicht in Zellen eingebunden, wie bei natürlichen tierischen und pflanzlichen Lebensmitteln. Vor allem bei den pflanzlichen Lebensmitteln müssen die Zellen erst aufgebrochen werden, um die Nährstoffe freizusetzen. Dafür werden Bakterien gebraucht, welche die Ballaststoffe (Zellulose etc.) zersetzen. Dabei entstehen kurzkettige Fettsäuren wie Butyrat, Acetat und Propionat, welche die „guten" Bakterien im Darm ernähren. [226]

9.1.3 Kurzkettige Fettsäuren

Diese kurzkettigen Fettsäuren üben weitere wichtige Funktionen aus: Butyrat schützt vor Darmkrebs, indem es Entzündungen entgegenwirkt und das Wachstum und die Ausbreitung von Krebszellen verhindert. [228] Darüber hinaus kann es die Gluconeogenese (die Neugewinnung von Glucose) im Darm anregen. [229] Butyrat stabilisiert auch die Darmwände, indem es ihnen erlaubt, große Mengen von Sauerstoff aufzunehmen, was auch dazu führt, dass sich mangels Sauerstoff „schlechte" Bakterien weniger stark ausbreiten können. [229]

Propionat wirkt in der Leber, indem es die Gluconeogenese anregt und Sättigungssignale vermittelt. Acetat ist wichtig für das Wachstum „guter" Bakterien und es wirkt in allen Geweben, wo es am Cholesterinstoffwechsel und am Aufbau von Fettsäuren beteiligt ist. [229] Butyrat und Propionat scheinen auch Hormone im Darm zu beeinflussen, welche den Appetit regulieren; so kommt es zu einer geringeren Nahrungsaufnahme. [229] Aktuelle Forschungen haben ergeben, dass eine hohe Produktion dieser kurzkettigen Fettsäuren der Entwicklung von Fettleibigkeit entgegenwirkt [230] und den Insulinhaushalt verbessert. [231]

Eine Ernährung mit natürlichen pflanzlichen Lebensmitteln sorgt also dafür, dass sich bevorzugt „gute" Bakterien im Darm ansiedeln. Bei einer Ernährung, die viele industriell verarbeitete Nahrungsmittel enthält, gehen diese wertvollen Bakterien verloren, weil sich nicht genug Nahrung in Form von natürlichen Ballaststoffen aus Pflanzenmaterial erhalten.

Darüber hinaus ist es wichtig, sich mit möglichst vielen verschiedenen Lebensmitteln zu ernähren. So erreichen die unterschiedlichsten Nährstoffe den Darm, was auch zur Ansiedlung einer Vielzahl von Bakterien führt, die sich davon bzw. von den daraus entstehenden Stoffwechselprodukten ernähren. Ein solches, vielfältiges Mikrobiom kann besser auf Veränderungen wie z.B. Krankheitserreger und Gifte reagieren und bietet daher die beste Garantie für eine robuste Gesundheit. [232]

Eine industrielle Ernährung dagegen, die viele Kohlenhydrate und Zucker, aber wenig Ballaststoffe liefert, verändert das Mikrobiom im Darm grundlegend. Es kommt zu einer Abnahme von „guten" Bakterien, welche Gifte inaktivieren und die Darmwände intakt halten. Stattdessen profitieren „schlechte" Bakterien, welche Entzündungen fördern und die Darmwände schädigen; so können Giftstoffe und Fremdeiweiße leichter ins Blut gelangen und Beschwerden verursachen. [233]

Auch eine Behandlung mit Antibiotika verändert das Mikrobiom grundlegend; [224] je nach Wirkspektrum werden bestimmte Bakterienstämme im Darm gehemmt, was das Gleichgewicht und die Funktionen des Mikrobioms einschränkt. Antibiotika sollten daher nur in absolut notwendigen Fällen verabreicht werden.

9.1.4 Süßstoffe und Emulgatoren

Die in verarbeiteten Nahrungsmitteln häufig verwendeten Süßstoffe verändern ebenfalls das Mikrobiom: Sucralose (E955), Aspartam (E951) und Saccharin (E954) stören die Balance der Darmbakterien und führen zu einer abnehmenden Vielfalt der Bakterien. [229] Sucralose [234] und Saccharin [235] können darüber hinaus im Darm und in der Leber zu Entzündungen führen. Und obwohl der Süßstoff Aspartam keine Kohlenhydrate enthält, führt sein Verzehr – schon in geringen Mengen – zu einem erhöhten Insulinspiegel. Das wurde darauf zurückgeführt, dass Aspartam im Darm die Bildung der kurzkettigen Fettsäure Propionat deutlich erhöht, welche die Gluconeogenese steigert. [236]

Auch Zusatzstoffe schaden dem Mikrobiom: Die auf den ersten Blick harmlos erscheinenden, in industriellen Nahrungsmitteln häufig verwendeten Emulgatoren Carboxymethylzellulose und Polysorbat 80 (welche Fette und Wasser verbinden) vermindern die Bakterienvielfalt im Darm. Im Tierversuch an Mäusen ergaben sich selbst bei geringen Mengen dieser Emulgatoren in der Nahrung chronische Darmentzündungen (Colitis) und eine Neigung zur Fettleibigkeit mit metabolem Syndrom. [237] Selbst eine Darmkrebs begünstigende Wirkung dieser beiden Emulgatoren wurde bereits festgestellt. [238] Der natürliche Emulgator Lecithin dagegen, welcher in tierischen und pflanzlichen Lebensmitteln vorkommt, übt sogar schützende Funktionen aus, indem er die Darmwände stabilisiert und Entzündungen verhindert. [239]

9.1.5 Endotoxine und AGE

Die Ernährung in den westlichen Industrieländern löst durch eine gestörte Balance der Bakterienstämme im Darm auch Schäden an der Darmwand

Exk. 34 Advanced Glycation End Products in Lebensmitteln

Bei den Advanced Glycation End Products (AGE, fortgeschrittene Glykationsendprodukte) handelt es sich um „verzuckerte“ Proteine und Fettsäuren. Sie wirken entzündungsfördernd und beschädigen weitere Strukturen im Körper. Die AGE werden im Körper bei bestimmten Stoffwechselreaktionen gebildet (siehe Exkurs 19), aber auch über die Nahrung aufgenommen. Sie entstehen beim Erhitzen von Lebensmitteln und sie sind in vielen verarbeiteten Nahrungsmitteln enthalten – vor allem in solchen, die bei der Herstellung hoch erhitzt wurden. Mit einer Western Diet werden daher besonders viele AGE zugeführt.

Die höchsten Gehalte von AGE finden sich in verarbeiteten Fleischprodukten wie Würstchen, Cheeseburger bzw. Hamburger und Frühstücksspeck, gefolgt von bei der Zubereitung erhitztem Fleisch, Fisch oder Meeresfrüchten. Obwohl frei von tierischen Anteilen, liegen die AGE-Mengen in gebratenem, vor allem aber in gekochtem Tofu ebenfalls sehr hoch; roher Tofu enthält bis zu zehnmal weniger AGE.

Frischkäsezubereitungen mit hohem Fettgehalt, fettreicher und gereifter Käse sowie Butter, Margarine und Mayonnaise enthalten die zweithöchsten Mengen an AGE, gefolgt von Fetten und Ölen (je stärker verarbeitet, desto mehr davon) sowie Pizza. Spiegel- oder Rührеier kommen danach, doch gekochte Eier enthalten nur sehr wenig AGE.

Darauf folgen Snacks wie Käsesticks, Kartoffelchips und Pommes frites, Plätzchen, Cracker, Müsli- und Proteinriegel, tiefgefrorene Kuchen und Torten sowie Frühstücks-Cerealien.

Abgesehen von getrockneten Feigen enthalten Früchte und Gemüse die geringsten Mengen an AGE; ebenso wie Getreide (höchste Gehalte in Brotkrusten), Milch und Milchprodukte (Auflistung nach [ax]).

Die Zubereitung der Lebensmittel hat einen großen Einfluss auf die Bildung von AGE. Vor dem Garen mit Essig oder Zitronensaft mariniertes Fleisch oder Fisch enthält nur halb so viele AGE. Rührеier, bei niedriger bis mittlerer Hitze gebraten, weisen nur halb so viele AGE auf, wie solche, die bei großer Hitze zubereitet wurden. Gekochtes oder gedämpftes Huhn weist nur

Exk. 34 Advanced Glycation End Products in Lebensmitteln, Fortsetz.

ein Viertel des AGE-Gehalts von gebratenem oder im Backofen zubereitetem Huhn auf. Generell vermindern niedrige Temperaturen und Feuchtigkeit die Bildung von AGE, während eine hohe Temperatur und eine Zubereitung ohne Flüssigkeit die AGE-Bildung steigern. [ax]

ax Uribarri J, Woodruff S, Goodman S, et al: Advanced Glycation End Products in Foods and a Practical Guide to Their Reduction in the Diet. J Am Diet Assoc. 2010 Jun; 110(6): S. 911.

aus, die es den giftigen Stoffwechselprodukten „schlechter" Bakterien (sog. Endotoxinen) erlauben, in das Blut überzutreten und alle Gewebe im Körper zu erreichen. Eine Untersuchung aus dem Jahre 2012 hat ergeben, dass ein Monat mit einer Western Diet ausreichte, um den Endotoxin-Gehalt im Blut um 71 % ansteigen zu lassen. [240] Damit werden Entzündungen im ganzen Körper gefördert.

Industriell hergestellte Nahrungsmittel, die während des Verarbeitungsprozesses hoch erhitzt werden, enthalten größere Mengen entzündungsfördernder Advanced Glycation End Products (AGE), was zu einer Belastung der antioxidativen Systeme des Körpers führt. Überdies dienen die AGE als Nährmittel für Bakterienstämme, die „gute" Milchsäurebakterien verdrängen, [241] sodass das Mikrobiom im Darm ebenfalls darunter leidet. Hocherhitzte fett- und proteinreiche Nahrungsmittel enthalten die meisten AGE [226] (darunter auch H-Milch und Proteinpulver), doch auch kohlenhydratreiche Nahrungsmittel wie z.B. Frühstücks-Cerealien (Cornflakes) werden hoch erhitzt und enthalten die schädlichen AGE [226] (siehe dazu Exkurs 34).

9.1.6 Folgen eines geschädigten Mikrobioms

Aufgrund der geschilderten Nachteile kann eine Ernährung mit industriell verarbeiteten Nahrungsmitteln zu ernsten Erkrankungen führen. So wird heute ein aus der Balance geratenes Mikrobiom unter anderem für entzündliche Darmerkrankungen verantwortlich gemacht, Diabetes Typ II, Herzerkrankungen und Darmkrebs. [242] Auch Diabetes Typ I, entzündliche Gelenkerkrankungen (Arthritis), Hautekzeme, Übergewicht und eine Verhärtung der Arterien werden mit einer geringen Bakterienvielfalt im Darm in Verbindung gebracht. [229]

Die beste Garantie für ein gesundes Mikrobiom im Darm, das die Abwehrkräfte stärkt, vor ernsten Erkrankungen bis hin zum Krebs schützt und eine bessere Sättigung erzielt, ist der Verzicht auf industriell hergestellte Nahrungsmittel. Statt dessen sollten natürliche Lebensmittel, darunter viele verschiedene pflanzliche, verzehrt werden, um ein gesundes und vielfältiges Mikrobiom im Darm zu erhalten.

9.2 Milch und Milchprodukte

Ein wesentlicher Bestandteil der Western Diet sind Milch und Milchprodukte. Jeder Deutsche verzehrt im Durchschnitt etwa 86 kg sog. Frischmilchprodukte im Jahr; das meiste davon in Form von Milch (ca. 50 kg [243]), gefolgt von Kefir und Joghurt, erst darauf folgen Sahne, Buttermilch und weitere Produkte. [244] Unter diesen finden sich Butter, Milchfett- und sog. Milchfettstreicherzeugnisse; pro Kopf werden hierzulande im Jahr etwa 6,3 kg davon verbraucht. [243] An Käse in Form von Frischkäse, Schnittkäse und halbfestem Schnittkäse wurde in Deutschland im Jahr 2020 pro Kopf 25,4 kg verzehrt. [243]

Das sind beeindruckende Zahlen; als Grundnahrungsmittel leisten Milch und Milchprodukte also einen wichtigen Beitrag zur Nährstoffversorgung. Tatsächlich gilt Milch als ideales, ja „kostbares“ Lebensmittel, [245] denn sie enthält hochwertiges tierisches Eiweiß und Fette, Vitamine und Mineralien.

Doch das ist noch lange nicht alles, was in der Milch steckt. Um besser zu verstehen, was Milch wirklich ist, müssen wir einen kurzen Blick zurück werfen, ehe wir uns ihren weiteren Inhaltsstoffen zuwenden.

Es handelt sich bei der Milch um ein vergleichsweise neues Nahrungsmittel, das der Mensch erst erzeugt, seit er sich der Zucht von Rindern, Schafen und Ziegen zugewandt hat. Die Haltung von Nutztieren erlaubte es, die Jagd einzuschränken oder ganz darauf zu verzichten und trotzdem Fleisch und Fett zu gewinnen. Da war die Nutzung der Milch dieser Tiere ein weiterer, konsequenter Schritt.

Seit einigen Tausend Jahren – eine kurze Zeitspanne aus evolutionärer Sicht – wird Milch in kleineren Mengen verzehrt; der weitaus größte Teil wurde aber zur Erzeugung von Butter und Käse verwendet. Erst die Möglichkeit, mit im letzten Jahrhundert entwickelten Techniken einen Teil des Milchfetts für die Gewinnung von Butter abzuscheiden und die übrig gebliebene Magermilch für weitere Produkte zu nutzen, führte zu der Vielfalt von Milchprodukten, die wir heute im Supermarkt finden: Milch mit verschiedenen Fettanteilen, Kakaogetränke, Joghurt, Dickmilch, Quark, Sahne und magere Käsesorten, aber auch Milchschokolade, Eiscreme und viele Salatdressings.

Im Folgenden wollen wir uns den gesundheitsbeeinträchtigenden Wirkungen der Kuhmilch widmen, die mittlerweile gut untersucht worden sind.

9.2.1 Calcium, Hormone und Proteasehemmer

Loren Cordain, US-Autor der „Paleo-Diet", [14] hatte schon lange geraten, auf Milch- und Milchprodukte zu verzichten. Er hat stets betont, es gäbe außer dem Menschen kein Lebewesen, das nach dem Säuglingsalter noch Milch verzehrt. In einem umfangreichen Artikel hat Cordain im Jahre 2014 seine Bedenken gegen Milch und Milchprodukte zusammengefasst. [246]

Er weist darin auf einen wenig bekannten Aspekt des Verzehrs von Milchprodukten hin: Das Ungleichgewicht im Mineralstoffhaushalt durch den hohen Calciumgehalt. So kann durch Milch das Calcium/Magnesium-

Verhältnis im Körper des Menschen auf 5:1 steigen, was zu Herzerkrankungen führen kann. Die hohen Calciummengen in der Kuhmilch behindern überdies die Aufnahme von Eisen und Zink aus der Nahrung. [246] Wer also viele Milchprodukte verzehrt, um Calcium für seine Knochen aufzunehmen, der handelt sich auf längere Sicht Nachteile bei der Versorgung mit diesen anderen Mineralstoffen ein.

Cordain weist auch auf eine weitere Besonderheit der Milch hin: Sie enthält viele Hormone und bioaktive Peptide (kurze Proteinketten), die den Stoffwechsel des Jungtieres steuern. Um zu verhindern, dass diese Verbindungen von Verdauungsenzymen im Magen aufgelöst (und damit wirkungslos) werden, enthält die Milch auch sog. Protease-Inhibitoren, welche die Proteinverdauung hemmen. Diese wirken auch im Magen des Menschen und so bleiben solche Hormone, darunter Rinderinsulin und weitere bioaktive Substanzen aus der Milch, unzerstört.

Wenn diese intakten Fremdproteine in das Blut übertreten, werden sie vom Immunsystem attackiert, was sogleich Antikörper bildet. Das führt nicht nur zu Immunreaktionen und Allergien beim Menschen (Milch ist eines der stärksten Allergene), sondern es kann ernste Erkrankungen auslösen. [246]

9.2.2 Rinderinsulin und weitere insulinogene Wirkungen

Bei Kleinkindern kann das Rinderinsulin vermutlich Diabetes Typ I auslösen. Denn Antikörper gegen Rinderinsulin gelten als wichtiger Risikofaktor bei dieser unheilbaren Krankheit, die häufig bereits im Kindesalter auftritt. [246] Wie schnell und gravierend der Verzehr von Milch den Insulinhaushalt von Kindern verändert, hatte bereits 2005 eine dänische Studie ergeben: 24 Jungen im Alter von acht Jahren erhielten jeweils 53 g Protein pro Tag in Form von Milch oder Fleisch. Die Milchgruppe wies bereits nach einer Woche einen doppelt so hohen Nüchtern-Insulinspiegel (und eine deutliche Insulinresistenz) auf wie die Fleischgruppe, bei der sich keine Veränderungen des Insulinhaushalts ergaben. [247] Das kommt einer Vorstufe von Diabetes nahe – bei gesunden Kindern, innerhalb weniger Tage, allein durch den Verzehr von Milch!

Auch andere aus Milch hergestellte Produkte sind kritisch zu sehen. So ergab eine ältere Studie, dass Hüttenkäse als Eiweißquelle zu einer 3,6-fach höheren Insulinausschüttung führte als Eiklar-Protein; [248] eine weitere Studie zeigte immerhin noch eine Verdoppelung des Insulinausstoßes durch Hüttenkäse. [249] Eine andere Untersuchung [250] zur Insulinwirkung von fermentierten Milchprodukten (Joghurt) ergab sogar noch eine etwas höhere Insulinausschüttung als bei reiner Milch. Die Autoren wiesen darauf hin, dass die insulinogene Wirkung von Milchprodukten 3- bis 6-fach höher ausfällt als durch ihren glykämischen Index (GI) angezeigt. [250] (Der glykämische Index dient als Anhalt, wie stark die Kohlenhydratmenge von Lebensmitteln den Insulinspiegel ansteigen lässt.)

Ein hoher Insulinspiegel führt auf Dauer nicht nur zu einer Insulinresistenz – der Körper wird unempfindlich gegen sein eigenes Hormon – und dazu, dass die Bauchspeicheldrüse zunehmend mehr davon herstellen muss, um die erwünschte Wirkung (die Senkung des Blutzuckerspiegels) zu erreichen. Ein hoher Insulinspiegel verhindert auch die Nutzung von Fett zur Energieproduktion und kann auf diese Weise zur Fettleibigkeit führen.

Überdies ist Insulin ein stark anaboles Hormon, es stößt Aufbauprozesse im gesamten Körper an. Das mag beim Kind vielleicht noch erwünscht sein, doch beim Erwachsenen, besonders im fortgeschrittenen Alter, ist das eher ein Nachteil: Ein ungezügeltes Zellwachstum fördert auch degenerative Erkrankungen, bis hin zum Krebs.

9.2.3 Starke Aktivierung von mTOR

Prof. Bodo Melnik von der Universität Osnabrück sieht Milch ebenfalls sehr kritisch, er hat viele Studien zur Milchproblematik durchgeführt. Melnik bewertet die Milch nicht allein als Nahrungsmittel, sondern er schreibt der Milch vor allem eine „biologische Signalvermittlung“ zwischen Mutter und

Neugeborenem zu. Deshalb führt Milch nicht nur über ihre Inhaltsstoffe zu einer starken Insulinerhöhung, sondern stimuliert im Körper des Empfängers auch die Produktion von Insulin über interne Prozesse. Das Ziel ist ein schnelles Wachstum des Jungtieres. Doch bereits beim Jugendlichen, stärker noch beim Erwachsenen kann diese Funktion ernste Probleme auslösen.

So aktiviert Milch auch das aufbauende Enzym mTOR im Übermaß, was ein ungezügeltes Zellwachstum fördert und auf diesem Wege nicht nur Akne auslöst, [251] sondern langfristig auch degenerative Erkrankungen wie Diabetes und Krebs. [252] Dieser Zusammenhang ist mittlerweile gut belegt: Eine Untersuchung aus dem Jahr 2008 stellte fest, dass der Verzehr von nur 35 g Milcheiweiß pro Tag (das entspricht der Proteinmenge in einem Liter Milch, bzw. in einem Eiweiß-Shake mit Wasser und Milchprotein) das Risiko für die Entstehung von Prostata-Krebs um 32 % erhöht. [253] Dabei spielt die starke Aktivierung von mTOR durch Milchprodukte bei der Entstehung und beim Fortschreiten von Prostatakrebs eine entscheidende Rolle, ebenso wie bei Eierstock- und Brustkrebs.

9.2.4 Östrogene

Milch enthält Östradiol und noch größere Mengen an Östron (als Östronsulfat), einem natürlichen Östrogen, dass in vielen, vor allem fettreichen Lebensmitteln vorkommt. Wie alle Östrogene fördert auch Östron den Aufbau von Körperfett. Eine Untersuchung ergab, dass bereits eine relativ fettarme Diät beim Menschen so viel Östron liefert, wie eine durchschnittliche Frau an Östrogenen produziert. [254] Für beinahe die Hälfte (46,6 %) dieses Östrons waren Milchprodukte verantwortlich – obwohl diese bei der untersuchten Diät nur 2,5 Portionen pro Tag ausmachten – gefolgt von 1/4 Portion Fette und Öle mit 20 % Östron und 2,5 Portionen Fleisch und proteinreichen Lebensmitteln, die 12,8 % Östron enthielten. Die 16 Portionen Getreideprodukte, Gemüse und Früchte lieferten dagegen insgesamt nur 20,6 % des Östrons. [254] Anders gerechnet: Obwohl Milchprodukte nur gut 10 % der Nahrungsmenge bei dieser fettarmen Diät ausmachten, wurde damit beinahe die Hälfte des gesamten Östrons aufgenommen! Die Autoren dieser Studie kamen zu dem Schluss, dass wenn bereits eine solche, als „gesund" geltende, fettarme Ernährung derart hohe Östronmengen liefert (vor allem über die Milchprodukte), dann könne mit einer Western Diet leicht das Mehrfache dieser Menge aufgenommen werden. [254]

Eine deutsche Studie bestätigt diese Annahme: Bei der Untersuchung eines Standard-Warenkorbes an Lebensmitteln kamen die Forscher zu dem Schluss, dass in Deutschland im Jahre 1998 etwa 60-80 % der weiblichen Hormone in der Ernährung über Milchprodukte aufgenommen wurden. Fleisch und Eier lieferten dagegen nur je 10-20 % der Östrogene in der Ernährung. [255]

Warum enthält unsere Milch so viele Östrogene? Das ist eine Folge der modernen Haltung der Kühe. Der Östrogengehalt der Milch erhöht sich mit zunehmender Dauer der Schwangerschaft des Muttertieres. Daher finden sich in der Milch von Tieren aus intensiver Milchwirtschaft, wo bis in den achten Monat der Schwangerschaft gemolken wird, auch höhere Östrogenmengen.

Ein weiterer Faktor, der den Gehalt von Östrogenen in der Milch steigert, sind Phytoöstrogene (pflanzliche Östrogene), welche über das Futter aufgenommen werden. Bei der Weidehaltung von Rindern werden über den Klee Phytoöstrogene wie Isoflavone und Lignane aufgenommen; bei der Fütterung mit Silage auch höhere Mengen, da als Silage-Grundlage eher Wiesen mit vermehrtem Kleewachstum genutzt werden. Größeren Einfluss auf den Gehalt von Phytoöstrogenen in der Milch hat allerdings der in der intensiven Viehwirtschaft übliche Einsatz von „Kraftfutter" mit Sojananteil. Soja enthält mit den Isoflavonen Genistein und Daidzein zwei potente Phytoöstrogene.

Die Milch von heute entspricht mit ihren hohen Östrogenmengen nicht mehr der Milch, wie sie vor 100 Jahren war. Das gilt nicht nur für verarbeitete Milchprodukte (pasteurisierte bzw. ultrahocherhitzte Milch und fermentierte Milchprodukte wie Joghurt), sondern auch für unbehandelte Kuhmilch. [256]

Es besteht aufgrund einer großen Anzahl von Tierstudien der begründete Verdacht, dass bereits die Phytoöstrogene, welche die Mutter mit der Ernährung aufnimmt, die Fortpflanzungsorgane des ungeborenen Kindes – sowohl von Mädchen wie von Jungen – schädigen können. [257] Weitere Östrogene in der Milch, wie Östradiol und Östron, sind da noch nicht einmal berücksichtigt.

Das verstärkte Auftreten von Krebs wird heute auch mit dem hohen Verzehr von Milch und Milchprodukten in Verbindung gebracht, wobei deren Östrogene eine bedeutende Rolle spielen. [258] Erhöhte Östrogenspiegel sind heute als Auslöser von Brustkrebs erkannt: Sie führen zu einer erhöhten Rate von Mutationen durch eine Schädigung der Erbsubstanz, zum Auftreten von unnatürlichen Chromosomensätzen (so kommt es zu Schäden bei der Zellteilung) und sie sorgen für ein schnelles Wachstum von Krebszellen. [259]

Aber auch andere hormonabhängige Krebsarten, wie z.B. der Prostatakrebs, sind durch Östrogene betroffen, da sie sich – wenn auch nicht so effektiv – an androgene Rezeptoren binden können und ebenfalls Wachstumssignale vermitteln. (Androgenrezeptoren sind die Andockstellen der Zellen für männliche Hormone).

Östrogene beeinflussen darüber hinaus die hormonelle Entwicklung und die Fortpflanzung bei der Frau sowie beim Mann. Bei Frauen kann es zu Verschiebungen im Hormongleichgewicht kommen, welche die Fruchtbarkeit beinträchtigen. Besonders durch den hohen Verzehr von Sahne, vor allem aber von Joghurt, kann eine Anovulation (das Ausbleiben des Eisprungs und damit Unfruchtbarkeit) ausgelöst werden. [260]

Aus Tierversuchen ist bekannt, dass ein hoher Verzehr von Milchprodukten über den darin enthaltenen Milchzucker (Lactose) und seinen Metaboliten Galactose zur Verringerung von Progesteron, FSH (Follikel Stimulierendes Hormon) und LH (luteinisierendes Hormon) führen kann, was ebenfalls die Fruchtbarkeit beeinträchtigt. [260] Zudem liegen Hinweise dafür vor, dass bei Mädchen ein hoher Verzehr von Milch zu einem früheren Einsetzen der ersten Regelblutung führen kann. [261]

Bei Männern führt eine hohe Aufnahme von Östrogenen über Milch und Milchprodukte zu einer Verringerung der Testosteronwirkung und bei Jungen kann es durch einen hohen Milchverzehr zu einer Verzögerung der Geschlechtsreife kommen. [262]

9.2.5 Proteinpulver mit Milcheiweißen

Die negativen Wirkungen beim Menschen zeigen sich nicht nur bei reiner Milch oder den bekannten Milchprodukten. Heute sind auch Proteinpulver – verarbeitete Nahrungsmittel, die bei der Herstellung hoch erhitzt werden – aus der Welt des Sports in die allgemeine Ernährung eingedrungen. Sie sind in Supermärkten ebenso zu finden wie in Apotheken, wo sie häufig in Form von kalorienreduzierten Drinks zum Abnehmen angeboten werden. Die beliebtesten Proteinpulver – Lactalbumin bzw. Whey (Molkenprotein) und Casein – werden aus Milch gewonnen und vielen Mehrkomponenten-Proteinpulvern ist als Hauptbestandteil Milcheiweiß zugesetzt.

Die Studienlage ist eindeutig: Im direkten Vergleich fällt der Insulinausstoß durch Wheyprotein sogar höher aus als der von Weißbrot. Das Whey führt zu einem viermal höheren Insu—linausstoß als das Casein. Dafür stimuliert Casein den Ausstoß von IGF-1 deutlich stärker, als das Whey. [263] IGF-1 (Insulin-like Growth Factor 1; insulinähnlicher Wachstumsfaktor 1) ist ein starkes Hormon, das im ganzen Körper Wachstumsprozesse auslöst. Es greift in den Glucosestoffwechsel ein, erhöht die Aufnahme von Aminosäuren in den Zellen und steigert den Aufbau von Zuckerreserven (Glycogen) in den Muskeln ebenso, wie die den Aufbau von Fettsäuren und die Zellteilung.

9.2.6 IGF-1 in Milchprodukten

Kuhmilch enthält Rinder-IGF-1, dass ebenso aufgebaut ist, wie das menschliche IGF-1. Entsprechend kommt es beim Verzehr von Milch und Milchprodukten im Körper des Menschen zu einem deutlichen Anstieg des IGF-1-

Spiegels; nur bei Joghurt konnte der Effekt nicht nachgewiesen werden. [264] In Verbindung mit der stimulierenden Wirkung des Milchproteins Casein ergeben sich IFG-1-Mengen, die beim Vorliegen von ernsten Erkrankungen von Nachteil sind. Dazu kommt das Problem, dass Insulin und IGF-1 ähnliche Wirkungen ausüben, sodass sich in Summe ein noch stärkerer Wachstumsreiz ergibt.

Ein erhöhter Spiegel von IGF-1 steigert das Risiko, an Brust, Darm- oder Prostatakrebs zu erkranken. [264] Darüber hinaus erhöht IGF-1 auch das Risiko für die Entwicklung von Krebserkrankungen der Bauchspeicheldrüse und der Gebärmutter. [265] Bei einem etablierten Krebs wird durch IGF-1 das Wachstum von Krebstumoren angeregt. So wurde nicht nur eine krebsfördernde Wirkung durch die Behinderung des gewollten Zelltods (Apoptose) bei Krebszellen durch IGF-1 nachgewiesen, sondern auch eine gesteigerte Ausbreitung von Krebszellen (Proliferation). [265]

9.2.7 Bewertung Milchprodukte

Produkte, die viel Milchfett enthalten (Sahne, Schmand, Creme fraiche, fetter Käse) scheinen weniger problematisch zu sein, was das Insulin angeht: Im direkten Vergleich fiel der Insulinanstieg durch Sahne etwa dreimal niedriger aus als durch Casein. Doch die anderen Probleme, die der Verzehr von Milchprodukten mit sich bringt – der Anstieg von mTOR und IGF-1 sowie östrogene Wirkungen – bleiben bestehen.

Deshalb sollten Milch, Milchprodukte und Milchproteine nicht in zu großen Anteilen in der Ernährung vorkommen. Auch hier gilt: Die Menge macht das Gift. Wer unter Akne leidet, der verzichtet besser konsequent auf alle Milchprodukte, um eine Besserung des Krankheitsbildes zu erreichen. Das gilt ebenfalls beim Vorliegen von ernsten Erkrankungen wie Krebs, Diabetes, Herz-Kreislauf-Erkrankungen, Morbus Parkinson und Alzheimer.

Butter (die noch etwa 20 % Milchbestanteile enthält) und Butterschmalz (reines Fett ohne Milchbestandteile) sind als Fettlieferanten zu empfehlen, da sie überwiegend gesättigte und einfach ungesättigte Fette enthalten, darunter auch kurzkettige Fettsäuren wie Butyrat, die der Darmgesundheit förderlich sind sowie mittelkettige Fettsäuren wie die Laurinsäure und größere Anteile von CLA – beide Fettsäuren wirken immunstärkend. Die östrogenen Wirkungen von Milch und Milchprodukten steigen allerdings mit erhöhtem Fettanteil, sodass auch die Butterfette beim Vorliegen ernster Erkrankungen nach Möglichkeit nicht als alleiniger Fettlieferant verzehrt werden sollten.

9.3 Soja als problematisches Nahrungsmittel

Sojaprodukte gelten heute als wichtiger Baustein einer gesunden Ernährung. Als Beleg werden immer wieder die Asiaten angeführt, bei denen Soja schon lange Bestandteil des Speiseplanes ist. Dabei wird aber verschwiegen, dass es sich dabei traditionell nur um kleine Mengen handelt. Diese bestehen vorrangig aus fermentierten Sojaprodukten wie Natto, Miso, Tempeh und Würzsoßen. Unfermentierte Sojaerzeugnisse wie z.B. Tofu werden dagegen nicht so häufig verzehrt.

Fermentierte Produkte machen aber nur einen kleinen Teil der Sojaerzeugnisse aus, die in den westlichen Industrieländern angeboten werden. Überwiegend handelt es sich bei uns um Sojamehl (eingesetzt u.a. in „Proteinbrot"), Sojaprotein, Sojamilch sowie Sojabestandteile als Zusatz in Wurst, Suppen, Soßen, Schokolade und Tierfutter („Kraftfutter"). Dazu kommen viele Fleischersatzprodukte, die Soja enthalten.

Ein weiteres Problem stellt sich mit gentechnisch verändertem Soja, das beim Anbau den Einsatz von Pflanzenschutzmitteln erfordert. In den USA und Südamerika werden große Mengen Gen-Soja angebaut, die zwar als Lebensmittel in der EU nicht zugelassen sind, aber als Futtermittel für Nutztiere (als Bestandteil des „Kraftfutters") importiert und eingesetzt werden. So gelangen genveränderte Sojabestandteile über tierische Nahrungsmittel wie herkömmlich erzeugtes Fleisch, Milchprodukte und Eier trotzdem in den Handel und auf den Teller des Verbrauchers. [266]

Wer dem entgehen will, muss auf biologisch erzeugte tierische Lebensmittel ausweichen, am besten auf solche, die mit dem Hinweis „ohne Gentechnik" versehen sind.

9.3.1 Anti-Nutriente in Soja

Soja wurde in Asien zunächst aus dem gleichen Grund angebaut wie der Klee in unseren Breiten: Diese Pflanzen reichern Stickstoff im Boden an; als Zwischenfrucht angebaut, erhöhen sie den Ertrag der Nutzpflanzen, die anschließend ausgesät werden. Ebenso wie der Klee war Soja zunächst nicht für den menschlichen Verzehr vorgesehen – aus gutem Grund.

Von allen Hülsenfrüchten enthält Soja die höchsten Anteile an sog. Anti-Nutrienten – Substanzen, welche die Nährstoffaufnahme behindern und die selbst schädlich wirken. Beim Soja sind das Protease-Hemmer, die das eiweißspaltende Enzym Trypsin im Magen inaktivieren (Kunitz-Inhibitor und Bowman-Birk-Inhibitor [267]; beide stören die Proteinverdauung), Lektine (wie z.B. Hämaglutinin, was die roten Blutkörperchen verklumpen lässt), Amylase-Hemmer (stören die Verdauung von Kohlenhydraten), Goitrin (hemmt die Produktion von Schilddrüsenhormon und führt zum Kropf) und sog. Soja-Antigene (wie z.B. die Proteine Glycinin and Beta-Conglycinin, die vom Immunsystem des Menschen attackiert werden und Allergien auslösen können). [268]

Mit zunehmender Verarbeitung (Einweichen, Kochen, Fermentieren sowie industrielle Verarbeitungsschritte) werden diese Anti-Nutriente zwar abgebaut, doch ganz entfernen lassen sie sich nicht. Daher enthalten alle Soja-Produkte Anteile dieser schädlichen Stoffe, die über den Verzehr in den Körper des Menschen gelangen.

9.3.2 Phytate und Lektine

Bei der Fermentation werden die großen Mengen an Phytinsäure und Lektinen abgebaut, die in Soja (und in kleineren Mengen auch in anderen Hülsenfrüchten) enthalten sind. Dabei handelt es sich um pflanzliche Abwehrstoffe gegen Fraßfeinde. In unfermentierten Soja-Erzeugnissen – und das sind mit Abstand die meisten auf dem Markt – sind Phytinsäure und Lektine aber weiterhin enthalten.

Phytinsäure bindet Mineralien wie Calcium, Magnesium, Eisen und Zink zu unlöslichen Phytaten; diese können im Darm dann nicht mehr aufgenommen werden. Eine hohe Zufuhr an Phytinsäure kann daher zu Mangelerscheinungen führen.

Lektine sind pflanzliche Eiweiße, die überwiegend schädliche Wirkungen beim Menschen auslösen. Die Agglutinine unter ihnen fördern die Klumpungsneigung des Blutes (was die Gefahr eines Gefäßverschlusses erhöht). Weitere Lektine können die Darmwand öffnen; so gelangen intakte Fremdproteine in das Blut und können Immunreaktionen auslösen. Soja ist das Nahrungsmittel mit dem höchsten Lektingehalt; entsprechend ist es eines der stärksten Allergene.

Andere Inhaltsstoffe von Soja verstärken seine allergenen Wirkungen: Protease-Hemmer behindern die Eiweißverdauung im Magen und allergene Proteine wie Glycinin und Beta-Conglycinin führen bei Mensch und Tier zu Problemen. [269]

In Tierversuchen kam es durch die Verfütterung von Sojaprotein zu Wachstumsverzögerungen, die auf die Anti-Nutriente im Soja zurückgeführt wurden. Es ergab sich, dass 50 % der Wachstumsverzögerungen auf die Lektine zurückzuführen waren, 40 % auf die Trypsin-Hemmung und 10 % anderen Faktoren zugeordnet werden mussten. [270] Darüber hinaus wurde festgestellt, dass auch die Lektine im Soja die Proteinverdauung beinträchtigen; es kam zu einer verminderten Stickstoffspeicherung und Stickstoffverlusten. [270] Die Lektine im Soja binden sich zudem an die Darmwände und führen zu Verdauungsstörungen. [270]

9.3.3 Phytoöstrogene in Soja

Soja enthält die pflanzlichen Östrogene Genistein und Daidzein, die auch beim Menschen östrogene Wirkungen auslösen. Die Tabelle 17 listet den Gehalt an Phytoöstrogenen in Sojaprodukten auf.

Die Phytoöstrogene in Soja senken bei Männern das männliche Geschlechtshormon Testosteron deutlich. Bei einer 2007 vorgenommenen Studie führten 56 g eines kommerziellen Sojaproteinpulvers pro Tag bei gesunden Männern zwischen 25-47 Jahren über 4 Wochen zu einem Abfall des Testosterons um 19 %. Zwei Wochen nach dem Absetzen des Sojaproteins stieg das Testosteron wieder an. [271] Dazu ist anzumerken, dass auch Sojaproteinpulver auf dem Markt sind, bei welchen der Phytoöstrogengehalt (durch Auswaschung mit Alkohol) reduziert wurde; bei diesen Proteinpulvern wären weniger bzw. keine Auswirkungen auf den Testosteronstoffwechsel zu erwarten.

Eine weitere Studie, welche die Auswirkungen von Sojaeiweiß im Vergleich zu Fleisch bei gesunden Männern untersuchte, kam zu ähnlichen Ergebnissen: [272] 43 Versuchspersonen im Alter von 35-62 Jahren erhielten entweder 150 g mageres Fleisch pro Tag oder 290 g Tofu. Das Verhältnis von Testosteron zu Östradiol, einem potenten Östrogen, lag bei der Ernährung mit Fleisch um 10 % höher. Bei der Tofu-Ernährung lag das SHBG (Serum Hormone Binding Globulin, welches das im Blut zirkulierende Testosteron bindet und damit inaktiviert) um 8,8 % höher. Entsprechend lag auch das freie (und damit wirksame) Testosteron in der Tofu-Gruppe deutlich niedriger.

Eine vegane Diät mit einem hohen Anteil an Sojaprodukten führte bei einem 19-jährigen zu einem starken Rückgang des Testosterons und erektiler Dysfunktion. Nach der Abkehr von der veganen Diät war erst ein Jahr später wieder ein normaler Testosteronspiegel erreicht. [273] Zwar handelt es sich hier um einen Einzelfall, wie die Forscher betonen. Doch bleibt einzuwenden, dass in diesem Alter die Testosteronproduktion eigentlich auf Hochtouren läuft und so starke Schäden nicht zu erwarten gewesen wären. Zudem deutet die lange Zeit der Wiederherstellung normaler Testosteronwerte auf gravie-

Tab. 17 Phytoöstrogene in Soja-Produkten [ay]

Produkt	mg pro 100 g
Miso	41,5
Edamame	17,9
Natto	82,3
Soja Käse *	6,0 – 25,7
Sojamehl (Schnetzel)	172,6
Sojamehl, entfettet	150,9
Soja-Lecithin	15,7
Sojaprotein Konzentrat **	94,7
Sojaprotein Konzentrat ***	11,5
Sojaprotein Isolat	91,1
Shoyu (Soja-Sauce)	1,2
Sojabohnen, geröstet	148,5
Sojabohnen, roh	154,5
Yuba (Tofuhaut)	44,7
Sojamilch *	0,7 – 10,7
Sufu (Sojaquark)	13,8
Tempeh	3,8
Tofu *	13,1 – 34,8
Okara (Sojapulpe)	9,4
Sojabohne Öl	0,0

* verschiedene Sorten und Fettgehalte
** wässriger Auszug
*** Extraktion mit Alkohol

ay Daten aus USDA Database for the Isoflavone Content of Selected Foods, zitiert nach: Rizzo G, Baroni L: Soy, Soy Foods and Their Role in Vegetarian Diets. Nutrients. 2018 Jan; 10(1): S. 43.

rende Störungen im Hormonsystem hin, die durch Soja verursacht wurden.

In einem anderen Fall litt ein 60-jähriger Mann an erektiler Dysfunktion, gleichzeitig hatte er Ansätze einer weiblichen Brust (Gynäkomastie) entwickelt. Seine Werte für Östron- und Östradiol, also die weibliche Komponente der Geschlechtshormone, lagen viermal höher als die Normalwerte. Eine gründliche Recherche konnte seine Hormonstörung auf den täglichen Verzehr von etwa drei Litern Sojamilch zurückführen. Nach dem Verzicht darauf gingen die erhöhten Östrogenwerte allmählich auf Normalwerte herunter und das weiche Brustgewebe bildete sich zurück. [274] Wiederum ein Einzelfall, der aber deutlich die Auswirkungen eines hohen Konsums von Sojaprodukten zeigt.

In den USA enthält etwa ein Viertel der künstlichen Säuglingsnahrung Sojaprotein. [275] Beim Vergleich von Säuglingen mit einem Alter bis zu einem Jahr wurde entdeckt, dass die Urinwerte der Phytoöstrogene Genistein und Daidzein bei den mit Sojaprodukten ernährten Kleinkindern 500-mal höher lagen, als in den Vergleichsgruppen, die mit Muttermilch oder Kuhmilch ernährt wurden. Trotz dieser hohen Werte an pflanzlichen Östrogenen wurden keine Auswirkungen auf den Hormonhaushalt festgestellt. [275] Doch selbst wenn das auf eine effektive Ausscheidung der Phytoöstrogene hindeutet, kann eine solche Menge im Körper eines Kleinkindes nicht ohne Auswirkungen bleiben.

Ein weiterer Effekt, der bei Gabe von Sojaprotein mit Phytoöstrogenen festgestellt wurde, ist eine Verstärkung der Insulinresistenz. Bei zwei Versuchen an Affen mit längerer Fütterung (10 Wochen und 25 Monate) kam es zu einer stärkeren Insulinreaktion auf Glucoseverzehr und einem Abfall des Adiponektins; das ist ein Hormon, was das Hungergefühl und die Menge der Nahrungsaufnahme reguliert. [276] So kann eine Gewichtszunahme ausgelöst und die Entstehung der Zuckerkrankheit (Diabetes) gefördert werden.

9.3.4 Hemmung der Schilddrüse

Die Entwicklung eines Kropfes ist im Tierversuch und bei Kleinkindern nachgewiesen, die mit Sojaprodukten ernährt wurden. [277] Ein Kropf ist eine deutliche Schwellung am Hals, die entsteht, wenn der Körper bei einer Hemmung der Schilddrüse versucht, durch ihre Vergrößerung weiterhin genügend Schilddrüsenhormon zu produzieren. Verantwortlich dafür scheinen neben dem bereits erwähnten Goitrin die Phytohormone in Soja (Genistein und Daidzein) als pflanzliche Abwehrsubstanzen zu sein, die bereits in kleinen Mengen die Produktion von Schilddrüsenhormon hemmen. Ein Mangel an Jod verstärkt die schilddrüsenhemmenden Wirkungen dieser Phytohormone. [277]

Kinder, die mit Sojaprodukten ernährt wurden, haben selbst als Jugendliche noch ein doppelt so hohes Risiko, die Autoimmunkrankheit Hashimoto zu entwickeln, [277] eine chronische Entzündung der Schilddrüse. Eine eingeschränkte Funktion der Schilddrüse und damit zu wenig des stoffwechselanregenden Schilddrüsenhormons im Körper führt zu vielfachen Beschwerden (Müdigkeit, Konzentrationsstörungen, Kältegefühl etc.), vor allem aber zu Übergewicht.

Die Frage, ob Sojaprodukte auch Schilddrüsenkrebs auslösen können, ist noch offen. Obwohl Tierversuche darauf hindeuten, ergab eine Studie am Menschen keine krebserzeugende Wirkung. Diese Studie am Menschen ist allerdings methodisch fragwürdig (die Versuchspersonen wurden zum rückwirkenden Verzehr befragt), sodass in dieser Frage noch keine endgültige Klärung vorliegt. [278]

9.3.5 Soja liefert kein vollwertiges Protein

Soja wird als besonders eiweißreiches Lebensmittel empfohlen; Sojaprotein soll die gleiche Wertigkeit aufweisen, wie das Protein in Fleisch und Milchprodukten. Entsprechend bilden Sojaprodukte bei vielen Vegetariern und Veganern die Grundlage der Eiweißversorgung.

Abb. 6 Limitierende Aminosäure und Proteinwertigkeit [az]

Fehlt der Nahrung eine gewisse Menge an einer essenziellen Aminosäure (1), reduziert sich die Verwertbarkeit der anderen Aminosäuren in der gleichen Proportion (2).

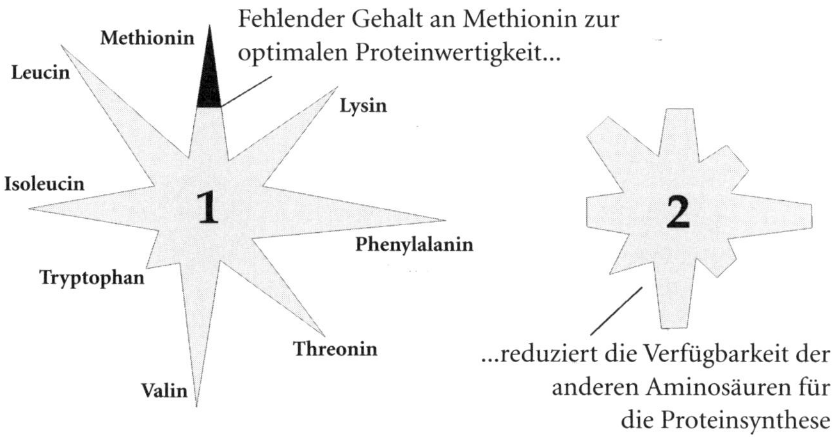

az Grafik entnommen: Ferguson J: Ten best protein sources. Natural Physique (1991) 8, angepasst an Methionin als lim. Aminosäure vom Autor

Die angeblich hohe Proteinqualität von Soja wird in vielen wissenschaftlichen Studien bestätigt: „...komplettes Protein mit reichlichen Mengen aller essenziellen Aminosäuren..." [279], „...ähnlich wie Milchprotein und Whey [Molke, ein Anteil des Milchproteins], weist auch Sojaprotein einen PDCAAS-Wert von 1,0 auf...." [280] (PDCAAS ist ein neuer Standard, nachdem die Wertigkeit eines Proteins berechnet wird). Und noch ein Beispiel: „Die Sojabohne ist bemerkenswert nicht nur wegen ihres hohen Proteingehalts, sondern wegen der Qualität des Sojaproteins, die höher liegt als die anderer pflanzlicher Proteine und ähnlich ausfällt, wie die tierischer Proteine..." [281] Nach diesen wissenschaftlichen Studien würde Soja tatsächlich vollwertiges Eiweiß enthalten, was dem aus tierischen Quellen nicht nachsteht.

Dem entgegen steht allerdings die Tatsache, dass alle Hülsenfrüchte – auch Soja – einen Mangel an den essenziellen, schwefelhaltigen Aminosäuren Methionin und Cystein aufweisen. Beim Soja ist der Anteil an Cystein noch zufriedenstellend, doch die Menge an Methionin fällt deutlich niedriger aus als bei tierischem Protein. Damit ist Methionin hier die limitierende Aminosäure [282] (siehe dazu Abbildung 6) und das zeigt klar, dass Sojaprotein keinesfalls mit tierischen Proteinen gleichzusetzen ist.

Der geringe Methioninanteil im Sojaprotein spiegelt sich auch nach dem Verzehr wieder: Nach Fütterung mit Sojaprotein – verglichen mit Fleisch oder Casein (einem Milchprotein) – ergaben sich im Blutplasma von Ratten nur etwa halb so hohe Werte für Methionin. [283]

Mit einer gemischten Ernährung, bei der ausreichend Methionin aus anderen Quellen zugeführt wird, ist das zu vernachlässigen. Doch bei Vegetariern, besonders aber beim Veganer, ist das häufig nicht gegeben, da hier nur wenig oder keine tierischen Lebensmittel verzehrt werden. Auch die manchmal geäußerte Auffassung, dass die Aminosäure Cystein zur Methioninversorgung beitragen könnte, ist nicht haltbar, wie der Exkurs 35 auf der folgenden Seite aufzeigt.

Die daraus entstehenden Probleme sind lange bekannt. Methionin dient nicht nur dem Proteinaufbau, sondern ist auch in den Stoffwechsel der Fettsäuren eingebunden und es unterstützt die Regeneration (den Neuaufbau) von Leber- und Nierengewebe. In seinem Buch „Leistungssteigerung durch Aminosäuren" hat der Autor bereits 1990 erwähnt, dass Friedrich Reuss von der sportmedizinischen Untersuchungsstelle der Universität Ulm der Meinung war, "...dass das Auftreten von Lebervergrößerungen (Hepatomegalie) und Leberverfettung bei amerikanischen Kraftsportlern auf den alleinigen Verzehr methioninverarmten Sojaproteins zurückzuführen ist..." [284]

Exk. 35 Kann Cystein das Methionin ersetzen?

Die schwefelhaltigen Aminosäuren Methionin, Cystein und Cystin (das Oxidationsprodukt aus zwei Molekülen Cystein) werden häufig zusammen genannt. Doch das bezieht sich darauf, dass sie alle Schwefel liefern, der für viele Stoffwechselreaktionen gebraucht wird. Darüber hinaus haben Methionin und Cystein unterschiedliche Aufgaben beim Proteinaufbau und bei vielen anderen Stoffwechselreaktionen.

Was diese Aminos ebenfalls unterscheidet, ist die Tatsache, dass Methionin eine unverzichtbare (essenzielle) Aminosäure ist, die täglich mit der Nahrung zugeführt werden muss – Cystein ist dagegen nicht-essenziell. Wenn Methionin seine Schwefelgruppe abgibt, kann mithilfe einer dritten Aminosäure, dem Serin, neues Cystein gebildet werden. Methionin kann das Cystein also vollständig ersetzen – wenn die Ernährung genug Methionin und Serin liefert. Doch aus Cystein kann kein Methionin gebildet werden. [ba]

Andererseits ist bekannt, das ausreichend Cystein in der Ernährung von Tieren zumindest teilweise das Methionin ersetzen kann – es kommt auch bei einer leichten Unterversorgung mit Methionin zu einer positiven Stickstoffbilanz (was bedeutet, dass mehr Protein aufgebaut als abgebaut wird). Die dem zugrunde liegenden Mechanismen sind noch unklar; es wird vermutet, dass der Körper effizienter mit dem wenigen Methionin umgeht, das er erhält. Beim Menschen wird ähnliches vermutet, doch die Studienergebnisse hierzu sind nicht eindeutig. [ba]

Im Hinblick auf die Bedeutung des Methionins für den menschlichen Stoffwechsel – Methionin steht am Beginn des Aufbaus jedes Proteinmoleküls im Körper – sollte aber eine ausreichende Zufuhr sichergestellt werden; eventuelle Einspareffekte über eine höhere Cysteinversorgung dürfen nicht überbewertet werden.

ba Ball RO, Courtney-Martin G, Pencharz PB: The in vivo sparing of methionine by cysteine in sulfur amino acid requirements in animal models and adult humans. J Nutr. 2006 Jun;136(6 Suppl): S. 1682-1693.

Darüber hinaus wurden weitere negative Auswirkungen des geringen Methioningehalts in Soja festgestellt: Bei einer Untersuchung an Ratten wurde nach Fütterung mit Sojaprotein eine Erhöhung des Gesamtcholesterins und eine verstärkte Oxidation von Cholesterin-Transportkomplexen (LDL und VLDL) festgestellt, die sich durch eine Nahrungsergänzung mit Methionin z.T. wieder beheben ließ. [285]

Wer also seine Proteinversorgung überwiegend mit Sojaprotein bestreitet, der sollte auch die Aminosäure Methionin als Nahrungsergänzung zuführen, um einem Mangel vorzubeugen. Bei einer Ernährung mit tierischen Produkten (Eier, Fleisch und Fisch) muss man sich dagegen über seine Methioninzufuhr keine Sorgen machen.

9.3.6 Beeinflussung des Nierenstoffwechsels

Im Tierversuch wurde ermittelt, dass Sojaprotein (20 %) und Sojaöl (5 %) in der Ernährung beim Vorliegen der Autoimmunkrankheit Lupus die Proteinausscheidung steigerte und die Menge von Creatinin im Blutserum erhöhte; beides deutet auf eine Nierenschädigung hin. [286]

9.3.7 Bewertung von Soja

In unseren Breiten war Soja bis vor Kurzem nur als Tierfutter bekannt und kein Bestandteil der Ernährung des Menschen. Es wäre früher auch niemandem eingefallen, Klee zu essen, trotz seines hohen Proteingehaltes von 18-22 %. Doch heute sind Nahrungsmittel auf dem Markt, die Proteinpulver aus Luzerne (einer Klee-Art) enthalten.

Bei der Bewertung von Soja als Nahrungsmittel muss wieder gelten: Die Menge macht das Gift. Fermentierte Produkte erscheinen weniger bedenklich und in geringen Mengen aufgenommen werden vermutlich auch unfermentierte Produkte vom Körper vertragen. Wer allerdings unter Allergien oder Magenbeschwerden leidet, der sollte Soja meiden. Das gilt ebenso für chro-

Tab. 18 Das Aminosäurenprofil von Sojaprotein im Vergleich [bb]

Proteinquelle	Soja	Whey (Molke)	Casein	Milch	Ei	menschl. Muskelgewebe
essenzielle Aminosäuren (in g pro 100g)						
Methionin	0.3	1.8	1.6	2.1	1.4	1.7
Threonin	2.3	5.4	2.6	3.5	2.0	2.9
Phenylalanin	3.2	2.5	3.1	3.5	2.3	3.8
Histidin	1.5	1.4	1.7	1.9	0.9	2.8
Lysin	3.4	7.1	4.6	5.9	2.7	6.6
Valin	2.2	3.5	3.0	3.6	2.0	4.3
Isoleucin	1.9	3.8	2.3	2.9	1.6	3.4
Leucin	5.0	8.6	5.8	7.0	3.6	6.3
nichtessenzielle Aminosäuren (in g pro 100g)						
Cystein	0.2	0.8	0.1	0.2	0.4	0.0
Serin	3.4	4.0	3.4	4.0	3.3	2.3
Glycin	2.7	1.5	1.2	1.5	1.4	3.1
Glutaminsäure	12.4	15.5	13.9	16.7	5.1	13.1
Prolin	3.3	4.8	6.5	7.3	1.8	0.0
Alanin	2.8	4.2	2.0	2.6	2.6	4.1
Tyrosin	2.2	2.4	3.4	3.8	1.8	2.0
Arginin	4.8	1.7	2.1	2.6	2.6	4.4

Für ein pflanzliches Eiweiß weist das Sojaprotein zwar einen hohen Gehalt an essenziellen Aminosäuren auf. Doch der Anteil an der wichtigen Aminosäure Methionin fällt, wie bei allen pflanzlichen Eiweißen, gering aus.

bb Gorissen SHM, Crombag JJR, Senden JMG, et al: Protein content and amino acid composition of commercially available plant-based protein isolates. Amino Acids. 2018; 50(12): S. 1685-1695.

nisch und für schwer Erkrankte, wo sich eine eingeschränkte Nährstoffzufuhr die Stoffwechselveränderungen durch die Anti-Nutriente im Soja nachteilig auswirken wird.

Die hohe Zufuhr von Sojaprodukten, wie sie heute bei Vegetariern und vor allem bei Veganern vorkommt, muss aber Besorgnis auslösen. Hier möge jeder Betroffene selbst prüfen, ob er gewillt ist, für ein gutes Gewissen (d.h. kein Verzehr von tierischen Erzeugnissen) die gesundheitlichen Beeinträchtigungen zu ertragen, die mit dem Sojaverzehr einhergehen.

* * *

SCHLUSSWORT

Ich hoffe, es ist mir gelungen, dem Leser die Vorteile vor Augen zu führen, wenn die Verantwortung für die Ernährung selbst übernommen wird, statt sie den Produzenten unserer industriellen Nahrungsmittel zu überlassen.

Die vielen Tipps zur gesunden Ernährung in den Medien und die allgegenwärtige Werbung sollten nicht vorbehaltlos akzeptiert werden. Erstere beruhen häufig auf Erkenntnissen, die entweder „gesponsort" wurden – durch direkte finanzielle Unterstützung der Medieninhalte oder durch Werbung in diesen Medien. Darüber hinaus können ihnen auch wissenschaftlichen Studien zugrunde liegen, die falschen Vorgaben folgen (etwa der Lipid-Hypothese, die doch schon lange widerlegt ist). Nicht zu vergessen jene Studien, deren Autoren nicht so unabhängig waren, wie sie hätten sein sollen. Bei der Werbung ist die Zielrichtung klar, trotzdem gelingt es durch sie immer wieder, den Verbraucher mit Vorteilen zu ködern, die mit ungenannten Nachteilen einhergehen.

Es schadet bestimmt nicht, den Verlockungen der modernen Nahrungsmittel auch einmal nachzugeben. Doch die grundlegende Ernährung sollte auf der Basis traditionellen Ernährungswissens aufgebaut sein. Das erhält dem Menschen die robuste Gesundheit, die es ihm ermöglicht hat, Jahrmillionen auf der Erde zu überleben.

Niemals in der Geschichte war es einfacher und preiswerter, satt zu werden. Doch noch nie hatten die Menschen in Friedenszeiten unter so vielen Gebrechen und schlimmen Krankheiten zu leiden, wie heute in den westlichen Industrieländern. Eine gesunde Ernährung mit natürlichen Lebensmitteln ist ohne Frage aufwendiger und kostspieliger als eine mit Fertiggerichten und anderen industriell hergestellten Produkten. Trotzdem lohnt es sich auch bei einem beschränkten Budget, traditionellen Lebensmitteln den Vorzug zu geben.

Denn die heute noch praktizierte Vorgehensweise, die Kosten für ernährungsbedingte Krankheiten – abgesehen von Unfällen und Verletzungen sind das so gut wie alle Gebrechen, unter denen die Menschen im Westen leiden – auf die Krankenversicherungssysteme abzuwälzen, geht ihrem Ende entgegen. Angesichts der aufziehenden Wirtschaftskrise und ausufernder Staatsschulden ist der Zeitpunkt absehbar, an dem die Verantwortung für die Gesundheit wieder auf den Einzelnen übergehen wird.

*

QUELLEN

1 oV: Zahl der Todesfälle im Jahr 2019 um 1,6 % gesunken. Statistisches Bundesamt (Destatis). https://www.destatis.de/DE/Themen/Gesellschaft-Umwelt/Gesundheit/Todesursachen/todesfaelle.html

2 Radtke R: Statistiken zum Thema Diabetes. Statista.com, 24.08.2020. https://de.statista.com/themen/262/diabetes/#dossierSummary__chapter3

3 oV: Diabetes mellitus. Robert-Koch-Institut, Berlin. https://www.rki.de/DE/Content/Gesundheitsmonitoring/Themen/Chronische_Erkrankungen/Diabetes/Diabetes_node.html

4 oV: Bericht der nationalen Diabetes-Surveillance 2019 – Diabetes in Deutschland. Robert-Koch-Institut, Berlin, S. 72

5 oV: Neues Informationsblatt der Deutschen Alzheimer Gesellschaft: Alle 100 Sekunden erkrankt in Deutschland ein Mensch an Demenz. Deutsche Alzheimer Gesellschaft e.V., Berlin, 27.06.2018. https://www.deutsche-alzheimer.de/ueber-uns/presse/artikelansicht/artikel/neues-informationsblatt-der-deutschen-alzheimer-gesellschaft-alle-100-sekunden-erkrankt-in-deutsch.html

6 oV: Demenzen nun eine der zehn häufigsten Todesursachen weltweit. Aerzteblatt.de, Mittwoch, 9. Dezember 2020. https://www.aerzteblatt.de/nachrichten/119208/Demenzen-nun-eine-der-zehn-haeufigsten-Todesursachen-weltweit

7 Le Ker H: Ernährungsbericht 2020: So essen die Menschen in Deutschland. Der Spiegel 24.11.2020.

8 Langen U, Schmitz R, Steppuhn H: Häufigkeit allergischer Erkrankungen in Deutschland. Bundesgesundheitsbl 2013·56: S. 698-706 . Online publiziert am 27. Mai 2013.

9 Graham-Rowe D: When allergies go west. Nature 479, 2011: S. 2-4.

10 Lindeberg S: Food and Western Disease – Health an Nutrition from an evolutionary Perspective. Wiley-Blackwell, West-Sussex, UK, 2010.

11 Bei der Kitava-Studie handelt es sich um eine Reihe von Untersuchungen an den Einwohnern der Insel Kitava in Papua-Neuguinea. Sie sind in der Wissenschafts datenbank Pubmed (https://pubmed.ncbi.nlm.nih.gov) unter dem Stichwort „Kitava Study" abrufbar.

12 Roberts M: Man the Hunter returns at Boxgrove. British Archaeology, Nr. 18, Oktober 1996

13 Eaton SB, Eaton SB: Evolution, Diet and Health. Abteilung für Anthropologie und Radiologie, Emory Universität, Atlanta, Georgia.

14 Cordain L: The Paleo Diet. Hoboken NJ 2002, John Wiley and Sons, Inc.

15 Nicholson W: Update on fat consumption in pre-agricultural and hunter-gatherer diets. Veröffentlicht unter: http://www.beyondveg.com/nicholson-w/hb/hb-interview1f.shtml#fat in evo diet

16 Audette R: Neanderthin. St. Martin's Press, New York 2000.

17 Lewis, J.: Hunters in the cold. British Archaeology, Nr. 55, Oktober 2000.

18 Dr. Paul Saladino: What You Can Learn From the African Hadza Tribe. Video bei Mercola.com. htps://articles.mercola.com/sites/articles/archive/2021/03/21/african-hadza-tribe.aspx Zitiert nach der Textzusammenfassung von: https://uncutnews.ch/was-sie-vom-afrikanischen-hadza-stamm-lernen-koennen/

19 Ahrens, A: Pro-Kopf-Konsum von Innereien in Deutschland in den Jahren 1991 bis 2020. Statista, 12.04.2021. https://de.statista.com/statistik/daten/studie/177382/umfrage/pro-kopf-verbrauch-von-innereien-in-deutschland/

20 Cordain L, Miller JB, Eaton SB, et al: Plant-animal subsistence ratios and macronutrient energy estimations in worldwide hunter-gatherer diets. Am J Clin Nutr (2000) 71(3): S. 682-692

21 Reuss F: Fortschritt, Rückschritt, Lehren – was die moderne Zivilisation von der Steinzeiternährung lernen kann. BioPress 27/2001.

22 Connor T: Compelling Discoveries About the Diet and Health of One of the Few Remaining Indigenous Hunter-Gatherer Societies on Earth. 20.02.2020. https://thepaleodiet.com/compelling-discoveries-about-the-diet-and-health-of-one-of-the-remaining-indigenous-hunter-gatherer-societies-on-earth

23 Liu L, Wang J, Rosenberg D, et al: Fermented beverage and food storage in 13,000? year-old stone mortars at Raqefet Cave, Israel: Investigating Natufian ritual feasting. Journal of Archaeological Science: Reports Volume 21, October 2018, S. 783-793.

24 Santeri Vanhanen S, Gustafsson S, Ranheden H, et al: Maritime Hunter-Gatherers Adopt Cultivation at the Farming Extreme of Northern Europe 5000 Years Ago. Scientific Reports volume 9, Article number 4756, 18. März 2019.

25 Cordain L: Cereal Grains: Humanity's Double-Egded Sword. World Review of Nutrition and Dietetics, Vol. 84: Evolutionary Aspects of Nutrition and Health. S.Karger AG 1999, Schweiz

26 Montanari M: Der Hunger und der Überfluss – Kulturgeschichte der Ernährung in Europa. C. H. Beck 1993.

27 Teuteberg HJ: Der Fleischverzehr in Deutschland und seine strukturellen Veränderungen. In: Unsere tägliche Kost, F. Coppenrath Verlag, Münster 1988, S. 63-73. Als PDF bei der Universitäts- und Landesbibliothek Münster: http://www.ulb.uni-muenster.de http://miami.uni-muenster.de

28 Kraft, A: Chemiker in Berlin – Andreas Sigismund Marggraf (1709-1782). Der Bär von Berlin – Jahrbuch des Vereins für die Geschichte Berlins, Band 58, 2009, S. 14.

29 Wirz, FGM: Gesunde und gesicherte Volksernährung. Dresden, Müllersche Verlagsbuchhandlung 1939. Zitiert nach: Proctor RN: Blitzkrieg gegen den Krebs. Klett-Kotta, Stuttgart 2002, S. 147.

30 Jutta Grüne, Anfänge staatlicher Lebensmittelüberwachung in Deutschland. Der Vater der Lebensmittelchemie Joseph König (1843-1930), Stuttgart 1994, S. 37.

31 Stoff H, von Schwerin A: Lebensmittelzusatzstoffe. Die Geschichte gefährlicher Dinge und ihre Regulierung, 1950-1970. Technik und Geschichte, Januar 2014, S. 221, S. 223 und S. 227.

32 Liek E: Der Kampf gegen den Krebs. Lehmann, München 1934. Zitiert nach: Proctor RN: Blitzkrieg gegen den Krebs. Klett-Kotta, Stuttgart 2002, S. 36.

33 Proctor RN: Blitzkrieg gegen den Krebs. Klett-Kotta, Stuttgart 2002, S. 143 und S. 191.

34 von Pein, H: Über die Ursachen der chronischen Arsenvergiftung der Weinbauern. Medizinische Klinik 37 (1941), S. 293ff. Zitiert nach: Proctor RN: Blitzkrieg gegen den Krebs. Klett-Kotta, Stuttgart 2002, S. 124.

35 Vorsichtsmaßregeln zur Verhütung von Unglücksfällen beim Gebrauch von arsenhaltigen Pflanzenschutzmitteln. Arbeitsschutz 3 (1942), S. 244. Zitiert nach: Proctor RN: Blitzkrieg gegen den Krebs. Klett-Kotta, Stuttgart 2002, S. 125.

36 oV: Gesetzliche Regelungen für Lebensmittelzusatzstoffe. Bundesinstitut für Risikobewertung. https://www.bfr.bund.de/de/gesetzliche_regelungen_fuer_lebensmittelzusatzstoffe-2273.html

37 Kearns CE, Schmidt LA, Glantz SA: Sugar Industry and Coronary Heart Disease Research. A Historical Analysis of Internal Industry Documents. JAMA Intern Med, published online September 12, 2016.

38 Peat, R: Unsaturated Vegetable Oils: Toxic. Veröffentlicht 2006. http://raypeat.com/articles/articles/unsaturated-oils.shtml

39 Burr GO, Burr MM: A New Deficiency Disease Produced by the Rigid Exclusion of Fat from the Diet. (1929) J. Biol. Chem. 82, S. 345-367.

40 Burr GO, Burr MM: On the Nature and Role of the Fatty Acids Essential in Nutrition. (1930) J. Biol. Chem. 86, S. 587-621.

41 oV: Essential Fatty Acids: The Work of George and Mildred Burr. J Biol Chem. (2012) Oct 12; 287(42): S. 35439-35441.

42 Peat R: Suitable Fats, Unsuitable Fats: Issues in Nutrition. Veröffentlicht 2007. http://raypeat.com/articles/articles/unsuitablefats.shtml

43 Enos WF, Holmes HR, Beyer J: Pathogenesis of Coronary Disease in American Soldiers Killed in Korea. JAMA, 1955, 158: S. 912.

44 Fallon S, Enig MG: The Oiling of America. The Weston A Price Foundation, March 29, 2006.

45 Groom D: Population Studies of Atherosclerosis. Annals of Int Med, July 1961, 55:1:51-62 und Laurie W, et al: „Atherosclerosis and its Cerebral Complications in the South African Bantu," Lancet, Feb 1958, pp 231-232. Beide zitiert nach: Fallon S, Enig MG: The Oiling of America. The Weston A Price Foundation, March 29, 2006.

46 Keys, A. (1952). „The Cholesterol Problem". Voeding (13): S. 539-555.

47 Ancel Keys (ed), Seven Countries: A multivariate analysis of death and coronary heart disease. Harvard University Press, Cambridge, Massachusettes 1980.

48 Worm N, Gonder U: Mehr Fett! Warum wir mehr Fett brauchen, um gesund und schlank zu sein. Liebeserklärung an einen zu unrecht verteufelten Nährstoff. Riva Verlag Müchen; 2. Auflage 2010, S. 27.

49 Ravnskov U. The questionable role of saturated and polyunsaturated fatty acids in cardiovascular disease. J Clin Epidemiol 1998; 51: S. 443-460.

50 Harcombe Z, Baker JS, Davies B: Food for Thought: Have We Been Giving the Wrong Dietary Advice? Food and Nutrition Sciences, 2013, 4: S. 240-244.

51 Ravnskov U, DiNicolantonio JJ, Harcombe Z, et al: The Questionable Benefits of Exchanging Saturated Fat With Polyunsaturated Fat. Mayo Clinic Proceedings, April 01, 2014, Volume 89, Issue 4, S. 451-453.

52 Keys A: Diet and Development of Coronary Heart Disease. J Chron Dis, Oct 1956,4(4): S. 364-380. Zitiert nach: Fallon S, Enig MG: The Oiling of America. The Weston A Price Foundation, March 29, 2006.

53 Renner, M: Conservative Nutrition – the Industrial Food Supply and its Critics 1915-1985. Dissertation, Universität von Kalifornien, September 2012.

54 Friebe, R: Low-Fat-Diät : Eine einzige fette Lüge. FAZ 23.09.2017. https://www.faz.net/aktuell/wissen/medizin-ernaehrung/low-fat-diaet-eine-einzige-fette-luege-15202206-p2.html

55 Matthäus B: Verhalten von verschiedenen Speiseölen während des Frittierens. Institut für Lipidforschung der Bundesanstalt für Getreide-, Kartoffel- und Fettforschung. Münster 2002, S. 22.

56 Czumaj A, Sledzinski T: Biological Role of Unsaturated Fatty Acid Desaturases in Health and Disease. Nutrients 2020, 12(2), S. 356.

57 Lee JM, Lee H, Kang S, et al: Fatty Acid Desaturases, Polyunsaturated Fatty Acid Regulation, and Biotechnological Advances. Nutrients. 2016 Jan; 8(1): S. 23.

58 Díaza MT, Pérez C, Sánchez CI, et al: Feeding microalgae increases omega 3 fatty acids of fat deposits and muscles in light lambs. Journal of Food Composition and Analysis. Volume 56, March 2017, S. 115-123.

59 Garaulet M, Pérez-Llamas F, Pérez-Ayala M, et al: Site-specific differences in the fatty acid composition of abdominal adipose tissue in an obese population from a Mediterranean area: relation with dietary fatty acids, plasma lipid profile, serum insulin, and central obesity. Am J Clin Nutr. 2001 Nov;74(5): S. 585-591.

60 Rosell MS, Lloyd-Wright Z, Appleby PN, et al: Long-chain n-3 polyunsaturated fatty acids in plasma in British meat-eating, vegetarian, and vegan men. Am J Clin Nutr. 2005;82(2): S. 327-34.

61 Calder PC, Campoy C, Eilander A, et al: A systematic review of the effects of increasing arachidonic acid intake on PUFA status, metabolism and health-related outcomes in humans. Br J Nutr. 2019 Jun;121(11): S. 1201-1214.

62 Labor Bayer aktuell: Antiinflammatorische Wirkungen langkettiger Omega-3-Fettsäuren. Januar 2010. Online unter:https://www.labor-bayer.de/laborinformationen_publikationen/fettsaeuren/2010-01-Anti-inflammatorische-Wirkungen-Omega-3-Fettsaeuren.pdf

63 Marks, F: Ein riskantes Bravourstück der Evolution – Der Stoffwechsel der Arachidonsäure. Biologie in unserer Zeit, 30. Jahrgang 2000, Nr. 6, S. 342.

64 Mohrhauer H, Holman RT: The effect of dose level of essential fatty acids upon fatty acid composition of the rat liver. Journal of Lipid Research, 1. April 1963, Volume 4, Issue 2, S. 151-159.

65 Cuthbertson WF: Essential fatty acid requirements in infancy. Am J Clin Nutr. 1976 May;29(5): S. 559-68.

66 Lands, B: A critique of paradoxes in current advice on dietary lipids (Review). Progress in Lipid Research 47 (2008), S. 77-106.

67 de Lorgeril M, Salen P: New insights into the health effects of dietary saturated and omega-6 and omega-3 polyunsaturated fatty acids. BMC Medicine volume 10 (2012), Article number: 50.

68 International Society for the Study of Fatty Acids and Lipids (ISSFAL): Recommendations for the Intake of Polyunsaturated Fatty Acids in Healthy Adults. June 28, 2004. https://www.issfal.org/assets/issfal%2003%20pufaintakereccomdfinalreport.pdf

69 Saunders AV, Davis BC, Garg ML: Omega-3 polyunsaturated fatty acids and vegetarian diets. Med J Aust. 2013 Aug 19;199(S4): S. 22-26.

70 Domenichiello AF, Kitson AP, Bazinet RP: Is docosahexaenoic acid synthesis from a-linolenic acid sufficient to supply the adult brain? Prog Lipid Res. 2015 Jul;59: S. 54-66.

71 Holman RT, Johnson SB, Hatch TF: A case of human linolenic acid deficiency involving neurological abnormalities. Am J Clin Nutr, 35 (1982), S. 617-623.

72 Park WJ, Kothapalli, KS, Lawrence P, et al: An alternate pathway to long-chain polyunsaturates: the FADS2 gene product Delta8-desaturates 20:2n-6 and 20:3n-3. J Lipid Res, 50 (2009), S. 1195-1202.

73 G. Barcelo-Coblijn, E.J. Murphy: Alpha-linolenic acid and its conversion to longer chain n-3 fatty acids: benefits for human health and a role in maintaining tissue n-3 fatty acid levels. Prog Lipid Res, 48 (2009), S. 355-374.

74 Lands, B: Choosing foods to balance competing n-3 and n-6 HUFA and their actions. Lipids and Brain, Jan.-Feb. 2016, Volume 23, Number 1.

75 Taha AY: Linoleic acid-good or bad for the brain? npj Science of Food, volume 4 (2020), Article number: 1.

76 Blasbalg TL, Hibbeln JR, Ramsden CE, et al: Changes in consumption of omega-3 and omega-6 fatty acids in the United States during the 20th century. Am J Clin Nutr. 2011 May; 93(5): S. 950-962.

77 Guyenet SJ, Carlson SE: Increase in adipose tissue linoleic acid of US adults in the last half century. Adv Nutr. 2015, Nov. 13;6(6): S. 660-664.

78 Hellmuth C, Demmelmair H, Schmitt I, et al: Association between Plasma Non-esterified Fatty Acids Species and Adipose Tissue Fatty Acid Composition. PLoS One. 2013; 8(10): e74927. Published online 2013 Oct 2.

79 Siri-Tarino PW, Sun Q, Hu FB, et al: Meta-analysis of prospective cohort studies evaluating the association of saturated fat with cardiovascular disease. Am J Clin Nutr. 2010 Mar; 91(3): S. 535-546.

80 Ramsden CE, Hibbeln JR, Majchrzak-Hong SF: All PUFAs are not created equal: absence of CHD benefit specific to linoleic acid in randomized controlled trials and prospective observational cohorts. World Rev Nutr Diet. 2011;102: S. 30-43.

81 Mirmiran P, Bahadoran Z, Vakili AZ, et al: Western dietary pattern increases risk of cardiovascular disease in Iranian adults: a prospective population-based study. Appl Physiol Nutr Metab. 2017 Mar;42(3): S. 326-332.

82 Rodríguez-Monforte M, Flores-Mateo G, Sánchez E: Dietary patterns and CVD: a systematic review and meta-analysis of observational studies. Br J Nutr. 2015 Nov 14;114(9):S. 1341-1359.

83 Paoli A, et al: Beyond weight loss: a review of the therapeutic uses of very-low-carbohydrate (ketogenic) diets. Eur J Clin Nutr. 2013 Aug; 67(8): S. 789-796.

84 DiNicolantonio JJ, O'Keefe JH: Omega-6 vegetable oils as a driver of coronary heart disease: the oxidized linoleic acid hypothesis. Open Heart. 2018; 5(2): e000898. Published online 2018 Sep 26.

85 Reaven P, Parthasarathy S, Grasse BJ, et al: Effects of oleate-rich and linoleate-rich diets on the susceptibility of low density lipoprotein to oxidative modification in mildly hypercholesterolemic subjects. J Clin Invest. 1993 Feb;91(2): S. 668-676.

86 Jira W, Spiteller G, Carson W, et al: Strong increase in hydroxy fatty acids derived from linoleic acid in human low density lipoproteins of atherosclerotic patients. Chem Phys Lipids 1998;91: S. 1-11.

87 Young IS, McFarlane C, McEneny J: Oxidative modi?cation of triacylglycerol-rich lipoproteins. Biochemical Society Transactions (2003) Volume 31, part 5, S. 1062.

88 Mensink RP, Katan MB: Effect of dietary fatty acids on serum lipids and lipoproteins. A meta-analysis of 27 trials. Arterioscler Thromb 1992;12: S. 911-919.

89 Frantz Jr, ID, Dawson EA, Ashman PL, et al: Test of Effect of Lipid Lowering by Diet on Cardiovascular Risk. The Minnesota Coronary Survey. Arteriosclerosis 9, January/February 1989, S. 129-135.

90 Schlimpert V: Risikofaktor Cholesterin – der fette Irrtum. Ärzte-Zeitung, 02.05.2016. https://www.aerztezeitung.de/Medizin/Der-fette-Irrtum-292912.html

91 Ramsden CE, Zamora D, Majchrzak-Hong S, et al: Re-evaluation of the traditional diet-heart hypothesis: analysis of recovered data from Minnesota Coronary Experiment (1968-73). BMJ 2016; 353.

92 Iribarren C, Jacobs DR Jr, Sidney S, et al: Cohort study of serum total cholesterol and in-hospital incidence of infectious diseases. Epidemiol Infect, 1998, vol. 121, S. 335-347.

93 Han R: Plasma lipoproteins are important components of the immune system. Microbiol Immunol, 2010, vol. 54 , S. 246-253.

94 Ravnskov U, McCully KS, Rosch PJ: The statin-low cholesterol-cancer conundrum. QJM. 2012, 105 (4): S. 383-388.

95 Ravnskov U, McCully KS: Vulnerable plaque formation from obstruction of vasa vasorum by homocysteinylated and oxidized lipoprotein aggregates complexed with microbial remnants and LDL autoantibodies. Ann Clin Lab Sci, 2009, vol. 39, S. 3-16.

96 Ravnskov U: High cholesterol may protect against infections and atherosclerosis. QJM, 2003, vol. 96, S. 927-934.

97 Forette B, Tortrat D, Wolmark Y: Cholesterol as risk factor for mortality in elderly women. Lancet. 1989 Apr 22;1(8643): S. 868-870.

98 Liang Y, Vetrano DL, Qiu C: Serum total cholesterol and risk of cardiovascular and non-cardiovascular mortality in old age: a population-based study. BMC Geriatrics volume 17 (2017), Article number: 294.

99 Dietschy JM: Central nervous system: cholesterol turnover, brain development and neurodegeneration. Biol Chem. 2009 Apr; 390(4): S. 287-293.

100 Schell M, Chudoba C, Leboucher A, et al: Interplay of Dietary Fatty Acids and Cholesterol Impacts Brain Mitochondria and Insulin Action. Nutrients. 2020 May; 12(5): S. 1518.

101 Brown, RA: Linoleic Acid and Alpha-Linolenic Acid Have Central Roles in Brain Energy Substrate Provision, Endogenous Lipid Production, Immune and Repair Function, via Peroxisomal Beta-Oxidation-Related Pathways? In: Mahabaleshwar V, Hegde A, Arvind Z, et al: Omega-3 Fatty Acids: Keys to Nutritional Health, S. 413-428, Springer Verlag, 2016 (ISBN 978-3-319-40458-5)

102 Moll J: The Causes and Effects of Oxidized LDL Cholesterol. Verywellhealth.com, updated on January 14, 2020. https://www.verywellhealth.com/what-is-oxidized-ldl-698079

103 McGee C, Lieberman P, Greenwood C. Dietary fatty acid composition induces comparable changes in cardiolipin fatty acid profile of heart and brain mitochondria. Lipids. 1996;31(6): S. 611-616.

104 Tsutsumi T, Yamauchi E, Suzuki E, et al: Effect of a high alpha-linolenate and high linoleate diet on membrane-associated enzyme activities in rat brain – modulation of Na+, K+- ATPase activity at suboptimal concentrations of ATP. Biol Pharm Bull. 1995 May;18(5): S. 664-670.

105 Kim H, Lee E, Kim Y, et al: Association between maternal intake of n-6 to n-3 fatty acid ratio during pregnancy and infant neurodevelopment at 6 months of age: results of the MOCEH cohort study. Nutr. J. 16, 23 (2017).

106 Bernard JY, Armand M, Peyre H, et al: Breastfeeding, Polyunsaturated Fatty Acid Levels in Colostrum and Child Intelligence Quotient at Age 5-6 Years. J Pediatr. 2017 Apr; 183:43-50.e3.

107 Lasseka WD, Gaulin SLC: Linoleic and docosahexaenoic acids in human milk have opposite relationships with cognitive test performance in a sample of 28 countries. Prostaglandins, Leukotrienes and Essential Fatty Acids. Volume 91, Issue 5, November 2014, S. 195-201.

108 Steenweg-de Graaff J, et al. Maternal fatty acid status during pregnancy and child autistic traits: the generation R study. Am. J. Epidemiol. 183 (2016), S. 792-799.

109 Lichtenstein AH, Kennedy E, Barrier P, et al: Dietary fat consumption and health. Nutr Rev. 1998 May;56(5 Pt 2):S3-19; discussion S. 19-28.

110 Gamba P, Staurenghi E, Testa G, et al: A Crosstalk Between Brain Cholesterol Oxidation and Glucose Metabolism in Alzheimer's Disease. Front Neurosci. 2019;13: S. 556.

111 Gamba P, Testa G, Sottero B, et al: The link between altered cholesterol metabolism and Alzheimer's disease. Ann N Y Acad Sci. 2012 Jul;1259: S. 54-64.

112 Yoshida Y, Yoshikawa A, Kinumi T, et al: Hydroxyoctadecadienoic acid and oxidatively modified peroxiredoxins in the blood of Alzheimer's disease patients and their potential as biomarkers. Neurobiol Aging. 2009 Feb;30(2): S. 174-85.

113 Praticò D, Zhukareva V, Yao Y, et al: 12/15-Lipoxygenase Is Increased inAlzheimer's Disease – Possible Involvement in Brain Oxidative Stress. Am J Pathol. 2004 May; 164(5): S. 1655-1662.

114 Wieckowska-Gacek A, Mietelska-Porowska A, Chutoranski D, et al: Western Diet Induces Impairment of Liver-Brain Axis Accelerating Neuroinflammation and Amyloid Pathology in Alzheimer's Disease Front Aging Neurosci. 2021 Apr 1;13: 654509.

115 Testa G, Staurenghi E, Zerbinati C, et al: Changes in brain oxysterols at different stages of Alzheimer's disease: Their involvement in neuroinflammation. Redox Biol. 2016 Dec;10: S. 24-33.

116 Zhang X, Lv C 1, An Y, et al: Increased Levels of 27-Hydroxycholesterol Induced by Dietary Cholesterol in Brain Contribute to Learning and Memory Impairment in Rats. Mol Nutr Food Res. 2018 Feb;62(3).

117 Kim DG, Krenz A, Toussaint LE, et al: Non-alcoholic fatty liver disease induces signs of Alzheimer's disease (AD) in wild-type mice and accelerates pathological signs of AD in an AD model. J Neuroinflammation. 2016 Jan 5;13: S. 1.

118 Mosconi L, Pupi A, De Leona MJ: Brain Glucose Hypometabolism and Oxidative Stress in Preclinical Alzheimer's Disease. Ann N Y Acad Sci. 2008 Dec;1147: S. 180-195.

119 Calabrò M, Rinaldi C, Santoro G, et al: The biological pathways of Alzheimer disease: a review. AIMS Neurosci. 2021;8(1): S. 86-132.

120 Sebeková K, Krajcoviová-Kudlácková M, Schinzel R, et al: Plasma levels of advanced glycation end products in healthy, long-term vegetarians and subjects on a western mixed diet. Eur J Nutr. 2001;40(6): S. 275-281.

121 Rondeau V, Jacqmin-Gadda H, Commenges D, et al: Aluminum and silica in drinking water and the risk of Alzheimer's disease or cognitive decline: findings from 15-year follow-up of the PAQUID cohort. Am J Epidemiol. 2009 Feb 15;169(4): S. 489-496.

122 Flaten TP: Aluminium as a risk factor in Alzheimer's disease, with emphasis on drinking water. Brain Res Bull. 2001 May 15;55(2): S. 187-196.

123 Cummings JL, Morstorf T, Zhong K: Alzheimer's disease drug-development pipeline: few candidates, frequent failures. Alzheimers Res Ther. 2014; 6(4): S. 37.

124 Botchway BOA, Moore MK, Akinleye FO, et al: Nutrition: Review on the Possible Treatment for Alzheimer's Disease. J Alzheimers Dis. 2018;61(3): S. 867-883.

125 Gillette-Guyonnet S, Secher M, Vellas B: Nutrition and neurodegeneration: epidemiological evidence and challenges for future research. British Journal of Clinical Pharmacology. Volume 75, Issue 3, S. 738-755.

126 Peat R: Fats, functions & malfunctions. Published online 2013. http://raypeat.com/articles/articles/fats-functions-malfunctions.shtml

127 Sharon R, Bar-Joseph I, Frosch MP, et al: The formation of highly soluble oligomers of alpha-synuclein is regulated by fatty acids and enhanced in Parkinson's disease. Neuron. 2003 Feb 20;37(4): S. 583-595.

128 Reed MJ, Beranek PA, Cheng RW, et al: Peripheral oestrogen metabolism in postmenopausal women with or without breast cancer: the role of dietary lipids and growth factors. J Steroid Biochem. 1987;27(4-6): S. 985-989.

129 Cook JA, Wise WC, Callihan CS: Resistance of essential fatty acid-deficient rats to endotoxic shock. Circ Shock. 1979;6(4): S. 333-342.

130 Cook JA, Wise WC, Knapp DR, et al: Essential fatty acid deficient rats: a new model for evaluating arachidonate metabolism in shock. Adv Shock Res. 1981;6: S. 93-105.

131 Prasad A, Bloom MS, Carpenter DO: Role of calcium and ROS in cell death induced by polyunsaturated fatty acids in murine thymocytes. J Cell Physiol. 2010 Nov;225(3): S. 829-836.

132 Fraser I, Neoptolemos J, Darby H et al: The effects of intralipid and heparin on human monocyte and lymphocyte function. JPEN J Parenter Enteral Nutr. Jul-Aug 1984;8(4): S. 381-384.

133 Fischer GW, Wilson SR, Hunter KW et al: Diminished bacterial defences with intralipid. Lancet, 1980 Oct 18;2(8199): S. 819-820.

134 Shaw JHF, Wolfe RR: A conscious septic dog model with haemodynamic and metabolic responses similar to responses of humans. Surgery 95 (1984) S. 553-561.

135 Mascioli, EA, Bistrian, BR, Babayan, VK, et al: Medium chain triglycerides and structured lipids as unique nonglucose energy sources in hyperalimentation. Lipids. 1987 Jun;22(6): S. 421-423.

136 Tsoutsikos P, Miners JO, Stapleton A, et al: Evidence that unsaturated fatty acids are potent inhibitors of renal UDP-glucuronosyltransferases (UGT): kinetic studies using human kidney cortical microsomes and recombinant UGT1A9 and UGT2B7. Biochem Pharmacol. 2004 Jan 1;67(1): S. 191-199.

137 Ronis, MJJ; Korourian S, Zipperman M, et al: Dietary saturated fat reduces alcoholic hepatotoxicity in rats by altering fatty acid metabolism and membrane composition. J Nutr. 2004 Apr;134(4): S. 904-912.

138 Ronis MJJ, Baumgardner JN, Sharma N, et al: Medium chain triglycerides dose-dependently prevent liver pathology in a rat model of non-alcoholic fatty liver disease. Exp Biol Med (Maywood). 2013 Feb;238(2): S. 151-162.

139 Tierfette und -öle. In: Ebermann R, Elmadfa, I: Lehrbuch Lebensmittelchemie und Ernährung, Seite 552. Springer Verlag, Wien 2008.

140 Nanji AA, Jokelainen K, Tipoe GL, et al: Dietary saturated fatty acids reverse inflammatory and fibrotic changes in rat liver despite continued ethanol administration. J Pharmacol Exp Ther. 2001 Nov;299(2): S. 638-644.

141 Hwang J, Chang YH, Park JH, et al: Dietary saturated and monounsaturated fats protect against acute acetaminophen hepatotoxicity by altering fatty acid composition of liver microsomal membrane in rats. Lipids Health Dis. 2011 Oct 20;10: S. 184.

142 Pearce ML, Dayton S: Incidence of cancer in men on a diet high in polyunsaturated fat. Lancet. 1971 Mar 6;1(7697): S. 464-467.

143 de Lorgeril M, Salen P,Martin JL, et al: Mediterranean Dietary Pattern in a Randomized Trial – Prolonged Survival and Possible Reduced Cancer Rate. Arch Intern Med. 1998;158(11): S. 1181-1187.

144 Griffini P, Fehres O, Klieverik L, et al: Dietary omega-3 polyunsaturated fatty acids promote colon carcinoma metastasis in rat liver. Cancer Res. 1998 Aug 1;58(15): S. 3312-3319.

145 Persad RA, Gillatt DA, Heinemann D, et al: Erythrocyte stearic to oleic acid ratio in prostatic carcinoma. Br J Urol. 1990 Mar;65(3): S. 268-270.

146 Bennett AS: Effect of dietary stearic acid on the genesis of spontaneous mammary adenocarcinomas in strain A/ST mice. Int J Cancer. 1984 Oct 15;34(4): S. 529-533.

147 Singh RK, Hardy RW, Wang MH, et al: Stearate inhibits human tumor cell invasion. Invasion Metastasis. 1995;15(3-4): S. 144-155.

148 Newcomer LM, King IB, Wicklund KG, et al: The association of fatty acids with prostate cancer risk. Prostate. 2001 Jun 1;47(4): S. 262-268.

149 Marnett LJ: Aspirin and the potential role of prostaglandins in colon cancer. Cancer Res. 1992 Oct 15;52(20): S. 5575-5589.

150 Nishioka N, Matsuoka T, Yashiro M, et al: Linoleic acid enhances angiogenesis through suppression of angiostatin induced by plasminogen activator inhibitor 1. British Journal of Cancer volume 105 (2011), S. 1750-1758.

151 Okuyama H (Ed.): Prevention of Coronary Heart Disease. From the Cholesterol Hypothesis to w6/w3 Balance. Karger, S; 1. Edition (15. November 2006). ISBN: 978-3-8055-8179-0

152 Wang J, John EM, Ingles SA: 5-lipoxygenase and 5-lipoxygenase-activating protein gene polymorphisms, dietary linoleic acid, and risk for breast cancer. Cancer Epidemiol Biomarkers Prev. 2008 Oct;17(10): S. 2748-2754.

153 de Lorgeril M, Salen P, Guiraud A, et al: Lipid-lowering drugs and essential omega-6 and omega-3 fatty acids in patients with coronary heart disease. Nutr Metab Cardiovasc Dis. 2005, 15: S. 36-41.

154 Martinelli N, Consoli L, Olivieri O: A ‚Desaturase Hypothesis' for Atherosclerosis: Janus-Faced Enzymes in w6 and w3 Polyunsaturated Fatty Acid Metabolism. J Nutrigenet Nutrigenomics 2009;2: S. 129-139.

155 Maggiora M, Bologna M, Cerù MP, et al: An overview of the effect of linoleic and conjugated-linoleic acids on the growth of several human tumor cell lines. Int. J. Cancer: 112 (2004), S. 909-919.

156 oV: Elaidinsäure. Internetchemie.info, https://www.internetchemie.info/chemie-lexikon/stoffe/e/elaidinsaeure.php

157 Dhiman, T.R.: Role of diet on conjugated linoleic acid content of milk and meat. Department of Animal, Dairy and Veterinary Sciences, Utah State University, USA

158 Winkler, K.: Vorkommen und Charakterisierung konjugierter Fettsäure-Isomere in Lebensmitteln und humanen Gewebearten. Dissertation, Fachbereich Chemie der Universität Hamburg, Hamburg 2002.

159 Turpeinen AM, Mutanen M, Aro A, et al: Bioconversion of vaccenic acid to conjugated linoleic acid in humans. Am J Clin Nutr. 2002 Sep;76(3): S. 504-510.

160 den Hartigh LJ: Conjugated Linoleic Acid Effects on Cancer, Obesity, and Atherosclerosis: A Review of Pre-Clinical and Human Trials with Current Perspectives. Nutrients. 2019 Feb; 11(2): S. 370.

161 Maia MRG, Chaudhary LC, Bestwick CS, et al: Toxicity of unsaturated fatty acids to the biohydrogenating ruminal bacterium, Butyrivibrio fibrisolvens. BMC Microbiol. 2010 Feb 18;10: S. 52.

162 Maia MR, Chaudhary LC, Figueres L, et al: Metabolism of polyunsaturated fatty acids and their toxicity to the microflora of the rumen. Antonie Van Leeuwenhoek. 2007 May; 91(4): S. 303-314.

163 oV: Energy Drinks Riskanter Koffein-Kick. Stiftung Warentest, 31.07.2013. https://www.test.de/Energy-Drinks-Riskanter-Koffein-Kick-4573293-0/

164 Di Nicolantonio JJ, Lucan SC, O'Keefe JH: The Evidence for Saturated Fat and for Sugar Related to Coronary Heart Disease. Prog Cardiovasc Dis. Mar-Apr 2016; 58(5): S. 464-472.

165 Kopp W: How Western Diet And Lifestyle Drive The Pandemic Of Obesity And Civilization Diseases. Diabetes Metab Syndr Obes. 2019 Oct 24;12: S. 2221-2236.

166 Lindeberg S, Jönsson T, Granfeldt Y, et al: A Palaeolithic diet improves glucose tolerance more than a Mediterranean-like diet in individuals with ischaemic heart disease. Diabetologia. 2007 Sep;50(9): S. 1795-1807.

167 Russell JW, Golovoy D, Vincent AM, et al: High glucose-induced oxidative stress and mitochondrial dysfunction in neurons. FASEB J. 2002 Nov; 16(13): S. 1738-1748.

168 Liemburg-Apers DC, Willems PHGM, Koopman WJH, et al: Interactions between mitochondrial reactive oxygen species and cellular glucose metabolism. Arch Toxicol. 2015 Aug; 89(8): S. 1209-1226.

169 Prasad K, Dhar I: Oxidative Stress as a Mechanism of Added Sugar-Induced Cardiovascular Disease. Int J Angiol. 2014 Dec; 23(4): S. 217-226.

170 Brown CM, Dulloo AG, Yepuri G, et al: Fructose ingestion acutely elevates blood pressure in healthy young humans. Am J Physiol Regul Integr Comp Physiol. 2008 Mar; 294(3): S. 730-737.

171 Hosseini-Esfahani F, Bahadoran Z, Mirmiran P, et al: Dietary fructose and risk of metabolic syndrome in adults: Tehran Lipid and Glucose study. Nutr Metab (Lond). 2011 Jul 12;8(1):50.

172 Bahadoran Z, Mirmiran P, Tohidi M, et al: Longitudinal Associations of High-Fructose Diet with Cardiovascular Events and Potential Risk Factors: Tehran Lipid and Glucose Study. Nutrients. 2017 Aug; 9(8): S. 872.

173 Jensen T, Abdelmalek MF, Sullivan S, et al: Fructose and Sugar: A Major Mediator of Nonalcoholic Fatty Liver Disease. J Hepatol. 2018 May; 68(5): S. 1063-1075.

174 oV: Gicht: Fructose so schädlich wie Alkohol. DAZ online, 13.03.2014. https://www.deutsche-apothekerzeitung.de/news/artikel/2014/03/13/fructose-so-schaedlich-wie-alkohol

175 Maples KR, Mason RP: Free radical metabolite of uric acid. J Biol Chem. 1988 Feb 5; 263(4): S. 1709-1712.

176 Bagnati M, Perugini C, Cau C, et al: When and why a water-soluble antioxidant becomes pro-oxidant during copper-induced low-density lipoprotein oxidation: a study using uric acid. Biochem J. 1999 May 15; 340(Pt1): S. 143-152.

177 Papa V, Pezzino V, Costantino A, et al: Elevated insulin receptor content in human breast cancer. J Clin Invest. 1990 Nov; 86(5): S. 1503-1510.

178 Holm E, Hagmüller E, Staedt U, et al: Substrate balances across colonic carcinomas in humans. Cancer Res 1995; 55(6): S. 1373-1278.

179 Klement RJ, Kämmerer U: Is there a role for carbohydrate restriction in the treatment and prevention of cancer? Nutr Metab. (London) 2011; 8: S. 75.

180 Vigneri R, Goldfine ID, Frittitta L: Insulin, insulin receptors, and cancer. J Endocrinol Invest. 2016 Dec; 39(12): 1365-1376.

181 Frasca F, Pandini G, Sciacca L, et al: The role of insulin receptors and IGF-I receptors in cancer and other diseases. Arch Physiol Biochem. 2008 Feb; 114(1): S. 23-37.

182 Zheng, J: Energy metabolism of cancer: Glycolysis versus oxidative phosphorylation (Review). Oncol Lett. 2012 Dec; 4(6): S. 1151-1157.

183 Rysman E, Brusselmans K, Scheys K, et al: De novo lipogenesis protects cancer cells from free radicals and chemotherapeutics by promoting membrane lipid saturation. Cancer Res. 2010 Oct 15; 70(20): S. 8117-8126.

184 Zaidi N, Lupien L, Kuemmerle NB, et al: Lipogenesis and lipolysis: the pathways exploited by the cancer cells to acquire fatty acids. Prog Lipid Res. 2013 Oct; 52(4): S. 585-589.

185 Kuemmerle NB, Rysman E, Lombardo PS, et al: Lipoprotein lipase links dietary fat to solid tumor cell proliferation. Mol Cancer Ther. 2011 Mar;10(3): S. 427-436.

186 Smil V: Enriching the Earth: Fritz Haber, Carl Bosch, and the Transformation of World Food Production. MIT Press 2000, Cambridge, Mass.

187 Beste A: Der Boden, von dem wir leben. Zum Zustand der Böden in Europas Landwirtschaft. Der kritische Agrarbericht 2016, Zusammenfassung vom 15. Oktober 2015. https://www.kritischer-agrarbericht.de/fileadmin/Daten-KAB/KAB-2016/KAB2016_Kap1_74_79_Beste.pdf

188 Davis, DR: Declining Fruit and Vegetable Nutrient Composition: What Is the Evidence? HortScience Feb 2009, Volume 44:1.

189 Halweil, B: Still No Free Lunch: Nutrient Levels in U.S. Food Supply Eroded by Pursuit of High Yields. Critical Reviews in Food Science and Nutrition 42 (2002), No. 1: S. 1-34.

190 Thomas, D. The Mineral Depletion of Foods Available to us as a Nation (1940-2002). Nutrition and Health. 2007;19: S. 21-55.

191 Ekholm, PN, Reinivuo H, Mattila P, et al. Changes in the mineral and trace element contents of cereals, fruits and vegetables in Finland. Journal of Food Composition and Analysis 20 (2007), S. 487-495

192 Lee KW, Kim YJ, Kim DO, et al: Major phenolics in apple and their contribution to the total antioxidant capacity. J Agric Food Chem. 2003 Oct 22;51(22): S. 6516-6520.

193 Serrano J, Goñi I, Saura-Calixto F: Food antioxidant capacity determined by chemical methods may underestimate the physiological antioxidant capacity. Food Research International, January 2007, Volume 40, Issue 1, S. 15-21.

194 oV: Deutsche Gesellschaft für Ernährung: Sekundäre Pflanzenstoffe und ihre Wirkung auf die Gesundheit – Eine Aktualisierung anhand des Ernährungsberichts 2012. DGE Info (12/2014), S. 178-186. https://www.dge.de/wissenschaft/weitere-publikationen/fachinformationen/sekundaere-pflanzenstoffe-und-ihre-wirkung/?L=0

195 Oliveira AB, Moura CFH, Gomes-Filho E, et al: The Impact of Organic Farming on Quality of Tomatoes Is Associated to Increased Oxidative Stress during Fruit Development. PLOS ONE, February 20, 2013

196 Vallverdu-Queralt A, Medina-Remon A, Casals-Ribes I: Is there any difference between the phenolic content of organic and conventional tomato juices? Food chem. (2012), 130(1): S. 222-227.

197 Caris-Veyrat C, Amiot MJ, Tyssandier V, et al: Influence of organic versus conventional agricultural practice on the antioxidant microconstituent content of tomatoes and derived purees; consequences on antioxidant plasma status in humans. J Agric Food Chem (2004) 52: S. 6503-6509.

198 Olsson ME, Andersson S, Oredsson S, et al: Antioxidant levels and inhibition of cancer cell proliferation in vitro by extracts from organically and conventionally cultivated strawberries. J Agric Food Chem (2006) 54: S. 1248-1255.

199 Olsson ME, Gustavsson KE, Andersson S, et al: Inhibition of Cancer Cell Proliferation in Vitro by Fruit and Berry Extracts and Correlations with Antioxidant Levels. J. Agric. Food Chem. (2004) 52: S. 7264-7271.

200 Liu RH: Potential synergy of phytochemicals in cancer prevention: mechanism of action. J Nutr. 2004 Dec;134(12 Suppl): S. 3479S-3485S.

201 Wang S, Meckling KA, Marcone MF, et al: Synergistic, additive, and antagonistic effects of food mixtures on total antioxidant capacities. J Agric Food Chem. 2011 Feb 9;59(3): S. 960-968.

202 Wang S, Zhu F, Meckling KA, et al: Antioxidant capacity of food mixtures is not correlated with their antiproliferative activity against MCF-7 breast cancer cells. J Med Food. 2013 Dec;16(12): S. 1138-1145.

203 Ankri S, Mirelmann D: Antimicrobial Properties of Allicin from Garlic. Microbes Infect. 1999 Feb;1(2): S. 125-129.

204 Khan F, Niaz K, Maqbool F, et al: Molecular Targets Underlying the Anticancer Effects of Quercetin: An Update. Nutrients. 2016 Aug 29;8(9): S. 529.

205 Kelly, GS: Quercetin. Alternative Medicine Review 2011, Volume 16, Number 2, S. 172.

206 Robinson, J: Eating on the Wild Side. Little, Brown and Co., New York 2013. S. 23, S. 68, S. 123, S. 167.

207 Vallejo F, Tomas-Barberan, F, Garcia-Viguera C: Health-promoting compounds in broccoli as influenced by refrigerated transport and retail sale period. J Agric Food Chem. 2003 May 7;51(10): S. 3029-3034.

208 Lv X, Zhao S, Ning Z, et al: Citrus fruits as a treasure trove of active natural metabolites that potentially provide benefits for human health. Chem Cent J. 2015; 9: S. 68.

209 Zou Z, Xi W, Hu Y, et al: Antioxidant activity of Citrus fruits. Food Chem. 2016 Apr 1;196: S, 885-896.

210 Cordain L: Das Getreide – zweischneidiges Schwert der Menschheit. Novagenics Verlag, Arnsberg 2004, S. 45-49.

211 Campos-Vega R, Loarca-Pina G, Oomah BD: Minor components of pulses and their potential impact on human health. Food Research International (2010) 43: S. 461-482.

212 Singh B, Singh JP, Shevkani K, et al: Bioactive constituents in pulses and their health benefits. J Food Sci Technol. 2017 Mar; 54(4): S. 858-870.

213 Gomez MK, Singh J, Acharya P, et al: Identification and Quantification of Phytochemicals, Antioxidant Activity, and Bile Acid-Binding Capacity of Garnet Stem Dandelion (Taraxacum officinale). J Food Sci. 2018 Jun;83(6): S. 1569-1578.

214 Grauso L, Emrick S, de Falco B, et al: Common dandelion: a review of its botanical, phytochemical and pharmacological profiles. August 2019, Phytochemistry Reviews 18(5).

215 Grauso L, de Falco B, Lanzotti V, et al: Stinging nettle, Urtica dioica L.: botanical, phytochemical and pharmacological overview. Phytochemistry Reviews (2020), volume 1: S. 1341-1377.

216 Carstens, P: Pestizide: So waschen Sie Obst und Gemüse richtig. GeoPlus Magazin, https://www.geo.de/natur/nachhaltigkeit/19066-rtkl-pestizide-so-waschen-sie-obst-und-gemuese-richtig

217 Yang T, Doherty J, Zhao B, et al: Effectiveness of Commercial and Homemade Washing Agents in Removing Pesticide Residues on and in Apples. J. Agric. Food Chem. 2017, 65, 44. 3, 9744-9752.

218 Turnbaugh PJ, Ley RE, Hamady M, et al: The human microbiome project. Nature. 2007;449(7164): S. 804-810.

219 Xu J, Gordon JI: Honor thy symbionts. Proc Natl Acad Sci USA. 2003 Sep 2;100 (18): S. 10452-10459.

220 LeBlanc JG, Milani C, de Giori GS, et al: Bacteria as vitamin suppliers to their host: a gut microbiota perspective. Curr Opin Biotechnol. 2013 Apr;24(2): S. 160-168.

221 Abdelsalam NA, Ramadan AT, El Rakaiby MT, et al: Toxicomicrobiomics: The Human Microbiome vs. Pharmaceutical, Dietary, and Environmental Xenobiotics. Front Pharmacol. 2020 Apr 16;11: S. 390.

222 Monachese M, Burton JP, Reid G: Bioremediation and Tolerance of Humans to Heavy Metals through Microbial Processes: a Potential Role for Probiotics? Aplied and Environmental Microbiology. Appl Environ Microbiol. 2012 Sep;78(18): S. 6397-6404.

223 Zuo T, Ng SC: The Gut Microbiota in the Pathogenesis and Therapeutics of Inflammatory Bowel Disease. Front Microbiol. 2018; 9: S. 2247.

224 Vuong HE, Yano JM, Fung TC, et al: The Microbiome and Host Behavior. Annu Rev Neurosci. 2017 Jul 25;40: S. 21-49.

225 Shi Z: Gut Microbiota: An Important Link between Western Diet and Chronic Diseases. Nutrients. 2019 Oct; 11(10): S. 2287.

226 Zinöcker MK, Lindseth IA: The Western Diet-Microbiome-Host Interaction and Its Role in Metabolic Disease, nutrients. 2018 March 17;10(3): S. 365.

227 Sonnenburg ED, Smits SA, Tikhonov M, et al: Diet-induced extinctions in the gut microbiota compound over generations. Nature. 2016 Jan 14;529(7585): S. 212-215.

228 Yang, J, Yu J: The association of diet, gut microbiota and colorectal cancer: what we eat may imply what we get. Protein & Cell (2018)volume 9: S. 474-487.

229 Valdes AM, Walter J, Segal E, et al: Role of the gut microbiota in nutrition and health. BMJ. 2018; 361: S. 2179.

230 Lin HV, Frassetto A, Kowalik EJ Jr, et al: Butyrate and propionate protect against diet-induced obesity and regulate gut hormones via free fatty acid receptor-3-independent mechanisms. PLoS One. 2012;7(4):e35240.

231 Zhao L, Zhang F, Ding X, et al: Gut bacteria selectively promoted by dietary fibers alleviate type 2 diabetes. Science. 2018 Mar 9;359(6380): S. 1151-1156.

232 Heiman ML, Greenway FL: A healthy gastrointestinal microbiome is dependent on dietary diversity. Molecular Metabolism. 2016 May. Volume 5, Issue 5: S. 317-320

233 Satokari R: High Intake of Sugar and the Balance between Pro- and Anti-Inflammatory Gut Bacteria. Nutrients. 2020 May; 12(5): S. 1348.

234 Bian X, Chi L, Gao B, et al: Gut Microbiome Response to Sucralose and Its Potential Role in Inducing Liver Inflammation in Mice. Front Physiol. 2017 Jul 24;8: S. 487.

235 Bian X, Tu P, Chi L, et al: Saccharin induced liver inflammation in mice by altering the gut microbiota and its metabolic functions. Food Chem Toxicol. 2017 Sep; 107(Pt B): S. 530-539.

236 Palmnäs MS, Cowan TE, Bomhof MR, et al: Low-dose aspartame consumption differentially affects gut microbiota-host metabolic interactions in the diet-induced obese rat. PLoS One. 2014 Oct 14;9(10): e109841.

237 Chassaing B, Koren O, Goodrich JK, et al: Dietary emulsifiers impact the mouse gut microbiota promoting colitis and metabolic syndrome. Nature. 2015 Mar 5; 519(7541): S. 92-96.

238 Viennois E, Merlin D, Gewirtz AT, et al: Dietary Emulsifier-Induced Low-Grade Inflammation Promotes Colon Carcinogenesis. Cancer Res. 2017 Jan 1;77(1): S. 27-40.

239 Stremmel W, Gauss A: Lecithin as a therapeutic agent in ulcerative colitis. Dig Dis. 2013;31(3-4): S. 388-390.

240 Pendyala S, Walker JM, Holt PR: A high-fat diet is associated with endotoxemia that originates from the gut. Gastroenterology. 2012 May;142(5): S. 1100-1101.

241 Seiquer I, Rubio LA, Peinado MJ, et al: Maillard reaction products modulate gut microbiota composition in adolescents. Mol Nutr Food Res. 2014 Jul;58(7): S. 1552-1560.

242 Hills RD Jr, Pontefract BA, Mishcon HR, et al: Gut Microbiome: Profound Implications for Diet and Disease. Nutrients. 2019 Jul; 11(7): S. 1613.

243 oV: Versorgungsbilanzen: Milch und Milcherzeugnisse. Bundesministerium für Ernährung und Landwirtschaft, vorläufige Daten für 2020, Quelle: BLE 513, 13. April 2021. https://www.bmel-statistik.de/ernaehrung-fischerei/versorgungsbilanzen/milch-und-milcherzeugnisse/

244 Ahrens, S: Statistiken zu Milch und Milchprodukten. Statista, 04.08.2020. https://de.statista.com/themen/190/milch-milchprodukte/

245 oV: Milch – Das vielseitigste Nahrungsmittel der Welt. Broschüre des Bundesministeriums für Ernährung, Landwirtschaft und Verbraucherschutz. Als PDF unter: https://www.bmel.de/SharedDocs/Downloads/DE/Broschueren/Milch.pdf

246 Cordain L: Dairy: Milking It for All It's Worth. 30. Juli 2014 http://thepaleodiet.com/dairy-milking-worth/

247 Hoppe C, Mølgaard C, Vaag A, et al: High intakes of milk, but not meat increase s-insulin and insulin resistance in 8-year-old boys. Eur J Clin Nutr. 2005 Mar; 59(3): S. 393-398.

248 Gannon MC, Nuttall FQ, Lane JT, et al: Metabolic response to cottage cheese or egg white protein, with or without glucose, in type II diabetic subjects. Metabolism 1992 Oct; 41(10): S. 1137-1145.

249 Nuttal FQ, Gannon MC: Metabolic response to egg white and cottage cheese protein in normal subjects. Metabolism 1990 Jul; 39(7): S. 749-755.

250 Ostmann EM, Liljeberg Elmståhl HG, Björck IM, et al: Inconsistency between glycemic and insulinemic responses to regular and fermented milk products. Am J Clin Nutr. 2001 Jul; 74(1): S. 96-100.

251 Melnik BC, Schmitz G: Role of insulin, insulin-like growth factor-1, hyperglycaemic food and milk consumption in the pathogenesis of acne vulgaris. Exp Dermatol. 2009 Oct; 18(10): S. 833-841.

252 Melnik BC, John SM, Schmitz G, et al: Milk is not just food but most likely a genetic transfection system activating mTORC1 signaling for postnatal growth. Nutrition Journal 2013; 12: S. 103.

253 Allen NE, Key TJ, Appleby PN, et al: Animal foods, protein, calcium and prostate cancer risk: the European Prospective Investigation into Cancer and Nutrition. Br J Cancer. 2008 May 6; 98(9): S. 1574-1581.

254 Remesar X, Tang V, Ferrer E, et al: Estrone in Food: A Factor Influencing the Development of Obesity? European Journal of Nutrition 38(5): S. 247-53.

255 Hartmann S, Lacorn M, Steinhart H. (1998). Natural occurrence of steroid hormones in food. Food Chemistry, 62 (1): S. 7-20.

256 Snoj, T, Majdic G: Mechanisms in Endocrinology: Estrogens in consumer milk: is there a risk to human reproductive health? Eur J Endocrinol. 2018 Dec 1;179(6): S. 275-286.

257 Woclawek-Potocka I, Mannelli C, Boruszewska D, et al: Diverse Effects of Phytoestrogens on the Reproductive Performance: Cow as a Model. International Journal of Endocrinology 2013(3): S. 650984.

258 Malekinejad, H, Rezabakhsh, A: Hormones in Dairy Foods and Their Impact on Public Health – A Narrative Review Article. Iran J Public Health. 2015 Jun; 44(6): S. 742-758.

259 Russo J, Russo IH: The role of estrogen in the initiation of breast cancer. J Steroid Biochem Mol Biol. 2006 Dec;102(1-5): S. 89-96.

260 Kim K, Wactawski-Wende J, Michels KA, et al: Dairy Food Intake Is Associated with Reproductive Hormones and Sporadic Anovulation among Healthy Premenopausal Women. J Nutr. 2017 Feb; 147(2): S. 218-226.

261 Wiley AS: Milk intake and total dairy consumption: associations with early menarche in NHANES 1999-2004. PLoS One. 2011 Feb 14;6(2): e14685.

262 Maruyama K, Oshima T, Ohyama K: Exposure to exogenous estrogen through intake of commercial milk produced from pregnant cows. Pediatr Int. 2010 Feb;52(1): S. 33-38.

263 Hoppe C, Mølgaard C, Dalum C, et al: Differential effects of casein versus whey on fasting plasma levels of insulin, IGF-1 and IGF-1/IGFBP-3: results from a randomized 7-day supplementation study in prepubertal boys. Eur J Clin Nutr. 2009 Sep;63(9): S. 1076-1083.

264 Ventura ER, Konigorski S, Rohrmann S, et al: Association of dietary intake of milk and dairy products with blood concentrations of insulin-like growth factor 1 (IGF-1) in Bavarian adults. Eur J Nutr. 2020 Jun;59(4): S. 1413-1420.

265 Vadgama JV, Wu Y, Datta G, et al: Plasma insulin-like growth factor-I and serum IGF-binding protein 3 can be associated with the progression of breast cancer, and predict the risk of recurrence and the probability of survival in African-American and Hispanic women. Oncology. 1999 Nov;57(4): S. 330-340.

266 Zimmermann D: Gefährliches Gen-Soja – so gelangt Gentechnik unerkannt auf den Teller. Greenpeace, Hamburg, Oktober 2014: https://www.stuttgart.greenpeace.de/sites/www.stuttgart.greenpeace.de/files/factsheet_gefaehrliche_gensoja_30_11_20141.pdf

267 Sukalingam K, Ganesan K, Das S, et al: An insight into the harmful effects of soy protein: A review. Clin Ter 2015; 166 (3): S. 131-139.

268 Gu C, Pan H, Sun Z, et al: Effect of Soybean Variety on Anti-Nutritional Factors Content, and Growth Performance and Nutrients Metabolism in Rat. Int. J. Mol. Sci. 2010, 11(3): S. 1048-1056.

269 Wang T, Qin GX, Sun ZW, et al: Advances of research on glycinin and ß-conglycinin: a review of two major soybean allergenic proteins. Crit Rev Food Sci Nutr. 2014;54(7): S. 850-862.

270 Gu C,1 Pan H, Sun Z, et al: Effect of Soybean Variety on Anti-Nutritional Factors Content, and Growth Performance and Nutrients Metabolism in Rat. Int J Mol Sci. 2010; 11(3): S. 1048-1056.

271 Goodin S, Shen F, Shih WJ, et al: Clinical and biological activity of soy protein powder supplementation in healthy male volunteers. Cancer Epidemiol Biomarkers Prev. 2007 Apr;16(4): S. 829-833.

272 Habito RC, Montalto J, Leslie E, et al: Effects of replacing meat with soyabean in the diet on sex hormone concentrations in healthy adult males. Br J Nutr 2000 Oct; 84(4): S. 557.

273 Siepmann T, Roofeh J, Kiefer FW, et al: Hypogonadism and erectile dysfunction associated with soy product consumption. Nutrition. Jul-Aug 2011;27(7-8): S. 859-862.

274 Martinez J, Lewi JE: An unusual case of gynecomastia associated with soy product consumption. Endocr Pract. May-Jun 2008;14(4): S. 415-418.

275 Cao Y, Calafat AM, Doerge DR, et al: Isoflavones in urine, saliva, and blood of infants: data from a pilot study on the estrogenic activity of soy formula. J Expo Sci Environ Epidemiol. 2009 Feb;19(2): S. 223-234.

276 Wagner JD, Zhang L, Shadoan MK, et al: Effects of soy protein and isoflavones on insulin resistance and adiponectin in male monkeys. Metabolism. 2008 Jul;57 (7 Suppl 1): S. 24-31.

277 Doergeland DR, Sheehan DM: Goitrogenic and Estrogenic Activity of Soy Isoflavones. Environmental Health Perspectives, Juni 2002, Vol. 110, Supp 3: S. 349.

278 Ralli M: Soy and the Thyroid: Can This Miracle Food Be Unsafe? Nutrition Noteworthy, (2003) 6(1). Als PDF unter: https://escholarship.org/uc/item/7gv8w84v

279 Velasquez MT, Bhathena SJ: Role of Dietary Soy Protein in Obesity. Int J Med Sci. 2007; 4(2): S. 72-82.

280 Hertzler SR, Lieblein-Boff JC, Weiler M, et al: Plant Proteins: Assessing Their Nutritional Quality and Effects on Health and Physical Function. Nutrients. 2020 Dec; 12(12): S. 3704.

281 Messina M: Soy and Health Update: Evaluation of the Clinical and Epidemiologic Literature. Nutrients. 2016 Dec; 8(12): S. 754.

282 Berry TH, Becker DE, Rasmussen OG, et al: The Limiting Amino Acids in Soybean Protein. Journal of Animal Science, 1962 August, Volume 21, Issue 3: S. 558-561.

283 Song S, Hooiveld G, Li M et al: Dietary soy and meat proteins induce distinct physiological and gene expression changes in rats. Sci Rep (2016, Feb. 9) 6: S. 20036.

284 Arndt, K: Leistungssteigerung durch Aminosäuren. Novagenics, Arnsberg 1990, S. 15f.

285 Moundras C, Rémésy C, Levrat MA, et al: Methionine deficiency in rats fed soy protein induces hypercholesterolemia and potentiates lipoprotein susceptibility to peroxidation. Metabolism, 1995 September, Vol. 44, Issue 9: S. 1146-1152.

286 Zhao JH, Sun SJ, Horiguchi H, et al: A soy diet accelerates renal damage in autoimmune MRL/Mp-lpr/lpr mice. Int Immunopharmacol. 2005 Oct;5(11): S. 1601-1610.

Quellen in Exkursen, Tabellen und Abbildungen

a Wyness L: The role of red meat in the diet: nutrition and health benefits. Cambridge University Press online, 08 December 2015. https://www.cambridge.org/core/journals/proceedings-of-the-nutrition-society/article/role-of-red-meat-in-the-diet-nutrition-and-health-benefits/7EE0FE146D674BB59D882BEA17461F1B

b Biesalski HK: Meat and cancer: meat as a component of a healthy diet. Eur J Clin Nutr. 2002 Mar;56 Suppl 1: S. 2-11.

c de Castro Cardoso Pereira PM, dos Reis Baltazar Vicente AF: Meat nutritional composition and nutritive role in the human diet. Meat Sci. 2013 Mar;93(3): S. 586-92.

d Bundeslebensmittelschlüssel (BLS), abgerufen über: Debinet – Deutsches Ernährungsberatungs- und Informationsnetz (www.ernaehrung.de), Institut für Ernährungsinformation, 72250 Freudenstadt.

e Reuss F: Fortschritt, Rückschritt, Lehren – was die moderne Zivilisation von der Steinzeiternährung lernen kann. BioPress 27/2001.

f oV: Das Steinzeit Experiment. SWR-Serie ausgestrahlt im Mai und Juni 2007 in ARD.

g oV (se): Kariesschutz – Fledermäuse haben keine Karies. Dental Magazin online, 13.10.2014.https://www.dentalmagazin.de/news/fledermaeuse-haben-keine-karies/

h Cohen MN: The significance of long-term changes in human diet and food economy, in: Harris M, Ross EB (eds): Food and Evolution. Toward a Theory of Human Food Habits. Philadelphia, Temple University Press 1987, S. 261-283.

i Moosburger R, Lage Barbosa C, Haftenberger M, et al: Fast-Food-Konsum bei 12- bis 17-Jährigen in Deutschland – Ergebnisse aus EsKiMo II. Journal of Health Monitoring, 2020 5(1).

j Dierig, C: Wir spielen mit offenen Karten. Die Produkte heißen ja auch Süßwaren. Die Welt, 03.02.2020.

k oV (vit): Süßigkeiten: Deutsche essen 31 Kilo Süßigkeiten im Jahr. Süddeutsche Zeitung, 28. Januar 2020.

l nach Bundesverband der deutschen Süßwarenindustrie. Veröffentlicht bei: Schöll, AK: Zuckriger Trend: Diese 5 Süßigkeiten naschen die Deutschen am liebsten. GoFeminin.de, 7. Februar 2018. https://www.gofeminin.de/kochen-backen/beliebteste-sussigkeiten-deutschland-s2478378.html

m Lindeberg S: Food and Western Disease. Wiley-Blackwell, Chichester UK, 2010.

n Cordain L: Excess Salt Leads to Autoimmune Disease. 27. Februar 2014. http://thepaleodiet.com/paleo-diet-podcast-excess-salt-leads-autoimmune-disease/

o Cordain L: Easy With That Salt Shaker: The Effect of Dietary Salt On Sleep. 29. Juni 2015. http://thepaleodiet.com/easy-with-that-salt-shaker-the-effect-of-dietary-salt-on-sleep/

p Jobin K, Stumpf NE, Schwab S, et al: A high-salt diet compromises antibacterial neutrophil responses through hormonal perturbation. Science Translational Medicine 2020, 25 March, Vol. 12, Issue 536, eaay3850.

q Ravnskov U: Is Saturated Fat Bad? In: De Meester FM: Modern Dietary Fat Intakes in Disease Promotion. Springer Verlag, Berlin 2010, S. 109-119.

r Pond CM: The Fats of Life. Cambridge University Press, Cambridge 1998.

s Ginter E, Simko V: New data on harmful effects of trans-fatty acids. Bratisl Lek Listy. 2016;117(5): S. 251-253.

t Jahreis, G.: cis und trans-ungesättigte Fettsäuren in der Ernährung. Arbeitskreis Süßwaren und Knabberartikel. Deutsche Süßwarenindustrie Förderungsgesellschaft mbH, Bonn. Veröffentlicht unter: http://www.suessefacts.de/download/wpd0302.pdf

u Haeiwa H, Fujita T, Saitoh Y, et al: Oleic acid promotes adaptability against oxidative stress in 3T3-L1 cells through lipohormesis. Molecular and Cellular Biochemistry (2014), volume 386, S. 73-83.

v Mirmiranpour H, Rabizadeh S, Mansournia MA, et al: Protective Effect of Palmitoleic, Oleic, and Vaccenic Acid on Structure-Function of Major Antioxidant Enzymes: Catalase, Superoxide Dismutase and Glutathione Peroxidase in the Hyperglycemic Environment: an In Vitro Study. Austin Biochem. 2018; 3(1): S. 1017.

w Nürnberg K, Dannenberger D, Ender K: Fleisch – wertvoller durch Anreicherung mit n-3-Fettsäuren. Ernährungs-Umschau (2004) 51, S. 409-413.

x Lands, B: A critique of paradoxes in current advice on dietary lipids (Review). Progress in Lipid Research (2008) 47, S. 77-106.

y Fokkema MR, Brouwer DA, Hasperhoven MB, et al: Polyunsaturated fatty acid status of Dutch vegans and omnivores. Prostaglandins Leukot Essent Fatty Acids 2000;63: S. 279-285.

z Domenichiello AF, Kitson AP, Bazinet RP: Is docosahexaenoic acid synthesis from a-linolenic acid sufficient to supply the adult brain? Prog Lipid Res. 2015 Jul;59: S. 54-66.

aa Burdge GC, Wootton SA: Conversion of alpha-linolenic acid to eicosapentaenoic, docosapentaenoic and docosahexaenoic acids in young women. Br J Nutr. 2002 Oct;88(4): S. 411-420.

ab Burdge GC, Jones AE, Wootton SA: Eicosapentaenoic and docosapentaenoic acids are the principal products of alpha-linolenic acid metabolism in young men. Br J Nutr. 2002 Oct;88(4): S. 355-363.

ac Wood JD, Richardson RI, Nute GR, et al: Effects of fatty acids on meat quality: a review. Meat Science (2003) 66, S. 21-32.

ad Grafik entnommen: Guyenet SJ, Carlson SE: Increase in adipose tissue linoleic acid of US adults in the last half century. Adv Nutr. 2015, Nov. 13;6(6): S. 660-664.

ae oV: Cholesterinsenker: Jahrelang wurden die Grenzwerte immer weiter gesenkt. Süddeutsche Zeitung, 28. November 2013.

af Fu MX, Requena JR, Jenkins AJ, et al: The advanced glycation end product, Nepsilon-(carboxymethyl)lysine, is a product of both lipid peroxidation and glycoxidation reactions. J Biol Chem 1996 Apr 26;271(17): S. 9982-9986.

ag Prasad C, Davis KE, Imrhan V, et al: Advanced Glycation End Products and Risks for Chronic Diseases: Intervening Through Lifestyle Modification. Am J Lifestyle Med. 2019 Jul-Aug; 13(4): S. 384-404.

ah Levine B: Eating oneself and uninvited guests: autophagy-related pathways in cellular defense. Cell. 2005 Jan 28; 120(2): S. 159-162.

ai Arroyo DS, Gaviglio EA, Peralta Ramos JM, et al: Autophagy in inflammation, infection, neurodegeneration and cancer. Int Immunopharmacol. 2014 Jan; 18(1): S. 55-65.

aj Kanayama M, Inoue M, Danzaki K, et al: Autophagy enhances NFKB activity in specific tissue macrophages by sequestering A20 to boost antifungal immunity. Nat Commun. 2015 Jan 22; 6: S. 5779.

ak Enig M: The Canadian Report on Trans Fatty Acids. Westen A. Price Foundation, March 30, 2009. https://www.westonaprice.org/health-topics/know-your-fats/the-canadian-report-on-trans-fatty-acids/

al Deutsche Gesellschaft für Ernährung (DGE): trans-Fettsäuren und ihr Einfluss auf die Gesundheit Teil 1 – Entstehung und Vorkommen. DGEinfo (05/2016), S. 66-68, sowie DGE: trans-Fettsäuren und ihr Einfluss auf die Gesundheit – Teil 2. DGEinfo (06/2016), S. 86-89. https://www.dge.de/wissenschaft/weitere-publikationen/fachinformationen/trans-fettsaeuren/

am Kucheruk M, Midyk S, Zasekin D, et al: Comparison of fatty ccid content of organic and traditionally grown broiler chickens. Food Science and Technology 2019, December, 13(4).

an Valencak, T: Wildbret – Premiumprodukt dank „guter“ Fettsäuren. Weidwerk (2013) 8, Jagdwirtschafts-, Förderungs- und Betriebsges. mbH, Wien.

ao Peat, R: Unsaturated Vegetable Oils: Toxic. Veröffentlicht 2006. http://raypeat.com/articles/articles/unsaturated-oils.shtml

ap Daten aus: oV: Zucker in Lebensmitteln Wie viel drin ist – und wie Sie das rausfinden. Stiftung Warentest, 24.04.2017. https://www.test.de/Zucker-in-Lebensmitteln-Wie-viel-drin-ist-und-wie-Sie-das-rausfinden-5170484-5170805/

aq Grafik modifiziert, in Anlehnung an Daly ME: Acute effects on insulin sensitivity and diurnal metabolic profiles of a high-sucrose compared with a high starch diet. Am J Clin Nutr. 1998; 67(6): S. 1186-1196.

ar Benn M, et al: Nonfasting Glucose, Ischemic Heart Disease, and Myocardial Infarction. J Am Coll Cardiol. 2012 Jun 19; 59(25): S. 2356-2365.

as Aggarwal BB, Kumar A, Bharti AC (2003): Anticancer potential of curcumin: preclinical and clinical studies. Anticancer Res; 23(1A): S. 363-398.

at Kang HM, Saltveit ME: Antioxidant capacity of lettuce leaf tissue increases after wounding. J Agric Food Chem. 2002 Dec 18;50(26): S. 7536-7541.

au Robinson, J: Eating on the Wild Side. S. 23. Little, Brown and Co., New York 2013.

av Christ A, et al: Western Diet Triggers NLRP3-Dependent Innate Immune Reprogramming. Cell 2018, Jan 11; 172(1-2): S. 162-175.

aw Latz E: Fast food makes the immune system more aggressive in the long term. Institute for Innate Immunity and German Center for Neurodegenerative Diseases (DZNE), Universität Bonn, 11. Januar 2018.

ax Uribarri J, Woodruff S, Goodman S, et al: Advanced Glycation End Products in Foods and a Practical Guide to Their Reduction in the Diet. J Am Diet Assoc. 2010 Jun; 110(6): S. 911.

ay Daten aus USDA Database for the Isoflavone Content of Selected Foods, zitiert nach: Rizzo G, Baroni L: Soy, Soy Foods and Their Role in Vegetarian Diets. Nutrients. 2018 Jan; 10(1): S. 43.

az Grafik entnommen: Ferguson J: Ten best protein sources. Natural Physique (1991) 8, angepasst an Methionin als lim. Aminosäure vom Autor.

ba Ball RO, Courtney-Martin G, Pencharz PB: The in vivo sparing of methionine by cysteine in sulfur amino acid requirements in animal models and adult humans. J Nutr. 2006 Jun;136(6 Suppl): S. 1682-1693.

bb Gorissen SHM, Crombag JJR, Senden JMG, et al: Protein content and amino acid composition of commercially available plant-based protein isolates. Amino Acids. 2018; 50(12): S. 1685-1695.

*